Special Type
of Finger Replantation Techniques and Cases

特殊类型断指再植
技术与实例

主　编：林　涧　郑和平　徐永清
副主编：刘　辉　柴益民　王剑利　陈福生　胡德庆
主　审：侯春林　徐达传

编　者：（按姓氏汉语拼音为序）

柴益民	陈福生	陈　羽	范新宇	顾　漪	郭永明	何晓晴
侯建玺	胡德庆	黄　克	李　军	林加福	林　涧	刘蔡钺
刘光军	刘　辉	刘扬武	唐修俊	王剑利	王　欣	王正理
王之江	魏在荣	吴　春	吴立志	徐永清	薛来恩	余云兰
张树明	张天浩	张文龙	赵志钢	郑和平	周洪翔	周明武

人民卫生出版社

图书在版编目（CIP）数据

特殊类型断指再植技术与实例 / 林涧，郑和平，徐永清主编 .—北京：人民卫生出版社，2018

ISBN 978-7-117-26630-7

Ⅰ.①特… Ⅱ.①林…②郑…③徐… Ⅲ.①断指再植 Ⅳ.① R658.1

中国版本图书馆 CIP 数据核字（2018）第 148474 号

| 人卫智网 | www.ipmph.com | 医学教育、学术、考试、健康，购书智慧智能综合服务平台 |
| 人卫官网 | www.pmph.com | 人卫官方资讯发布平台 |

特殊类型断指再植技术与实例

主　　编：林　涧　郑和平　徐永清
出版发行：人民卫生出版社（中继线 010-59780011）
地　　址：北京市朝阳区潘家园南里 19 号
邮　　编：100021
E - mail：pmph @ pmph.com
购书热线：010-59787592　010-59787584　010-65264830
印　　刷：北京汇林印务有限公司
经　　销：新华书店
开　　本：889×1194　1/16　印张：15
字　　数：475 千字
版　　次：2018 年 9 月第 1 版　2018 年 9 月第 1 版第 1 次印刷
标准书号：ISBN 978-7-117-26630-7
定　　价：148.00 元

打击盗版举报电话：010-59787491　E-mail：WQ @ pmph.com
（凡属印装质量问题请与本社市场营销中心联系退换）

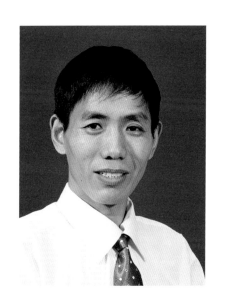

林涧，男，1973 年 10 月出生，硕士学位。现任上海交通大学医学院附属新华医院（崇明）骨科副主任，手足显微重建外科学科带头人、亚太显微重建外科联盟委员会中国部青年委员，中国研究型医院学会创面防治与组织损伤修复分会常务委员，中国医师协会显微外科分会委员，中国康协全国创伤骨科委员，中国修复重建皮瓣外科委员，中华医学会华东地区显微外科联盟委员会委员，上海市医学会显微外科分会委员，《中华创伤杂志》等多本杂志审稿专家，《中华显微外科杂志》《中华整形外科杂志》通讯编委，《实用手外科杂志》编委。长期致力于四肢创伤与显微重建外科临床工作，尤其擅长断肢（指）再植、手指缺失再造、四肢大面积皮肤软组织缺损的创面各类皮瓣修复与功能重建、手足部畸形矫正等。主持省、厅级各类基金资助课题 10 余项。在 SCI 源和国内统计源期刊发表学术论文 90 余篇，获省市级自然科学论文一、二等奖 10 余篇，主编《穿支皮瓣》《穿支皮瓣手术图解》和 *Surgical Atlas of Perforator Flaps*，副主编和参编医学专著 8 部、获国家专利 2 项，获省部级科学技术进步二等奖 2 项，市厅级科学技术进步奖 5 项，市级科技创新能手 1 项，记大功 1 次。

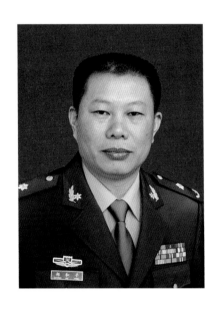

　　郑和平，男，1962 年 2 月出生，现任南京军区福州总医院骨科研究所比较医学科主任，福建医科大学硕士研究生导师、中国修复重建外科专业委员会常委、中国临床解剖学会常委兼秘书、福建省显微外科副主任委员、全军实验动物学会常务委员、福建省实验动物学会理事长、南京军区实验动物学会副主任委员，《中华显微外科杂志》《中国临床解剖学杂志》《实验动物与比较医学》《功能与分子医学影像学（电子版）》等杂志编委。从事显微外科学基础研究 20 余年，主持军队和福建省自然科学研究基金资助课题 10 项。第一或通讯作者在 SCI 源和国内统计源期刊发表学术论文 100 余篇，主编出版学术专著 9 部、副主编和参编专著 10 部，获国家和省部级二等奖以上科技成果奖 8 项，获国家专利 3 项。先后被南京军区评为"优秀教师""学习成材标兵""优秀中青年科技人才""科技领军人才"，荣立三等功 4 次。

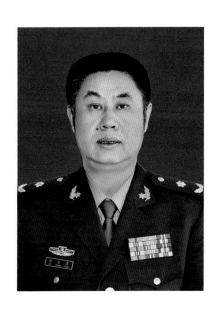

徐永清，男，1962 年 5 月出生，医学博士。现任成都军区昆明总医院医务部主任、全军创伤骨科研究所主任，技术三级、国务院特殊津贴专家，国际显微外科修复重建委员会委员、SICOT中国分会创伤委员会常委、中华医学会显微外科学会副主任委员、中华医学会手外科学会常委、中国医师协会骨科分会常委、中国康复医学会修复重建委员会副主任委员、全军显微外科学会主任委员、全军骨科学会创伤骨科分会主任委员、全军第九届科委会常委、云南省医学会骨科分会主任委员、云南省医学会创伤学分会主任委员、成都军区骨科专业委员会主任委员、中国解剖学会临床解剖学分会副主任委员；《中华显微外科杂志》《中华创伤骨科杂志》等 8 本杂志副主编与常务编委。主持国家自然科学基金 2 项，全军重大课题及面上课题 4 项、成都军区及云南省重点课题 4 项。在 SCI 源和国内统计源期刊发表学术论文 300 余篇，主编和参编专著 25 部，获国家和省部级二等奖以上科技成果奖10 项，先后被评为"全国优秀科技工作者""第四届中国医师奖"，被军队评为"全军十一五科技先进个人""军队学科拔尖人才""军队高层次创新人才工程培养对象"；被成都军区评为"卫生杰出人才""学习成材标兵""优秀共产党员""医德医风建设先进个人"，被成都军区联勤部评为"优秀基层主官""军人道德模范"等。

序 一

手是人类大脑进化的动力，是思维创新的摇篮。由于手的活动，引发了脑的思维，脑的思维又通过手的实践去完成、完善。手是人类最有价值的劳动工具，但是生活、学习和工作中易于受伤，而手部最严重的损伤就是手指离断，如果得不到及时、有效的治疗，重建伤手功能和外形，就会给患者造成终身残疾，尤其是特殊类型的断指更为严重。因此，林涧主任等结合自己多年临床经验和研究成果编写《特殊类型断指再植技术与实例》这部专著，对手外科学技术的开展和相关研究必定能起到促进和推动作用。

手外科不仅仅是一门医学，也是一门艺术。"聪明出于勤奋，天才在于累积"，当我看到这部系统性与专题性相结合，基础理论与临床实践相结合，实例照片与文字描述相结合的《特殊类型断指再植技术与实例》专著，内容丰富，图文并茂，很欣慰。尤其是通过近70个典型病例介绍14种特殊类型断指再植，这些从实践中积累、精选、加工的"艺术精品"，是手显微外科珍贵宝库，对我国手外科学发展，必将具有里程碑式的意义。

相信此书的出版，无论是对从事手外科、显微重建外科、创伤外科、骨科、整形外科等专业的外科医师，还是对从事相关领域研究的学者，均有一定的参考价值。"后生可敬，青出于蓝而胜于蓝，长江后浪推前浪。"在这里，祝贺从事手外科的年轻学者们茁壮成长。

中国工程院院士

《中华手外科杂志》总编辑

复旦大学华山医院手外科研究所所长

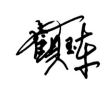

2018 年春于上海

序 二

"操千曲而后晓声，观千剑而后识器"。可以用于说明在断指再植这种高超技术的学习、普及、推广任务中，实例示范的重要性。手部最严重的断指损伤，类型繁多，千差万别。当代华佗，精诚大医，运用工匠精神，能够巧妙修复，重建灵活功能。

"药灵丸不大，棋妙子无多"。《特殊类型断指再植技术与实例》这部专著的出版，有两大突出的特色和贡献。第一部分是扎实过硬的基本功，郑重地介绍了断指再植的发展历史，要求我们要"抚今追昔，饮水思源"，承前启后，继往开来。要知道创业维艰，成功的经验要汲取，失败的教训要牢记，才能够"以人之长补其短，以人之厚补其薄""亡羊补牢，犹未为晚"，体现了"沉舟侧畔千帆过，病树前头万木春"的灿烂前景。

"海不辞水，故能成其大；山不辞土石，故能成其高"。这部专著第二部分的特色和贡献更为突出，那就是介绍了14种特殊类型断指再植，为我国手外科学发展史树立了一座新的里程碑。"实践出真知"，这些从实践中积累、精选、加工的珍贵宝库，是由我国手外科学、显微外科学、骨科学有代表性的三个学术团队，"聚沙成塔，集腋成裘"，经过长期艰辛的努力，得来"春种一粒粟，秋收万颗种"的硕果，并得到了侯春林教授和徐达传教授的鼎力支持。因此，我为"落其实者思其树，饮其流者怀其源"的既得利益读者们，衷心感谢这三个学术团队的带头人：林涧教授、郑和平教授、徐永清教授。感谢他们"不要人夸颜色好，只留清气满乾坤"的高风亮节。

"独留巧思传千古"。这部专著实例照片与文字描述相结合，图文并茂，适合手外科、显微重建外科、创伤外科、骨科和整形外科等专业的外科医师阅读和学习，是开展断指再植手术和研究的珍贵参考书。是为之序！

中国工程院院士

《中国临床解剖学杂志》名誉总编辑

南方医科大学临床解剖学研究所名誉所长

钟世镇

2018 年春于广州

前　言

中国工程院院士顾玉东说："'人有两件宝，双手和大脑。大脑会思维，双手能创造。'这两句话充分总结了手在人的一生中多么重要。人之所以从猿变成人，是劳动创造了人类。人类的整个历史就来源于人的手和脑不断地思维和创造。"

手也是人类最有价值的劳动工具，生活、学习和工作中易于受伤，而手部最严重的损伤就是手指离断，如果得不到及时、有效的再植治疗，重建伤手功能，就会给患者造成终身残疾，尤其是特殊类型的断指更为严重。因此，笔者参考国内外最新文献，结合自己多年临床经验和研究成果编写《特殊类型断指再植技术与实例》这部专著，希望能对该项技术开展起到促进作用。

本书收录标本照片 150 余幅，临床实例近 70 例，手术照片 600 余幅，其他图片 50 余幅。全书内容分为两个部分。第一部分断指再植总论，分别介绍断指再植的发展历史，手部应用解剖，常用设备与材料，常用药物，断指再植术前处理，手术麻醉的选择，常规再植手术方法，断指再植术后治疗和管理，断指再植术后功能康复方法和意义等；第二部分着重介绍 14 种特殊类型断指再植概念、病例介绍、手术方案设计、手术要点、注意事项等。力争做到系统性与专题性相结合，基础理论与临床实践相结合，实例照片与文字描述相结合的特点。

本书内容丰富，图文并茂，适合手外科、显微重建外科、创伤外科、骨科和整形外科等专业的外科医师阅读，是开展断指再植手术和研究的参考书。

《特殊类型断指再植技术与实例》撰著设想一经提出，就得到了中国康复医学会修复重建外科分会主任委员、原中华医学会显微外科分会主任委员侯春林教授的支持和指导。我国著名的手外科专家中国工程院院士顾玉东教授、临床解剖学家中国工程院院士钟世镇教授分别为本书作序。《中国临床解剖学杂志》名誉主编徐达传教授对书稿进行了认真的审阅和修改。本书得到了人民卫生出版社鼎力支持，在此一并表示衷心感谢。

由于编著者的水平有限，书中不足之处在所难免，敬祈赐正，以备修订。

2018 年 7 月于上海

目　录

网络增值服务

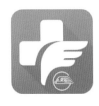

人卫临床助手
中国临床决策辅助系统
Chinese Clinical Decision Assistant System

扫描二维码，
免费下载

第一章

断指再植概论

手指离断是手部最严重的创伤，断指再植是手部创伤难度最大和最有效的治疗方法，是外科医师借助手术显微镜和显微器械进行的一项比较精细而难度较大的技术操作工程，将完全或不完全断离的指体彻底清创，进行骨、神经、肌腱、皮肤的整复及血管重新吻合再通。术后给予各方面的综合治疗等；目的是将严重创伤手指进行组织修复与功能重建，挽救离断手指、恢复其功能。随着显微外科技术的不断提高和显微外科工作者的不断努力，断指再植技术治疗水平从单纯、简单的一般性断指再植向指体组织损伤严重而复杂的特殊类型再植发展与演变。

第一节 断指再植发展历史

手是人类区别于其他动物的劳动和美容器官，随着人类文明的进步，人类活动从徒手作业向轻工业、重工业、电子科技信息的发展，手有着不可替代的地位，在生活和工作中手最容易受到伤害，特别是在自动化程度较低的工业生产过程中，手部遭受高能量创伤造成严重的损伤，导致手指离断造成终身残疾并不少见，努力修复与重建，减少伤者残疾，提高其生活质量，是摆在外科医师面前的一个艰巨任务。因此，不论是基础还是临床，人类医学对手部创伤的研究从未停止过，从手部外伤的单纯创伤治疗一直努力向复杂的指体离断再植和手功能恢复方向迈进。长期的临床实践证明，在手部创伤的治疗过程中，除了医师的判断准确、技术娴熟、处置得当外，患者的配合和合理的功能锻炼也至关重要。只有医患共同努力，才能使手部外伤的恢复达到令人满意的效果。

断指再植是外科医师借助手术显微镜和显微器械进行的一项比较细致而难度较大的技术操作工程，目的是将严重创伤手指进行组织修复与功能重建，挽救离断手指，恢复其功能。此技术发展主要经历了4个时期，即20世纪60年代的开创期，70年代的发展期，80年代的成熟期，90年代的提高功能恢复期。早在20世纪初，就有人尝试（Hopfner，1903）肢体再植的动物实验并取得短期成活。其后随着人们的进一步探索及手术方法的改进，不断有成功的报道，使得对再植的认识不断充实和提高。1960年，第二军医大学屠开元、山东省立医院王志先分别在国际上首次开展断肢再植动物实验。屠开元对11只犬进行断肢再植，5只获得成功，当时采取血管外翻套接法吻合血管和深筋膜切开治疗再植后肢体严重肿胀的经验，开创了我国断肢再植外科探索的先例。1963年，原上海市第六人民医院陈中伟、钱允庆、鲍约瑟首先采用血管套接对一名前臂远端创伤性完全离断的患者进行再植，术后肢体严重肿胀采取深筋膜切开引流，克服了再植肢体血管危象，成功实施了世界首例断肢再植成功病例。从而开创了世界显微外科的新纪元，陈中伟被誉为"世界断肢再植之父"。1964年2月，原上海市中山医院崔之义首次采用血管吻合技术成功完成1例上肢离断再植。1964年11月，原广州中山医科大学第一医院邝公道、黄承达成功进行断踝再植。1964年，北京积水潭医院王澍寰等在放大镜下首次成功进行了兔耳再植实验，同年5月，在兔耳再植成功实验基础上首次对完全性离断手指进行再植并成活，成为应用显微镜外科技术实施断指再植的开创人。1965年，Komatsu和Tanlai对完全离断的拇指再植成功，此例为世界上临床首例断指再植成功。随着显微外科技术的提高，断指再植领域取得了新的成就。1980年，中国人民解放军第八十九医院王成琪、蔡锦方成功完成了2岁小儿断指再植。1980年，中国人民解放军401医院程国良采用血管、神经、肌腱移位方法进行撕脱性断指再植；1981年，北京积水潭医院杨克非针对双上肢严重毁损伤患者，首次实施肢体异位再植，将右手肢体远端移位于左上肢，重建了手功能。1986年3月，西安第四军医大学西京医院葛竞在国际上最早进行十指离断再植，至今全世界共成功完成双手10指完全离断再植31例，其中中国占26例。1989年，马钢医院孙雪亮采用静脉皮瓣修复伴有皮肤缺损的断指再植。1990年，济南军区总医院蔡锦方开展了手掌组织块离断再植。1990年，青岛解放军四零一医院开展手部小组织块离断再植，均为多平面离断组织再植。1992年，济南军区147医院田万成国内首次报道指尖离断再植，使断指再植水平提高到新台阶。1996年，温州医学院附属第二医院高伟阳等对复杂断指因条件不允许急诊再植给予远位寄养二期再植。2001年，上海吴淞中心医院周礼荣在断指再植同时进行手指再造，使1例严重的多指离断患儿获得较好的手功能。2007年，郑州仁济创伤显微外科医院谢昌平等将右手离断17段再植全部成活，堪称世界之最。2013年，广州顺德和平手外科医院雷彦文成功实施了新生儿小指末节离断再植，是世界上最小的患儿断指再植。由此可见，我国断指再植的年龄从新生儿到79岁老人，再植数量从单指再植到十指再植，部位已经做到了指尖再植，伤情从撕脱性离断再植，多节段离断再植、离断指体异位再植以及离断指体寄养再植，断指再植从简单再植向损伤部位（指体）多而复杂的特殊类型再植发展与演变。

特殊类型断指再植是在断指再植的基础上发展起来的技术，是断指再植技术的进一步发展和创新，属于断指再植的顶尖技术。我国特殊类型断指再植始于20世纪80年代，经历几十年的努力，特殊类型断指在治疗方面取得突破性进展，使断指再植获得了深层次的发展，取得令人瞩目的成就，这也代表着我国显微外科和手外科医师的综合能力和技术水平不断提升，我国断指再植无论再植数量，还是再植质量始终走在世界的前列，位居世界第一。

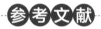

参考文献

1. 王志先.肢体再植的动物实验.山东医刊，1960，3（2）：36-37.

2. 屠开元.离断肢体再植的动物实验.中华外科杂志，1963，10（2）：10-11.

3. 陈中伟，鲍约瑟，钱允庆.前臂创伤性完全截肢的再植（一例成功报告）.中华外科杂志，1963，11（10）：767-771.

4. Komatsu S，Tamai S. Successful replantation of A completely cut-off thumb. J Plast Reconstr Aesthet Surg, 1968, 42（4）：374-377.

5. 范启申，曹斌，蒋纯志，等.婴儿断指再植经验.中华显微外科杂志，1995，18（1）：49.

6. 程国良，潘达德，曲智勇，等.末节断指再植.中华骨科杂志，1982，2（3）：130-131.

7. 田万成，束侮涛，卢生中，等.小儿指尖断指再植.中华显微外科杂志，1996，19（1）：18-19.

8. Tan VH，Murugan A，Foo TL，et al. Cross-finger dermal pocketing to augment venous outflow for distal fingertip replantation. Tech Hand Up Extrem Surg, 2014, 18（3）：131-134.

9. 程国良.显微外科在手外科应用的进展.中华显微外科杂志，1997，20（3）：175-177.

10. 葛竞，褚晓朝，王臻，等.十指再植全部成活一例报告.中华骨科杂志，1986，6（6）：401-403.

11. 谢昌平，赵东升，张文，等.双手十指离断再植成功三例.中华显微外科杂志，1999，122（1）：61.

12. 范启申，曹斌，魏长月，等．双手9指11段完全断离再植全部成活一例．中华显微外科杂志，1995，18（3）：222–223.

13. 宋海涛，田万成，卢全中，等．多手指多节段离断再植．中华创伤骨科杂志，2003，5（1）：41–44.

14. 程国良，潘达德，曲智勇，等．拇指旋转撕脱性离断的再植（附12例报告）．中华外科杂志，1982，20（12）：712–715.

15. 程国良，潘达德．曲智勇，等．前臂残端断指异位再植重建部分手功能．中华外科杂志，1984，22（4）：195–198.

16. 高伟阳．复杂断指的远位寄生及二期再植二例．中华显微外科杂志，1996，19（4）：313–314.

17. 涂青虹．微型静脉皮瓣桥接断指再植．中华显微外科杂志，1999，22（2）：153–154.

18. 李绵永，丁任，胡洪良，等．418例断指（肢）再植的经验与教训．中华显微外科杂志，1994，17（01）：24–26.

19. 王增涛，王成琪，张成进，等．四肢离体复合组织块再植．中华显微外科杂志，1995，18（3）：179–181.

20. Zheng D，Li Z，Xu L，et al. Application of venous flow–through flap in finger replantation with circularity soft tissue defect. Zhongguo Xiu Fu Chong Jian Wai Ke Za Zhi，2014，28（8）：977–980.

21. 方光荣，程国良，陈茂松，等．节段性足趾移植桥接断指再植二例．中华显微外科杂志，1996，19（1）：79.

22. 张键，陈中伟．断指再植的回顾与展望．中华显微外科杂志，2000，23（2）：86–88.

23. 侯春林，刘小林．中国显微外科历史回顾．中华显微外科杂志，2015，38（5）：417–419.

24. 曾炳芳．缅怀先驱催人奋进，师承前辈任重道远．中华显微外科杂志，2011，34（1）：3–5.

25. 孟国林，裴国献．2010年中国显微外科学术年会暨"中国显微外科终身成就奖"和"中国显微外科杰出贡献奖"颁奖盛典在北京隆重召开．中华显微外科杂志，2011，34（1）：12–13.

26. 程国良．中国的断肢（指）再植与足趾移植拇手指再造．中华显微外科杂志，2013，36（2）：110–112.

27. 顾立强，刘小林，汪华侨．见微知著 震古烁今——广东省显微外科的发展．中华显微外科杂志，2014，37（1）：5–9.

28. 贺长清，裴国献，吴学建，等．半世回眸蔚成大观——河南省显微外科的发展．中华显微外科杂志，2015，38（1）：3–7.

29. 裴国献．中国显微外科50年．中华显微外科杂志，2013，36（1）：4–6.

第二节　手部应用解剖

一、整体观

（一）手部表面标志

手部表面标志包括皮肤标志、骨性标志、肌性和腱性标志。这些标志在手部呈不同状态时显露程度不同。因此，在临床应用时可通过运动不同的关节使其更加显著。

1. 皮肤标志

（1）掌纹：手掌部掌面皮肤有掌近纹、掌中纹和掌远纹（图1-2-1）。

掌近纹：又称鱼际纹，位于鱼际尺侧，斜向下外，远端几乎呈横行，达手掌桡侧缘，深面对应第2掌骨头。该纹适应拇指单独活动的需要。

掌中纹：远端与鱼际纹重叠，向手掌尺侧延伸，止于小鱼际外侧缘。该纹主要适应示指活动的需要。

掌远纹：从第2指蹼近侧1.5cm处向内横行至掌尺侧缘，该横纹适对第3~5掌指关节线，在掌指纹近侧约2cm。该纹适应中指、环指和小指活动的需要。正常情况下，手指在屈曲时指腹的远端可触及掌远侧横纹，临床上可用为测量指屈曲程度的简便方法。

（2）指掌纹：手指的掌面有近侧横纹、中间横纹（拇指缺如）和远侧横纹，其产生与关节的活动相适应。各横纹均附于深处腱鞘而移动少，手指屈曲时则聚为深沟，可作为体表标志及手术切口的标志。横纹的两端抵至赤白肉际（即手指掌、背侧的交界处）。近侧横纹与指蹼边缘平齐；中间横纹正对近侧指间关节线；远侧横纹位于远侧指骨间关节线稍上方。

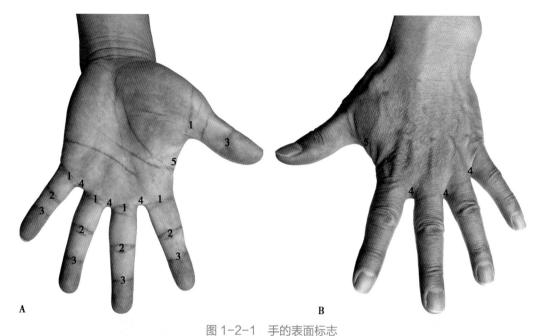

图 1-2-1　手的表面标志

A.掌面观　B.背面观

1.近侧横纹　2.中间横纹　3.远侧横纹　4.指蹼　5.虎口

（3）指背纹：在手指背面的近侧和远侧指骨间关节处均有数条横纹和环形隆起，以适应指骨间关节的背伸。

（4）指蹼：指蹼是手掌远侧缘相邻指根部之间，掌、背侧皮肤相互移行所形成的皮肤皱襞，平近节指骨的中部。指蹼的边缘与手掌侧皮肤在同一平面上，而与背侧皮肤则形成一斜面。拇指与示指之间的指蹼较大，称为虎口。正常情况下，拇指充分外展，虎口的角度大于 90°。当虎口发生瘢痕挛缩畸形时，该角度将不同程度地缩小，影响拇指的功能，因此必须进行修复与重建。

（5）指甲：位于指端背侧，是指背皮肤的衍生结构，由真皮增厚而成（图 1-2-2）。甲的外露部分称为甲体，与深层皮肤相连，其基底部有一白色的半月形区域，称为甲弧影。甲体近端隐藏于皮肤之下部分，称为甲根，甲根部的皮肤生发层是指甲的生长点，手术时应加保护。甲周围的皮肤皱襞，称为甲襞。甲根的角质层向远侧延伸为一薄层表皮皱襞，称为甲上皮。甲侧缘与甲皱襞之间的沟，称为甲沟。甲下的真皮为甲床。甲独立缘下面的表皮角质层特别厚，延伸到甲下，称为甲下皮。指甲对远侧指髓起支持作用，同时既赋予手指美观，也是易受损伤的部位。

2. **骨性标志**　在腕部远侧横纹的外侧可触及舟骨结节，舟骨结节稍远侧为大多角骨结节，二者构成腕桡侧隆起。在远侧横纹的内侧可触及豌豆骨，豌豆骨的稍远侧为钩骨钩，二者构成腕尺侧隆起。桡侧隆起和尺侧隆起作为腕管两侧缘，与屈肌支持带（腕横韧带）和腕管沟共同构成腕管。

在手背面，掌骨和指骨位于皮下，易于触及，当屈掌指关节时，掌骨头明显可见。

3. **肌（腱）性标志**

（1）鱼际：在手掌面桡侧由鱼际肌为主形成的鱼腹状隆起。

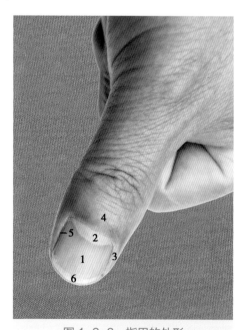

图 1-2-2　指甲的外形

1.甲体　2.甲弧影　3.甲襞　4.甲上皮

5.甲沟　6.甲下皮

当正中神经损伤时，可造成鱼际肌瘫痪、萎缩，出现鱼际平坦。

（2）小鱼际：在手掌面尺侧由小鱼际肌为主形成的鱼腹状隆起。当尺神经损伤时可造成小鱼际肌、骨间肌等瘫痪、萎缩，出现小鱼际平坦，掌骨间隙加深。

（3）掌心：手掌中间呈三角形的凹陷称为掌心，其深面有较大的血管、神经、指屈肌腱、蚓状肌和骨间肌等。

（4）腱隆起：拇指伸展时，拇指伸肌腱在拇指背面直至远节指骨底均可摸到。其余各指伸展时，可清楚地看到指伸肌腱走向各指。当拇指、示指相互靠拢时，在第1掌骨间隙可见到由第1骨间背侧肌形成的隆起。

（5）解剖学鼻烟窝：在拇指外展且背伸时于桡骨下端背面可见一凹陷。其外侧界为拇短伸肌腱和拇长展肌腱，内侧界为拇长伸肌腱，窝底为手舟骨、大多角骨及第1掌骨底。桡骨茎突位于窝内，桡动脉经此窝至第1掌骨间隙。头静脉是鼻烟窝内浅层结构中的重要内容之一，其行程由内向外斜跨桡侧的腕长伸肌腱，继而上行。

（二）手的姿势

1. **手的休息位** 手的休息位即人在睡眠时或全身麻醉时，手所处的一种自然半握拳姿势（图1-2-3）。腕关节背屈（10°~15°）伴轻度尺侧倾斜；拇指轻度外展，指腹触及示指远侧指间关节的桡侧缘；从示指到小指的诸指，掌指关节及指骨间关节均呈半屈曲位，愈向尺侧屈曲愈大，示指轻度向尺侧倾斜，小指轻度向桡侧倾斜。这种姿势屈伸肌的肌张力相对平衡。手受伤后这种平衡状态就被破坏。

2. **手的功能位** 手的功能位似手握茶杯的姿势，也是手能发挥最大功能的位置（图1-2-4）。腕关节背屈（约30°）伴轻度尺侧倾斜（约10°），拇指充分外展，拇指掌指关节和指骨间关节微屈。各指分开伴不同程度屈曲，即掌指关节屈曲30°~45°，近侧指骨间关节屈曲60°~80°，远侧指骨间关节屈曲10°~15°。处于功能位时能使手发挥最大功能。故手受伤后，如手骨折，一般需将手固定在功能位置。

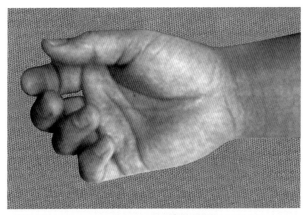

图1-2-3 手的休息位

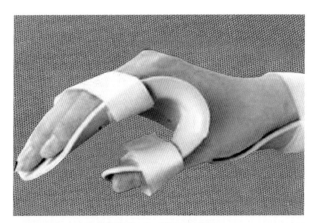

图1-2-4 手的功能位

3. **手的夹捏姿势** 拇、示二指（有时伴有中指）的指腹紧密接触，以捏住细小的物体（如写字、捏针），为夹捏姿势（图1-2-5）。此时，腕明显背屈，第1掌骨旋转并外展，拇指掌指关节及指掌间关节轻度屈曲，示指掌指关节及指掌间关节亦屈曲，拇指尖可触及示指尖，拇、示二指宛如一个钳子的双臂，拇收肌和第1、第2骨间背侧肌则提供了强大的肌力。在穿针时，拇指的指骨间关节和示指远侧指间关节则变成伸直位，以发挥大的肌力。

4. **手的抓握姿势**（图1-2-6） 抓握是手的一种重要功能，可分强力抓握和精细抓握两种形式。在强力抓握时，腕背屈，掌指关节及指骨间关节皆屈曲90°并内收，从而可使手指的长屈肌将物体牢固地压于手掌上；拇指对掌并内收，拇指腕掌关节、掌指关节及指骨间关节皆屈曲，拇指遂压在紧握的其他各指上或直接紧握在物体上。在精细抓握时，腕背屈或掌屈，手指半屈，拇指与半屈的各指相对，此时，手的骨间肌和蚓状肌可使手指作各种运动，从一种姿势迅速转变为另种姿势。上述两种形式也可同时出现。

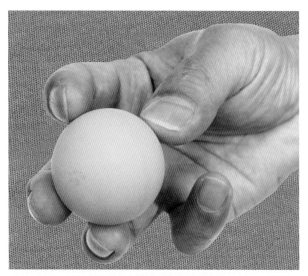

图 1-2-5　手的夹捏姿势

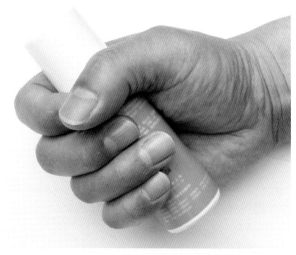

图 1-2-6　手的抓握姿势

（三）体表投影

1. 骨与关节投影（图 1-2-7）

（1）豌豆骨：腕远侧纹恰通过豌豆骨近端，腕后伸时，豌豆骨易被触及，腕前屈时有轻微的活动性。

（2）钩骨钩：位于豌豆骨远方桡侧约 1cm 处。

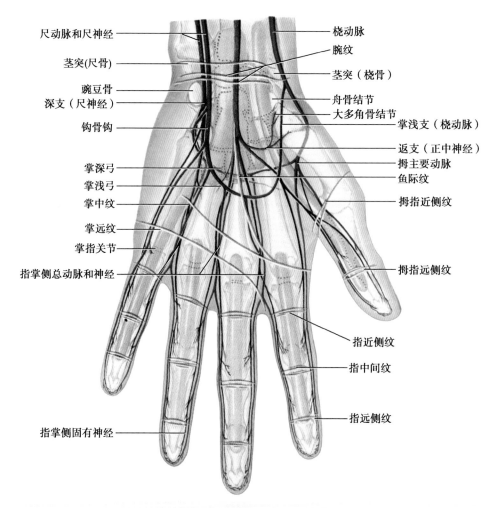

图 1-2-7　手深部结构的掌面投影

（3）舟骨结节：居腕远侧纹深面，内侧被桡侧腕屈肌覆盖，远侧被大多角骨叠掩，不易触及，腕后伸时较明显。

（4）大多角骨结节：紧邻舟骨结节远侧，其近侧部掩于舟骨结节上。

（5）桡腕关节：居腕近侧横纹深面。桡骨茎头掩盖着舟骨近 1/3 部，它比尺骨茎突约低 1.2cm。

（6）掌指关节：鱼际纹横部稍远侧平对示指掌指关节，掌远纹稍远侧平对中、环、小指掌指关节，拇指近侧纹稍远侧平对拇指掌指关节。

（7）指骨间关节：指中间纹正对着近侧指间关节，指远侧纹稍远侧平对远侧指间关节，拇指远侧纹平对拇指指间关节。

2. 血管神经投影（图 1-2-8、图 1-2-9）

（1）尺神经和尺动脉：尺神经沿豌豆骨桡侧通过，尺动脉又居神经的桡侧。

（2）掌浅弓：从豌豆骨桡侧引一弧线，连于掌正中线中点（掌正中线为腕远侧纹与中指近侧纹的连线），大致即代表掌浅弓的尺侧部。

（3）掌深弓：位于掌浅弓近侧约 1cm。

（4）正中神经返支：鱼际纹近侧 1/3 段的桡侧区或鱼际近侧部的尺侧区为返支走行部位。此区的损伤或切口有累及返支的可能。

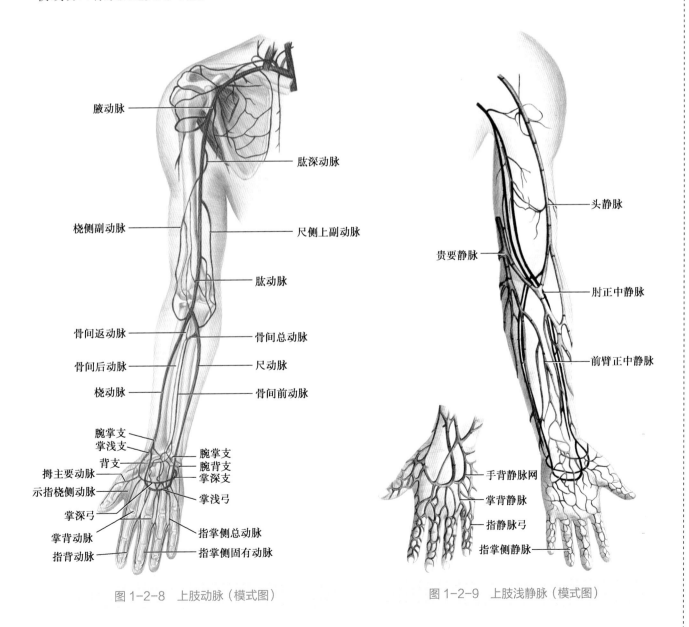

图 1-2-8 上肢动脉（模式图）   图 1-2-9 上肢浅静脉（模式图）

（5）尺神经深支：行于豌豆骨远侧缘与钩骨钩近侧缘间，然后环绕钩骨钩的内前缘，与掌深弓相伴而行。

（6）指动脉和神经：指掌侧总动脉与指掌侧总神经伴行，神经居深面。动脉距指蹼边缘 1.25cm 处分叉为指掌侧固有动脉，神经分叉居动脉分叉的近侧。在掌指关节平面指掌侧固有动脉和神经行于各指掌面边缘，在赤白肉际稍前方，神经行于动脉的掌侧。

3. 手部的淋巴管和淋巴结 手部的淋巴管丰富，其中以掌侧面的淋巴管最为密集。手指掌面和背面的浅淋巴管行至手指侧缘汇集成集合淋巴管，这些集合淋巴管在指根部经趾蹼至手背上行。手掌部的浅淋巴管分别经掌部的桡侧、尺侧缘绕至手背或沿腕掌，背面上升至前臂（图 1-2-10）。

4. 手部外在肌 手部外在肌共 20 块，位于前臂、桡骨的周围，多为长梭形肌。其肌腹位于近侧。向远端移行为长腱，大多止于腕骨，掌骨和指骨。主要作用于肘关节，桡尺关节和手关节。以其功能分为屈肌、伸肌和回旋肌，按解剖部位可分为前群肌和后群肌（图 1-2-11、图 1-2-12）。

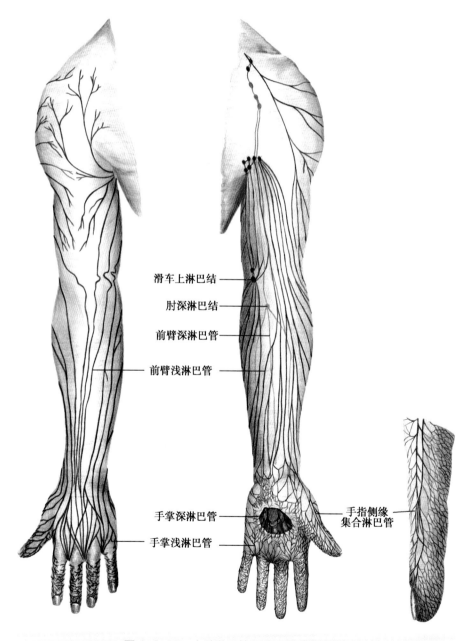

滑车上淋巴结
肘深淋巴结
前臂深淋巴管
前臂浅淋巴管

手掌深淋巴管
手掌浅淋巴管

手指侧缘集合淋巴管

图 1-2-10 上肢淋巴管和淋巴结（模式图）

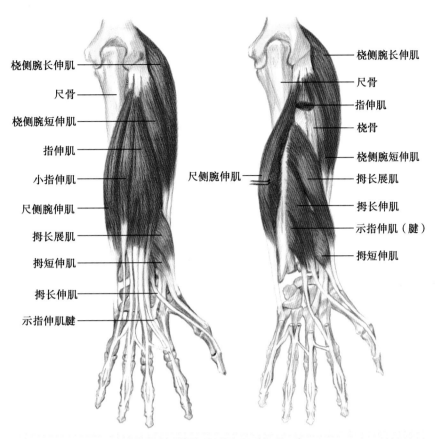

桡侧腕长伸肌
尺骨
桡侧腕短伸肌
指伸肌
小指伸肌
尺侧腕伸肌
拇长展肌
拇短伸肌
拇长伸肌
示指伸肌腱

尺侧腕伸肌

桡侧腕长伸肌
尺骨
指伸肌
桡骨
桡侧腕短伸肌
拇长展肌
拇长伸肌
示指伸肌（腱）
拇短伸肌

图 1-2-11　手外在肌（指伸肌）

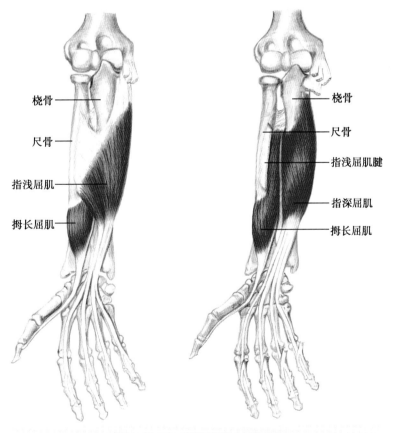

桡骨
尺骨
指浅屈肌
拇长屈肌

桡骨
尺骨
指浅屈肌腱
指深屈肌
拇长屈肌

图 1-2-12　手外在肌（指屈肌）

二、手掌

手掌呈四边形，是腕和手指的过渡区。

（一）浅层结构

1. **皮肤**　厚而坚韧，缺乏弹性，无毛囊与皮脂腺，但有丰富的汗腺。

2. **浅筋膜**　鱼际处较疏松，掌心部非常致密，有许多与掌面垂直的纤维束穿行，浅面连于皮肤，深面附于掌腱膜，并将浅筋膜分隔成无数小格，浅血管、淋巴管及皮神经行于其内（图1-2-13）。由于纤维束把皮肤与掌腱膜紧密连在一起，所以皮肤的移动性不大，有助于把握工具，便于劳动。然而，当浅筋膜内有炎症时，脓液多局限，较难向四周蔓延，切开排脓时，须将纤维束切断才能引流通畅。手掌手术切口，一般应与掌纹平行，减少瘢痕挛缩，保证手的功能。

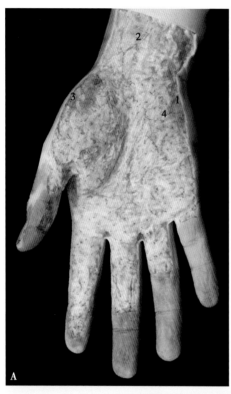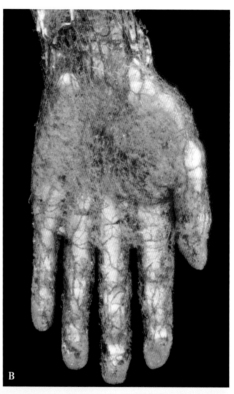

图 1-2-13　手掌部浅筋膜及结构
A.实物标本　B.铸型标本
1. 尺神经掌皮支　2. 正中神经掌皮支　3. 桡神经浅支　4. 掌短肌

尺神经掌皮支：沿尺神经前方下降至手掌，穿深筋膜浅出，分布于小鱼际皮肤。

正中神经掌皮支：在屈肌支持带上缘处自正中神经分出，经屈肌支持带的表面穿出深筋膜，分布于手掌中部及鱼际的皮肤。

桡神经浅支：在其跨过伸肌支持带后分为4~5条指背神经，其中第1指背神经支配鱼际外侧皮肤。

掌短肌：属于退化的皮肌，位于小鱼际近侧部的浅筋膜内，对浅筋膜有固定作用，并可保护其深面的尺神经和尺血管。

3. **深筋膜和掌腱膜**　手掌深筋膜在两侧部均较薄弱，覆盖于大、小鱼际表面。中间部特别坚厚，有掌长肌腱纤维增强，特称为掌腱膜（图1-2-14）。掌腱膜实际系深筋膜与掌长肌的腱纤维互相交织共同构成。掌腱膜形如三角形，尖向近侧与掌长肌腱相续，底向远侧形成四束纵行纤维趋向掌指关节，称为掌腱膜纵束或腱前束，牢固附着于第2~5指的屈肌腱纤维鞘及掌指关节侧副韧带上，以保护深面的肌腱和血管神经。此外，掌腱膜并借垂直纤维与皮肤相连，在皮纹处更为明显，手指背伸时这些纤维束紧张。

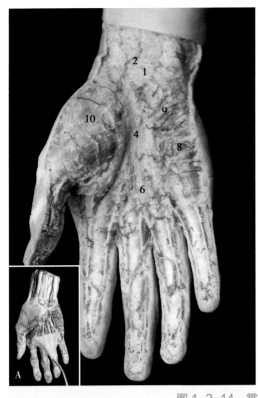 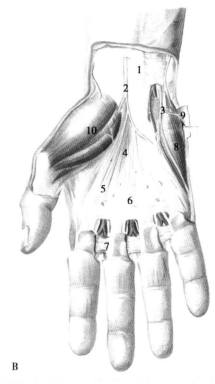

图 1-2-14 掌腱膜与掌短肌

A.实物标本 B.示意图

1.掌长肌腱 2.正中神经掌皮支 3.尺神经浅皮支 4.掌腱膜 5.纵束 6.横束

7.掌浅横韧带 8.小鱼际 9.掌短肌 10.鱼际

在近掌骨头平面，掌腱膜纵束间有横束相连，称掌腱膜横束；稍远侧于掌指关节平面，另有一些较浅的横纤维附着于指屈肌腱鞘上，可增强对掌骨的固定，称为掌浅横韧带。再远侧，于指间皱襞皮下，有些横纤维连接于 2~5 指指蹼间隙中，为指蹼韧带，它们可以延入手指，覆盖指动脉神经，并被皮系韧带所增强。指蹼韧带可增强指间皮肤皱襞，当一指伸直时，可限制邻指过度屈曲，或当一指屈曲时限制邻指过度伸展。

在掌浅横韧带近侧与掌腱膜纵束间，有三个间隙被脂肪所充满，剔除脂肪后可显露至手指的动脉神经。掌腱膜挛缩症（Dupuytren 挛缩症）系掌腱膜部分或全部纤维增生、肥厚和短缩所引起的掌指间关节和近侧指骨间关节屈曲挛缩。手掌皮肤变得粗厚，出现皱褶。严重者可累及深部结构继发挛缩。

（二）中层结构

1. **骨筋膜鞘** 从掌腱膜的外侧缘发出一纤维组织隔，经鱼际肌和示指屈肌腱之间向深部深入，附于第 1 掌骨，此纤维隔称为掌外侧肌间隔。从掌腱膜的内侧缘发出一纤维组织隔，经小鱼际和小指屈肌腱之间走向深部，附于第 5 掌骨，此纤维隔称为掌内侧肌间隔。故手掌就形成了外侧、中间和内侧 3 个骨筋膜格（图 1-2-15）。

外侧格：又称鱼际格，由鱼际筋膜、掌外侧肌间隔和第 1 掌骨围成。内含拇短展肌、拇短屈肌、拇对掌肌、拇长屈肌腱及其腱鞘，以及至拇指的血管、神经等。

中间格：由掌腱膜、掌内、外侧肌间隔，骨间掌侧筋膜及拇收肌筋膜共同围成。其内有指浅、深屈肌腱，蚓状肌、屈肌总腱鞘、掌浅弓、指血管和神经等。

内侧格：又称小鱼际格，由小鱼际筋膜、掌内侧肌间隔和第 5 掌骨围成。其内有小指展肌、小指短屈肌、小指对掌肌和至小指的血管、神经等。

此外，在中间格的后方外侧半还有拇收肌鞘，由拇收肌筋膜、骨间掌侧筋膜、第 1 掌骨和第 3 掌骨共同围成，该鞘包绕拇收肌。拇收肌与骨间掌侧筋膜之间的腔隙，称为拇收肌后隙。

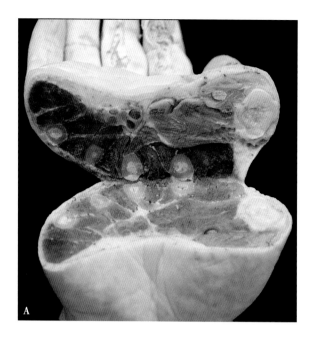

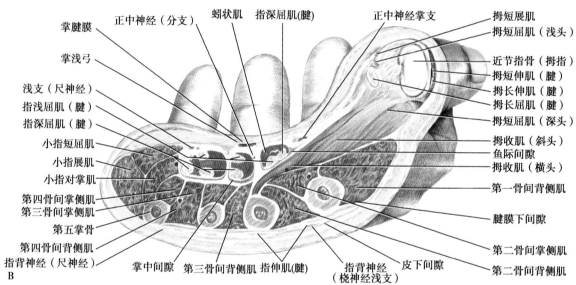

图 1-2-15 手部骨筋膜鞘及其内容（通过拇指掌指关节横断面）

A.实物标本 B.模式图

2. 筋膜间隙 位于掌中间格深部，内有疏松结缔组织，包括外侧的鱼际间隙和内侧的掌中间隙。两间隙被掌中隔分开。掌中隔是连结于掌腱膜与骨间掌侧筋膜之间的纤维组织隔，包绕示指屈肌腱和第1蚓状肌后，附着于第3掌骨，将手掌筋膜间隙分隔为掌中间隙和鱼际间隙（图 1-2-16）。

（1）掌中间隙：位于掌中间格尺侧半的深方。前界自桡侧起，依次为第3~5指屈肌腱、第2~4蚓状肌；后界为掌中隔后部，第3、第4掌骨，骨间肌及其前面的骨间掌侧筋膜；内侧界为内侧肌间隔，外侧界为掌中隔。掌中间隙向远侧沿第2~4蚓状肌管与第2~4指蹼间隙相通，进而可通向手背。掌中间隙的近侧达屈肌总腱鞘的深面，可经腕管与前臂屈肌后间隙相交通。此间隙感染时，可经上述渠道蔓延。

（2）鱼际间隙：位于掌中间格桡侧半深方。前界为掌中隔前部、示指屈肌腱、第1蚓状肌；后界为拇收肌筋膜；外侧界为外侧肌间隔；内侧界为掌中隔后部。鱼际间隙向远端经第1蚓状肌管通向示指背侧，其近端为盲端。

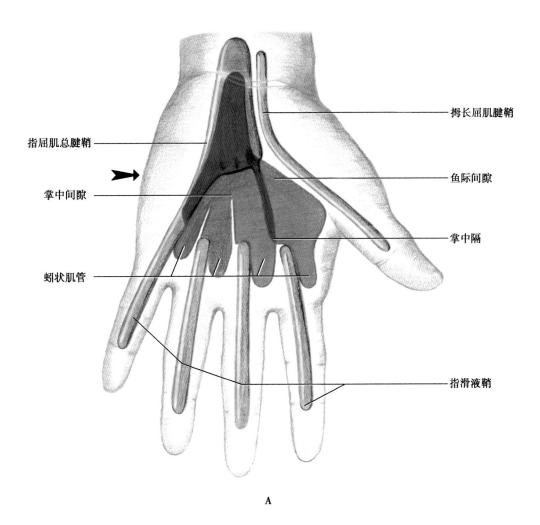

拇长屈肌腱鞘

指屈肌总腱鞘

鱼际间隙

掌中间隙

掌中隔

蚓状肌管

指滑液鞘

A

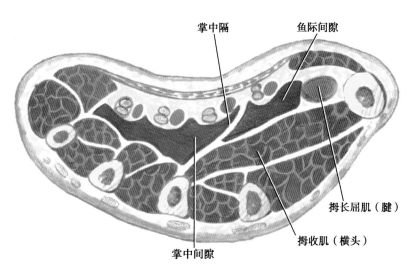

掌中隔   鱼际间隙

拇长屈肌（腱）

拇收肌（横头）

掌中间隙

B

图 1-2-16 筋膜间隙和腱滑液鞘
A. 投影   B. 筋膜间隙横断面（模式图）

3. 手掌面腱滑液鞘（图 1-2-17）　当肌腱行于韧带下方或通过骨纤维性管时有腱滑液鞘包裹，以减少摩擦和便于肌腱的活动。腱滑液鞘为密闭的双层套筒状结构，分为脏、壁两层，脏层紧贴于腱上，壁层衬于周围结构的内面，两层潜在间隙中充有少许滑液，两层并以滑膜皱襞相连，滑膜皱襞宽者为腱系膜，窄者称为腱纽，其中有血管神经通过。手掌面有屈肌总腱鞘（又称尺侧滑液囊）和拇长屈肌腱鞘（又称桡侧滑液囊）。滑液囊及指屈肌腱鞘的常出现变异（图 1-2-18）。

（1）屈肌总腱鞘：又称为尺侧滑液囊，包裹指浅、深屈肌腱，大部分居腕管内。囊近端达屈肌支持带上方两横指，远端与拇指外展时的尺侧缘平齐。远端尺侧较恒定地与小指滑液鞘相通（占 80%~90%），断面观时，此囊深入于指浅、深屈肌腱中间，尺缘相通，桡缘分离，形如 E 字形。尺神经行于尺侧囊浅面，切开囊时应避免损伤尺神经。

（2）拇长屈肌腱鞘：又称为桡侧滑液囊，居外侧，包裹拇长屈肌腱，近端亦达屈肌支持带上方两横指，远端恒定地与拇指滑液鞘相通。内侧因与尺侧囊相贴，当一囊化脓时易穿破至另一囊。此时，拇指和小指可互为感染。正中神经行于桡、尺二囊间的浅面，其返支则行于桡侧囊的前外方，切开此囊时避免损伤返支。

（3）指腱滑液鞘：包裹各指的指屈肌腱，附着于指骨两侧并被指纤维鞘所覆盖。近端达掌远纹或掌指关节，远端止于各指远节指骨底。手指的血管神经行于指腱滑液鞘的掌面两侧，指腱滑液鞘切开时宜贴指骨两侧缘进行。

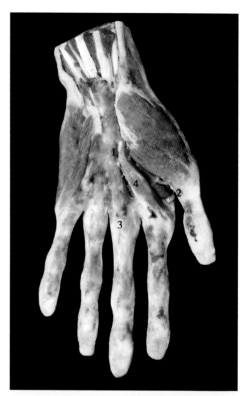

图 1-2-17　手掌面滑膜液鞘
1. 指屈肌总腱鞘　2. 拇长屈肌腱鞘
3. 指腱滑液鞘　4. 第 1 蚓状肌

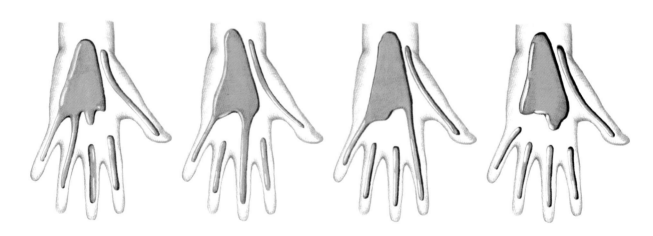

图 1-2-18　滑液囊及指屈肌腱鞘的变异类型

4. 手内在肌　手内在肌有外侧群、中间群、内侧群（图 1-2-19）。

（1）外侧群（图 1-2-20）

1）拇短展肌：起自屈肌支持带、舟骨结节和掌长肌腱，79% 还起自拇长屈肌腱。肌纤维越过掌指关节，止于拇指近节指骨底桡侧、外侧籽骨及关节囊、拇指指背腱膜。外展拇指。

2）拇短屈肌：浅头起自屈肌支持带远缘、桡侧腕屈肌腱鞘和大多角骨结节，止于拇指近节指骨底桡侧、外侧籽骨及指背腱膜，外侧常和拇对掌肌融合。深头出现率为 85%，与拇收肌斜头同起，与浅头同止，两头之间夹有拇长屈肌腱。屈拇指掌指关节。

3）拇对掌肌：位于拇短展肌深面。起于屈肌支持带、大多角骨结节及腕掌关节处，肌纤维斜向外下方，止于第 1 掌骨桡侧的全长，直至掌骨头。拇指对掌。

4）拇收肌：位于拇指尺侧，拇短屈肌和拇长屈肌腱的深面。有斜头和横头。前者起自头状骨、第 3 掌骨颈至底之间；后者起自头状骨并覆盖头状骨及小多角骨的韧带，两头肌束集中成一短腱止于拇指近节指骨底和掌板。内收和屈曲拇指，轻度屈掌指关节及伸指骨间关节。

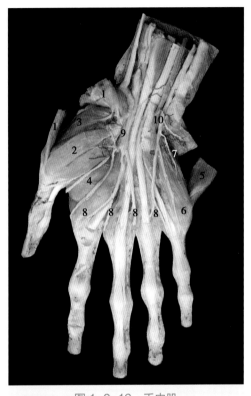

图 1-2-19　手内肌

1. 拇短展肌　2. 拇短屈肌　3. 拇对掌肌　4. 拇收肌横头　5. 小指展肌　6. 小指短屈肌　7. 小指对掌　8. 蚓状肌　9. 正中神经　10. 尺神经

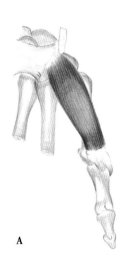 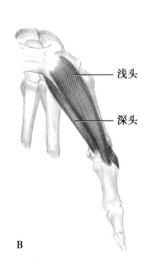 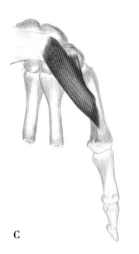 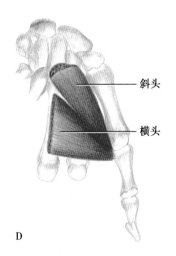

浅头

深头

斜头

横头

A　　　　　　　　　B　　　　　　　　　C　　　　　　　　　D

图 1-2-20　外侧群（鱼际肌）

A. 拇短展肌　B. 拇短屈肌　C. 拇对掌肌　D. 拇收肌

（2）中间群

1）蚓状肌：位于掌中部，掌腱膜深面，相应指深屈肌腱桡侧。形如蚯蚓状，肌纤维向指端方向移行为肌腱，绕过示指、中指、环指和小指掌指关节的桡侧到指背，居血管神经束的深面和掌深横韧带浅面，并包于由掌腱膜形成的蚓状肌管至于指，分别移行于示指、中指、环指和小指指背腱膜的桡侧直达近侧指骨间关节平面。此肌收缩时，屈示指、中指、环指和小指的掌指关节，伸远侧指骨间关节（图 1-2-21）。

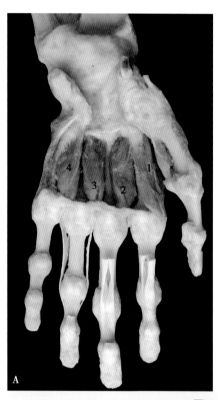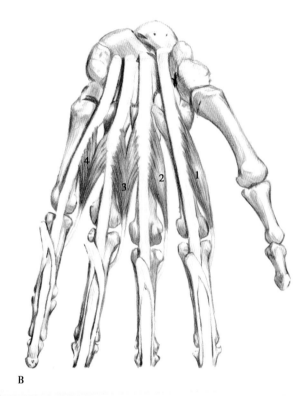

图 1-2-21　蚓状肌的形态
A. 实物标本　B. 模式图
1. 第 1 蚓状肌　2. 第 2 蚓状肌　3. 第 3 蚓状肌　4. 第 4 蚓状肌

第 1 蚓状肌呈单羽状，起自示指指深屈肌腱桡侧，最为恒定，起端有附加头者占 2.3%。第 2 蚓状肌亦呈单羽状，起自中指指深屈肌腱桡侧，但变异较多。以双羽状起自示指和中指指深屈肌腱者占 23.1%。第 3 蚓状肌多为双羽，起自相邻两指指深屈肌腱，以单羽状起自环指指深屈肌腱者占 4.17%，止腱分裂，分别止于相邻两指指背腱膜者占 27.8%。第 4 蚓状肌多呈双羽状，起自相邻两指指深屈肌腱，以单羽状肌起自小指指深屈肌腱或有附加头者占 13.6%，止腱分裂，分别止于相邻指背腱膜者占 22.7%。

2）骨间肌：骨间肌分为骨间掌侧肌和骨间背侧肌（图 1-2-22）。前者为手指的内收肌，后者为其外展肌。所谓内收与外展是以中指为轴心，向中指靠拢的动作称为内收，离开中指的动作称为外展。由于拇指有独立的内收与外展肌，故无骨间肌配备，小指有独立的外展肌，故也无骨间背侧肌。

骨间掌侧肌：共 3 块，均为单头，位于指深屈肌腱和蚓状肌的深面，居第 2~5 掌骨间隙的掌侧。第 1~3 骨间掌侧肌分别起自第 2、第 4、第 5 掌骨体靠近中指的一侧，经掌深横韧带背侧，止于示指、环指和小指近节指骨底的背侧，参与指背腱膜的形成。收缩时，内收示指、中指和环指，屈掌指关节、伸近节指骨间关节。

骨间背侧肌：共 4 块，皆为双头，位第 2~5 掌骨间隙的背侧。起于两掌骨间相邻掌骨体上，经掌深横韧带背侧，分别止于示指桡侧、中指两侧、环指尺侧的近节指骨底，并参与指背腱膜的形成。收缩时，外展示指、中指（桡、尺偏）和环指，协助屈掌指关节、伸指骨间关节。

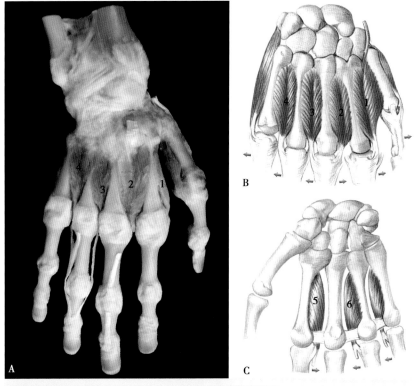

图 1-2-22 骨间肌的形态

A. 骨间背侧肌（实物标本）　B. 骨间背侧肌（模式图）　C. 骨间掌侧肌（模式图）

1. 第 1 骨间背侧肌　2. 第 2 骨间背侧肌　3. 第 3 骨间背侧肌　4. 第 4 骨间背侧肌

5. 第 1 骨间掌侧肌　6. 第 2 骨间掌侧肌

（3）内侧群

1）小指展肌：位于小鱼际近侧皮下脂肪组织内，居掌腱膜尺侧，起自豌豆骨，止于小指近节指骨底尺侧及指背腱膜（图 1-2-23）。屈及外展小指关节。

2）小指短屈肌：位于小指展肌桡侧，起自钩骨钩和腕横韧带，止于小指近节指骨底面的尺侧及指背腱膜。有时缺如。该肌与小指展肌之间有尺动脉和尺神经深支通过（图 1-2-23）。有屈小指掌指关节和外展小指的作用。

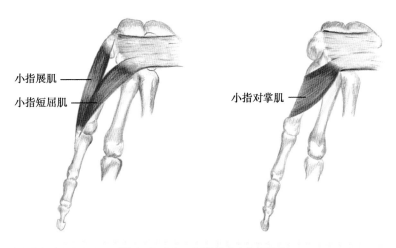

图 1-2-23 内侧群（小鱼际肌）

3）小指对掌肌：位于上述两肌深面。起自钩骨钩及屈肌支持带，肌纤维斜向内下方，止于第5掌骨尺侧缘的全长（图1-2-23）。收缩时可向拇指方向牵引第5掌骨产生对掌，并有使第5掌骨向前，使掌凹增深的作用。

5. 血管 手的血液供应主要直接来自桡、尺动脉的分支，彼此吻合成掌浅弓和掌深弓。前臂的骨间前动脉和骨间后动脉参与腕部动脉网的构成。个别个体尚存在较发达的正中动脉，分布于掌部近侧或参与掌浅弓的构成。

（1）掌浅弓：位于掌腱膜及掌短肌的深面，小指短屈肌、指掌侧总神经、指屈肌腱和蚓状肌的浅面，弓的凸侧指向手指。其体表投影线大致在掌中线中点向豌豆骨桡侧所作的弧线上。

掌浅弓是以尺动脉的终支与桡动脉掌浅支等动脉吻合构成（图1-2-24）。掌浅弓的中部外径为2.2mm。根据与尺动脉终支吻合的动脉来源将掌浅弓分为四种类型：尺动脉型（占51.72%），尺动脉终支构成，桡动脉不参与；桡尺动脉型（占37.31%）尺动脉终支与桡动脉掌浅支；正中尺动脉型（占4.51%），尺动脉终支与正中动脉；桡尺正中动脉型（占0.96%），尺动脉终支、桡动掌浅支与正中动脉（图1-2-25）。

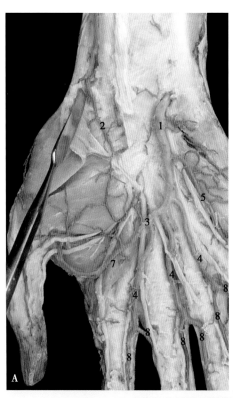
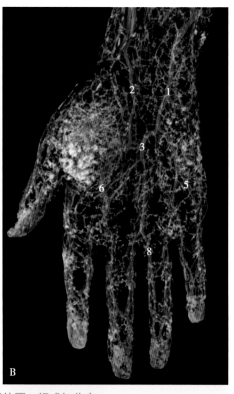

图 1-2-24 掌浅弓位置、组成与分支

A. 实物标本 B. 铸型标本

1. 尺动脉终支 2. 桡动脉掌浅支 3. 掌浅弓 4. 指掌侧总动脉 5. 小指尺掌侧动脉
6. 指掌侧总神经 7. 蚓状肌 8. 指掌侧固有动脉

掌浅弓的凸侧常发出3条指掌侧总动脉和小指尺掌侧动脉，凹侧发出数条小返支至腕部参与腕掌网的构成。掌浅弓及其分支均有同名静脉伴行。

指掌侧总动脉：出现率几乎100%，各动脉起始处外径为1.2~1.5mm。指掌侧总动脉发出后与指掌侧总神经伴行，沿第2~4掌骨间隙及相应的蚓状肌表面下行，约至掌指关节附近，接收掌心动脉和来自掌背动脉的穿支，在距指蹼缘1.2cm处各分为两支指掌侧固有动脉。

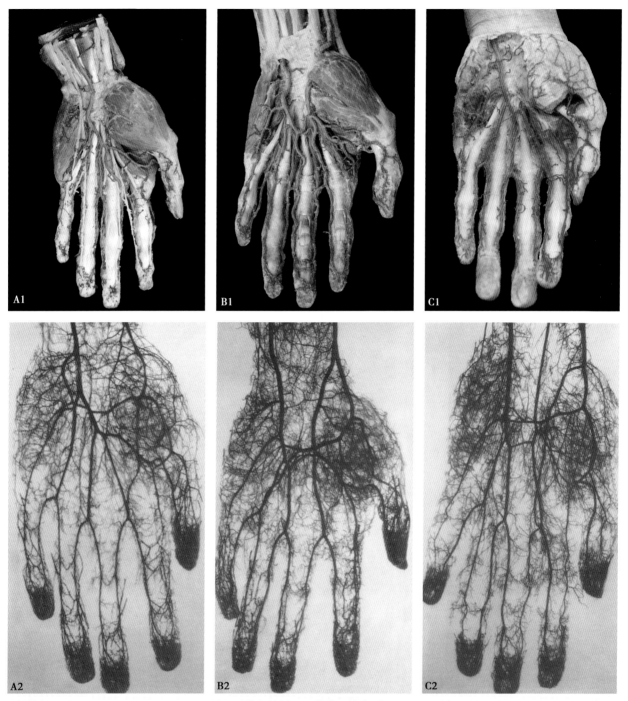

图 1-2-25　掌浅弓的类型

A.尺动脉型　B.桡尺动脉型　C.正中尺动脉型

（注：尚有 1.0% 为桡正中动脉）

　　小指尺掌侧动脉：发自掌浅弓凸侧的尺侧缘，沿小鱼际肌表面下降，分布于小指尺侧缘。

　　（2）掌深弓：位于指深、浅屈肌腱，蚓状肌，拇短屈肌浅头和小指短屈肌与骨间肌之间，横位于第
1 掌骨间隙基底至第 5 掌骨基底间。弓的体表投影相当于第 1 掌骨间隙近端至钩骨的连线。掌深弓有同
名静脉伴行。

掌深弓以桡动脉的终支为主组成，弓的中部外径为 2.0mm。根据桡动脉终支是否与其他动脉吻合而将掌深弓分为完全型和不完全型两种（图 1-2-26）。①完全型：占 95%，由桡动脉终支与尺动脉掌深支或其他分支吻合而成，其中桡动脉终支与尺动脉上或下掌深支吻合形成的弓占 55%，与第 3 指掌侧总动脉或小指尺掌侧动脉的分支吻合所形成的弓占 30%，与其他不恒定分支吻合形成的弓占 10%。②不完全型：占 5%，桡动脉终支向内走行不与其他分支吻合。实际上桡动脉终支与周围其他分支有广泛的吻合，只是吻合支较小而已。终支可成为穿支穿过第 4 掌骨间隙形成第 4 掌背动脉，也可在第 4 掌骨间隙处终止。

掌深弓的凸侧向手指发出 3 支掌心动脉，弓的凹侧向腕部发出 2~4 支返支参加腕掌侧网，弓的背侧向手背发出 3 支穿支。

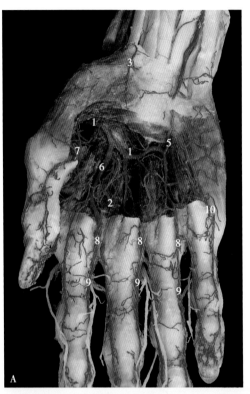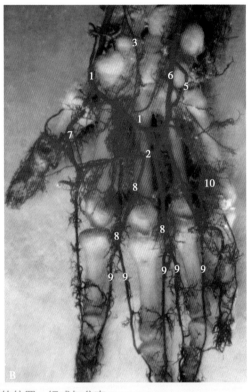

图 1-2-26　掌深弓的位置、组成与分支

A. 实物标本　B. 铸型标本

1. 掌深弓　2. 掌浅弓　3. 桡动脉掌浅支　4. 桡动脉终支　5. 尺动脉掌深支　6. 尺动脉终支
7. 拇主要动脉　8. 指掌侧总动脉　9. 指掌侧固有动脉　10. 小指尺掌侧动脉

6. 神经　手掌面有尺神经、正中神经及其分支分布（图 1-2-27，图 1-2-28）。

（1）尺神经：主干经屈肌支持带的浅面，紧贴豌豆骨的桡侧与尺动脉之间下行，再经掌短肌的深面至手掌。尺神经至豌豆骨的外下方分为浅、深两支。①尺神经浅支：行于尺动脉内侧，发出分支至掌短肌，并在该肌深面分为指掌侧固有神经和指掌侧总神经。指掌侧固有神经分布于小指掌面尺侧缘；指掌侧总神经至指蹼间隙处，分为两条指掌侧固有神经，分布于小指、环指相对缘的皮肤（图 1-2-27A）。②尺神经深支：与尺动脉掌深支伴行，穿经小鱼际肌起始处后，伴行于掌深弓，发出分支至小鱼际诸肌，所有骨间肌，第 3、第 4 蚓状肌和拇收肌。深支经豌豆骨与钩骨间的一段位置表浅，易受损伤。损伤后，因拇收肌、骨间肌和小指展肌瘫痪，使各手指不能内收和外展，表现为"爪形手"（图 1-2-27B）。

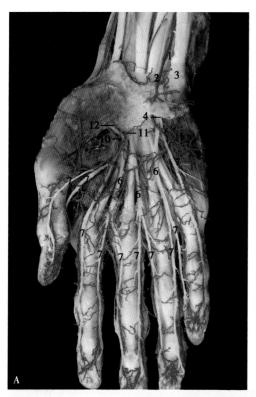
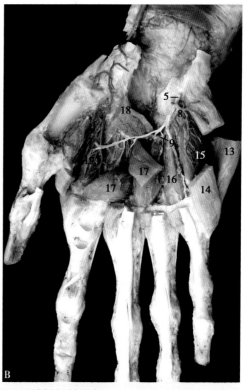

图 1-2-27 正中神经、尺神经及其分支

1. 尺神经 2. 豌豆骨 3. 尺动脉 4. 尺神经浅支 5. 尺神经深支 6. 指掌侧总神经

7. 指掌侧固有神经 8. 尺动脉掌深支 9. 掌深弓 10. 外侧支 11. 内侧支 12. 返支

13. 小指展肌 14. 小指短屈肌 15. 小指对掌肌 16. 蚓状肌 17. 拇收肌（横头）

18. 拇收肌（斜头） 19. 骨间肌

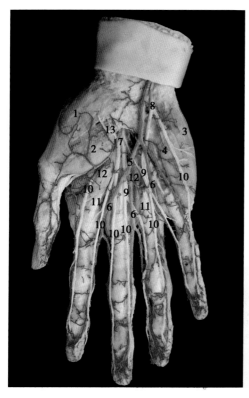

图 1-2-28 正中神经、尺神经的分支与分布

1. 拇短展肌 2. 拇短屈肌浅头 3. 小指展肌
4. 小指短屈肌 5. 掌浅弓 6. 指掌侧总动脉 7. 正
中神经 8. 尺神经 9. 指掌侧总神经 10. 指掌侧
固有神经 11. 指长屈肌腱 12. 蚓状肌 13. 正中
神经返支

（2）正中神经：经腕管进入手掌，行于掌浅弓的深面（略偏桡侧）、屈肌腱浅面，通常行于腕管之后立即分为两支（图1-2-29）。①外侧支：较小，此支先发一返支，再分成3支指掌侧固有神经，分别分布于拇指两侧、示指桡侧掌面皮肤。返支约在屈肌支持带下缘处发出，勾绕拇短屈肌内侧缘向近侧走行，分支支配拇短屈肌、拇短展肌和拇对掌肌。正中神经返支的表面定位是大鱼际内侧缘的中点，相当于腕掌横纹下方约2.5cm处。手术时不能随意在此做切口，以免损伤神经引起拇指功能部分丧失。②内侧支：较大，立即分为2条指掌侧总神经。与同名血管伴行，至指蹼间隙处，在同名动脉分支的近侧分为两支指掌侧固有神经，分布于第2~4指相对缘皮肤。正中神经还发出肌支支配第1、第2蚓状肌。

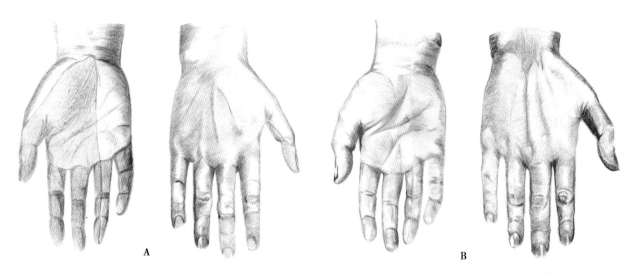

图1-2-29　皮肤的神经支配

三、手背

（一）浅层结构

手背皮肤较薄，有毛和皮脂腺，富有弹性，由于与浅筋膜结合疏松，故易移动。握拳时皮肤紧张，伸指时也不显得过于松弛，因此外伤易导致皮肤撕裂。其内布满浅静脉、浅淋巴管和皮神经。

1. **手背静脉网**　浅筋膜内丰富的浅静脉相互吻合形成手背静脉网（图1-2-30），可分为5种类型（图1-2-31）。位于皮神经的浅面，它接受手指和手掌浅层以及手深部来的静脉。手背静脉支数多，口径粗，汇集手大部分静脉回流至前臂。每一指背两侧分布有指桡侧静脉和指尺侧静脉，它们除汇集指掌面的小支外，并互相吻合成指静脉弓。指静脉弓通常有三排，列于各节指骨的背面，有单弓及复弓存在。

相邻指的指桡侧、尺侧静脉于掌指关节处彼此汇合，合成第2~4掌背静脉，在汇合处有掌骨头间静脉汇入其中。第2掌背静脉接受示指尺侧和中指桡侧的静脉，各掌背静脉沿掌骨间隙向近侧走行，于手背形成静脉弓或静脉网。至腕背时，弓或网的桡、尺侧端分别延续为头静脉和贵要静脉的起始部。

手的血液回流，以手背静脉为主，当腕部以下断离再植时，必须仔细接通手背静脉，才能保证断手的存活。

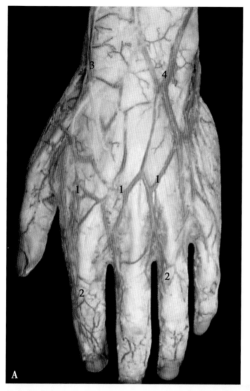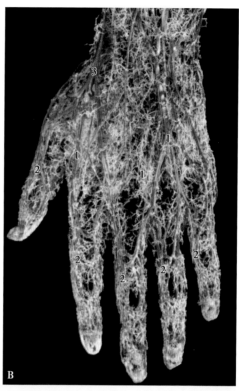

图 1-2-30 手背静脉网

A. 实物标本 B. 铸型标本

1. 手背静脉网 2. 指背静脉 3. 头静脉 4. 贵要静脉

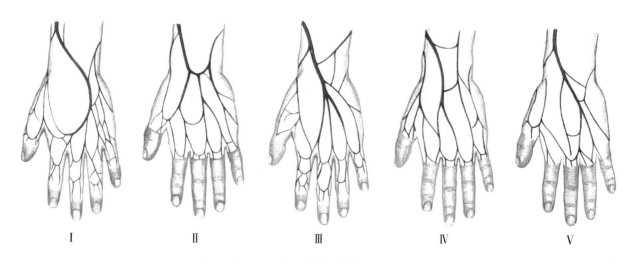

图 1-2-31 手背静脉的主要类型

Ⅰ. 弓型：掌背静脉于手背形成一大静脉弓

Ⅱ. 弓型：掌背静脉于腕背面形成一较大静脉弓，有时于手背形成二、三级静脉弓

Ⅲ. 网型：第 2~4 掌背静脉较粗，向近侧逐渐汇合，形成一粗静脉干

Ⅳ. 网型：第 2~3 掌背静脉较粗，形成一粗静脉干，其余静脉较细，呈网状

Ⅴ. 网型：第 3~4 掌背静脉较粗，向近侧合成一条粗静脉干，其余静脉较细

2. 手背皮神经

（1）手背皮神经分支（图 1-2-32）

1）桡神经浅支：在腕上方 3 横指处穿出深筋膜，下行越过拇长展肌和拇短伸肌浅面至手背，分布于手背桡侧半皮肤，并分出 5 条指背皮神经分布于拇指、示指和中指近节相对缘的皮肤。

2）尺神经手背支：于腕上方 4~5cm 处穿出深筋膜，分布于手背尺侧半皮肤，再分出 5 条指背皮神经分布于小指、环指和中指相对缘的皮肤。

3）指掌侧固有神经（正中神经）：发出背侧支分布于桡侧 3 个半指背面远侧位的皮肤。

4）前臂外侧皮神经：分布于腕背面桡侧的皮肤。

（2）手背皮神经分布分型（图 1-2-33）

1）Ⅰ型：桡神经浅支和尺神经手背支各分布于桡尺侧两个半指，占 60.92%。

2）Ⅱ型：分布同前，两神经间有粗大吻合支相连，占 2.46%。

3）Ⅲ型：尺神经手背支大于桡神经浅支分布区域，占 3.28%。

4）Ⅳ型：桡神经浅支大于尺神经手背支分布区域，占 28.69%。

5）Ⅴ型：桡神经浅支分布于全部手背，尺神经手背支仅残留一小支或缺如，占 1.92%。

6）Ⅵ型：前臂外侧皮神经取代桡神经浅支分布于手背，桡神经浅支仅存一小支或缺如，占 2.73%。

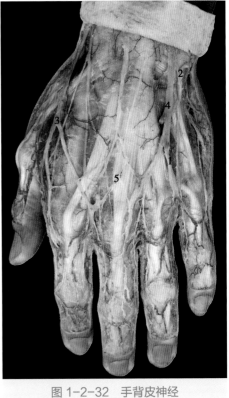

图 1-2-32　手背皮神经

1. 桡神经浅支　2. 尺神经手背支　3. 头静脉　4. 贵要静脉　5. 手背静脉网

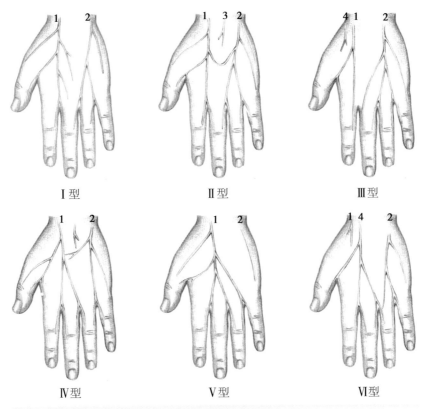

Ⅰ型　　Ⅱ型　　Ⅲ型

Ⅳ型　　Ⅴ型　　Ⅵ型

图 1-2-33　手背皮神经分布分型

1. 桡神经浅支　2. 尺神经手背支　3. 前臂后侧皮神经　4. 前臂外侧皮神经

（二）深层结构

1. **伸肌支持带** 为前臂深筋膜在腕背侧增厚所形成，亦称为腕背侧韧带（图 1-2-34）。宽 2~3cm，纤维横行和斜行，在桡侧附着于桡骨下端外侧缘及桡骨茎突，在尺侧绕过尺骨茎突及其远侧与屈肌支持带延续，并附着于豌豆骨及三角骨。

2. **手背深筋膜** 手背深筋膜可分浅、深两层。浅层较厚，是腕背侧韧带（伸肌支持带）的延续部分，它与伸指肌腱结合，共同形成手背腱膜。其两侧分别附着第 2、第 5 掌骨。深层覆盖于第 2 至第 5 掌骨和第 2 至第 4 骨间背侧肌的背面，称为骨间背侧筋膜。其在掌骨近端以纤维格与手背筋膜相连接，远端在指蹼处两层筋膜彼此结合。

3. **筋膜间隙** 由于手背筋膜在掌骨的近远端彼此结合，因此在浅筋膜、手背腱膜和骨间背侧筋膜之间形成手背皮下间隙和腱膜下间隙。前者为浅筋膜与手背腱膜之间的间隙；后者为手背腱膜与骨间背侧筋膜之间的间隙。两间隙之间相互交通，当手背感染时整个手背肿胀明显。

4. **指伸肌腱** 指伸肌腱可分为桡侧组和尺侧组（图 1-2-35）。①桡侧组：包括拇长伸肌腱和拇短伸肌腱，与拇指运动有关；②尺侧组：包括指伸肌腱、示指伸肌腱和小指伸肌腱，与第 2~4 指的伸指运动有关。在接近掌骨头处，4 条伸肌腱之间被 3 束不同类型的腱纤维束连接，称腱间结合。腱间结合具有加强指伸展运动的稳定性和限制各指单独活动的功能，尤以中、环、小指的腱间结合更为明显，当某一伸指肌腱在腱间结合的近侧断裂时，并无明显伸指功能障碍。除中指和环指为一条伸肌腱，其他指均为两条。除拇指的 2 条伸肌腱走行方向不同外，示指和小指伸肌腱与至该两指的指伸肌腱合并，其止点和形成结构没有明显的区别。

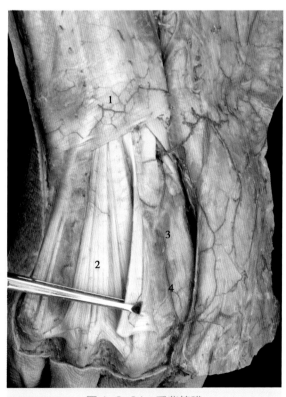

图 1-2-34 手背筋膜

1. 伸肌支持带　2. 伸指肌腱　3. 骨间背侧筋膜
4. 第 2 掌背动脉

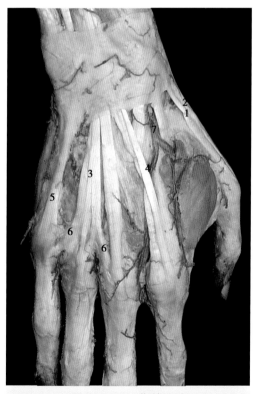

图 1-2-35 指伸肌腱

1. 拇长伸肌腱　2. 拇短伸肌腱　3. 指伸肌腱
4. 示指伸肌腱　5. 小指伸肌腱　6. 腱间结合
7. 桡动脉

5. 掌背动脉 掌背动脉有4支，位于相应的掌骨间隙内，行于指伸肌腱与骨间背侧肌之间（图1-2-36）。

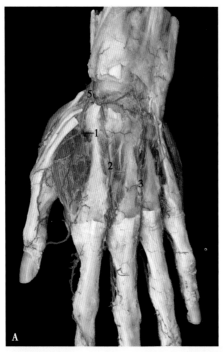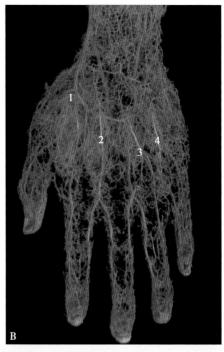

图 1-2-36 掌背动脉的起源、走行与分布
A.实物标本 B.铸型标本
1. 第1掌背动脉 2.第2掌背动脉 3.第3掌背动脉 4.第4掌背动脉 5.桡动脉

第1掌背动脉由桡动脉直接发出，发出后分为3个终末支（图1-2-37）。①桡侧支，沿第1掌骨背侧走行，延续为拇指尺侧指背动脉，有桡神经浅支发出的同名皮神经伴行；②尺侧支，沿第2掌骨背桡侧走行，延续为示指桡侧指背动脉，有桡神经浅支发出的同名指背皮神经伴行；③中间支，沿第1骨间背侧肌的筋膜表面走行至第1指蹼间隙，并分布于此区，有桡神经浅支的同名第1指蹼间皮神经伴行分布。

第2掌背动脉通常发育较好，其来源有三处，即掌深弓（占40%）、腕背网（占30%）或桡动脉主干（占30%）（图1-2-38）。从后二者发出的第2掌背动脉在第2掌骨间隙处常通过一近侧穿支（上穿动脉）与掌深弓相连，其出现率为52%。第3、第4掌背动脉常从两个部位发出，即由腕背网发出或由掌深弓在第3、第4掌骨间隙发出的近侧穿支形成。第4掌背动脉缺如率为30%。

掌背动脉通常在掌指关节处分成3条终末支（达各指近节毗邻缘背侧的2条指背动脉和与指掌侧总动脉相通的交通支）。掌背动脉起始处外径约为0.8mm。掌背动脉的管径和数目与远侧穿支的大小和数目成反比，即掌背动脉愈少、愈细，则穿支的数目愈多，管径愈大，而与近侧穿支的大小和数目成正比。掌背动脉一般都较细，但它与掌侧动脉相通连，形成完整统一的手部立体动脉结构。

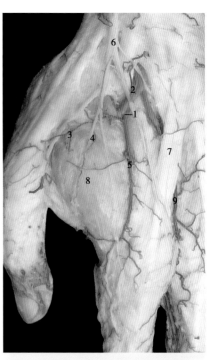

图 1-2-37 第1掌背动脉的起源、走行与分布

1. 第1掌背动脉 2.桡动脉 3.桡侧支 4.中间支 5.尺侧支 6.桡神经浅支 7.指伸肌（腱）8.骨间背侧肌 9.第2掌背动脉

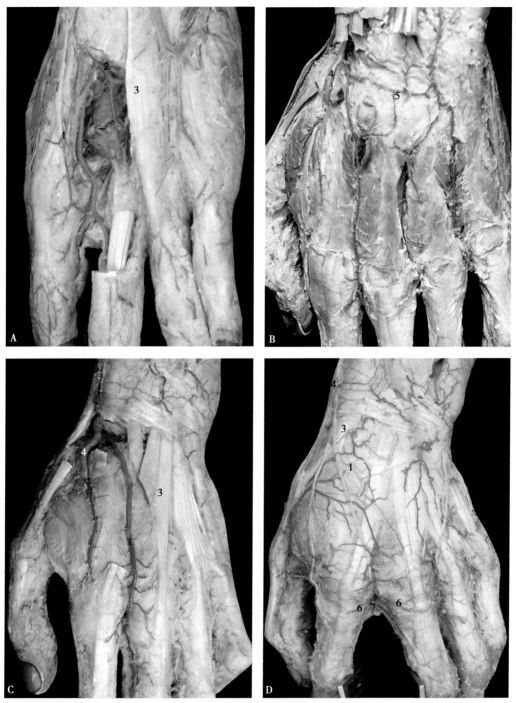

图 1-2-38 第 2 掌背动脉的起源、走行与分布

A.掌深弓型（占 40%） B.腕背网型（占 30%） C.桡动脉主干（占 30%） D.分支与吻合

1.第 2 掌背动脉 2.掌深弓 3.指伸肌（腱） 4.桡动脉 5.腕背网 6.指背动脉 7.交通支

四、手指

手指借掌指关节与手掌相连，运动十分灵活。拇指粗而短，只有两节指骨，但运动范围最大，可完成手功能的 50%。

（一）浅层结构

1. **皮肤**　指掌侧的皮肤较厚，富有汗腺和指纹，但没有毛和皮脂腺，故不易生痈肿。在指腹处，神经末梢非常丰富，触觉特别灵敏，可辨别物体的形状和质地。在指掌横纹处，因无皮下组织，故皮肤直接与腱鞘相连，刺伤感染时，常常导致腱鞘炎。指背皮肤较薄，皮下脂肪较少，活动度较掌侧为大。手指皮肤血供丰富，外伤或烧伤时，应尽量保留。

2. **指甲**　是指背皮肤的衍生结构，由多层连接紧密的角质化上皮细胞凝集构成。具有保护指端，对手指功能的发挥起支持作用，既赋予手指以美观，也是易受损伤的部位。

3. **皮下组织**　指掌侧的皮下脂肪较厚且积聚成球状，有纤维束介于其间，将皮肤连于指骨骨膜和腱鞘（图 1-2-39），当外伤感染时，常向深层扩散。指背侧皮下脂肪薄而疏松，有较大的滑动性。

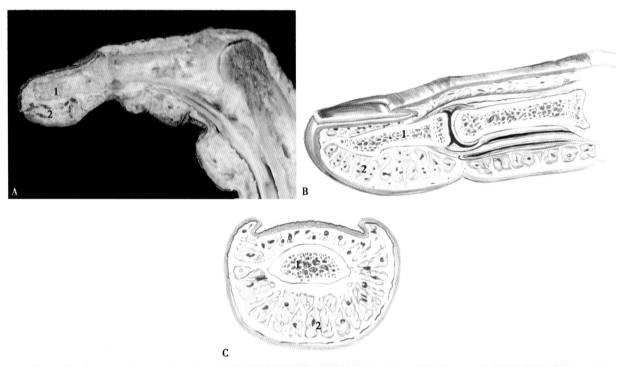

图 1-2-39　手指的结构
A.矢状面观（标本）　B.示意图　C.末节指横断面
1. 末节指骨　2.脂肪

4. **手指动脉**　理论上讲，每个手指都有 2 条指掌侧动脉和 2 条指背动脉供应，实际肉眼能看到明显主干的是指掌侧动脉，指背动脉一般不发达（除拇指外），只是一些分散的细小分支。

（1）指背动脉：手指背侧的动脉变异较大。示指、中指、环指的指背动脉来自相应的掌背动脉（图 1-2-40）。指背动脉大部分分布到近节指的近侧半或达近侧指骨间关节背面，分布到远节指的极少。拇指桡侧指背动脉来自桡动脉鼻烟窝段的分支，外径约为 0.5mm；尺侧指背动脉来自第 1 掌背动脉，外径约为 0.8mm。小指的指背动脉桡侧来自第 4 掌背动脉，尺侧来自腕背动脉的分支，外径为 0.3~0.4mm。

（2）指掌侧固有动脉：指掌侧总动脉在掌骨头平面分为 2 条指掌侧固有动脉。后者沿指屈肌腱鞘两侧行向远端，与指固有神经走行在骨皮韧带一个狭长的血管神经束中。指掌侧固有动脉位于指掌侧固有神经的外背侧，其外径比神经细，而指掌侧固有神经位于指掌侧固有动脉的内掌侧。断指再植中根据这一解剖关系便能顺利找到动脉与神经。指掌侧固有动脉向掌侧发出分支与对侧的相应分支吻合形成指掌弓，向背侧发出数支穿动脉和关节支，分布于指背与各指骨间关节（图 1-2-41）。

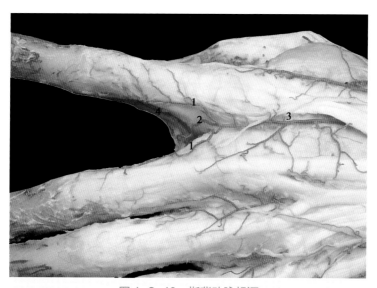

图 1-2-40　指背动脉起源

1. 指背动脉　2. 第 2 掌背动脉　3. 吻合支　4. 指掌侧固有动脉

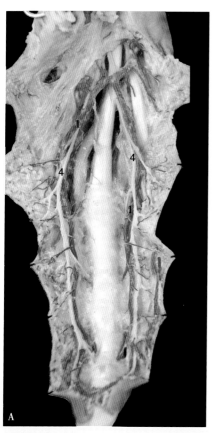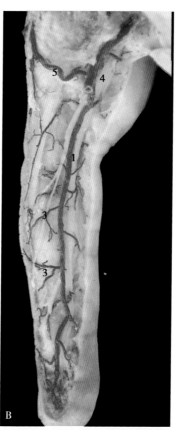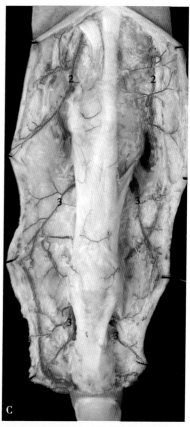

图 1-2-41　指动脉的走行、分支与分布

A. 中指掌面观　B. 中指侧面观　C. 中指背面观

1. 指固有动脉　2. 掌背动脉　3. 背侧穿支　4. 指固有神经　5. 吻合支

在远节指，指掌侧固有动脉主干逐渐走向内侧并与对侧动脉吻合，形成指端血管网。在甲床与远侧指骨间关节之间的中点恒定地发出一直径0.5mm左右的横行吻合支。此横行吻合支与对侧同名支吻合形成远节背动脉弓（图1-2-42）。指动脉弓向远侧发出5个主要分支，位于掌侧指屈肌腱表面；两侧各1条，外径为0.1~0.2mm；居中有3条，为指腹终末支，外径为0.2~0.3mm。5条主干相互交汇，任何一条均可供吻合。

拇指掌侧有拇指尺掌侧固有动脉和拇指桡掌侧固有动脉。前者较粗．起始外径为1.8mm，主要由拇主要动脉分出，发出后通过拇长屈肌腱尺侧，越过拇内收肌止点和尺侧籽骨间向拇指远端分布；后者较细，起始外径为1.1mm，由拇主要动脉（85%）和桡动脉掌浅支（15%）发出。发出后经拇长屈肌腱的深面至桡侧，绕过拇短屈肌深头游离缘。通过桡侧籽骨与拇长屈肌腱之间走向远端。拇指尺、桡掌侧固有动脉在向远端走行中发出分支分布于拇指掌、侧方的皮肤及软组织等，同时两动脉间借恒定的指掌弓和髓弓相沟通（图1-2-43）。

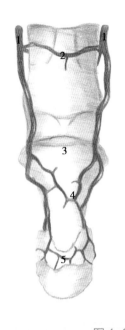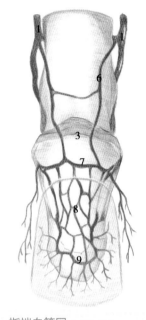

图1-2-42 指端血管网
A.掌面观 B.背面观
1.指掌侧固有动脉 2.指掌弓 3.末节指骨 4.近侧掌动脉弓 5.远侧掌动脉弓 6.指中节背侧支 7.近侧背动脉弓 8.甲动脉网 9.远节背动脉弓

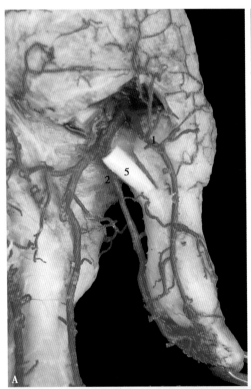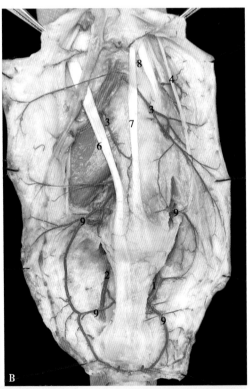

图1-2-43 拇指动脉的走行、分支与分布
A.拇指桡掌侧面观 B.拇指背面观
1.拇指桡掌侧固有动脉 2.拇指尺掌侧固有动脉 3.拇指背动脉 4.拇指桡侧指背皮神经
5.拇长展肌腱 6.拇长伸肌腱 7.拇短伸肌腱 8.拇长展肌腱 9.背侧穿支

5. **手指静脉**　手指的静脉分浅静脉和深静脉。指掌侧浅静脉紧贴皮下，管壁薄，起自指腹静脉网，互相吻合成 3~4 条较大的静脉走向近侧，沿途互相吻合成网，并有分支经两侧走向指背。在指蹼处相邻的浅静脉汇合成小静脉，汇入指背静脉（图 1-2-44）。

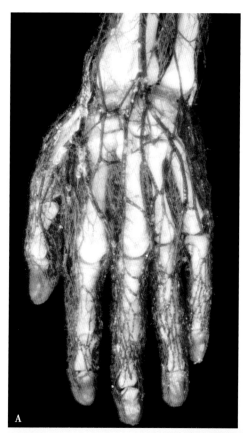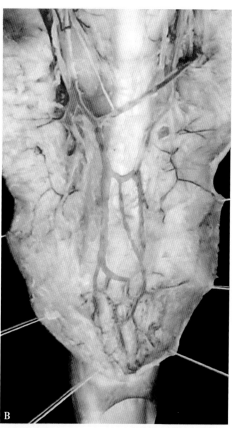

图 1-2-44　手指静脉
A.铸型标本　B.实物标本

　　指背浅静脉较粗大，是指静脉血回流的主要途径。它有一定的走向规律，均走行在皮下与指伸肌腱之间。指甲两侧的小静脉，在甲基至远侧指骨间关节背侧正中汇合成 1~2 条小静脉，外径为 0.5~0.6mm，向近端呈网状汇集。汇合的这些小静脉在近侧指骨间关节背侧又形成数条外径为 0.8~1.0mm 静脉，在近节指背趋于集中，呈网状，继而形成 1~3 层静脉弓（图 1-2-45）。在指根部，相互毗邻手指的静脉弓脚汇合成掌背静脉或头间静脉。指背浅静脉有以下分布规律：①集中在钟面 10~2 点。②偏离中线现象：以中指中线为中心线，拇、示指指背浅静脉较偏向桡侧，而且口径也较粗；环、小指指背浅静脉较偏向尺侧，尺侧静脉口径较粗。偏离中线现象以示、小指最为明显。

　　手指深静脉一般与指掌侧固有动脉和指背动脉伴行，但伴行静脉直径较细且位置不恒定，迂曲旋绕动脉而行，离动脉时远时近。

　　指静脉内也有瓣膜分布。手背静脉每隔约 2cm 有一对静脉瓣。瓣膜由远端向近端开放，由掌侧向背侧开放，以保证静脉血由远端流向近端，由掌侧流向背侧。

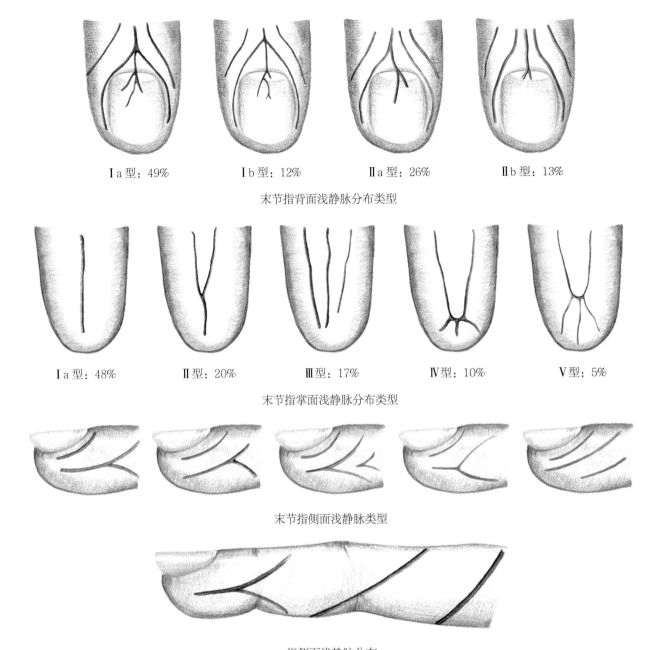

Ⅰa型：49%　　Ⅰb型：12%　　Ⅱa型：26%　　Ⅱb型：13%

末节指背面浅静脉分布类型

Ⅰa型：48%　　Ⅱ型：20%　　Ⅲ型：17%　　Ⅳ型：10%　　Ⅴ型：5%

末节指掌面浅静脉分布类型

末节指侧面浅静脉类型

指侧面浅静脉分布

图 1-2-45　指浅静脉分布类型

（二）指屈肌腱

1. 指屈肌腱的形态结构特点　指屈肌腱包括指浅、深屈肌腱。拇指有 1 条屈肌腱，其余各指均有指浅屈肌腱和指深屈肌腱，行于各指的指腱鞘内。在近节指骨处，指浅屈肌腱位于指深屈肌腱的掌侧，沿两边绕指深屈肌腱，继而向远侧分成两段，附于中节指骨的两侧缘，其中间形成腱裂孔，容指深屈肌腱通过（图 1-2-46A）。指深屈肌腱出腱裂孔后，止于远节指骨底。指浅屈肌腱主要屈近侧指骨间关节、掌指关节和腕关节，而指深屈肌腱主要屈远侧指骨间关节，亦使手指和腕全屈。

腱纽是位于指屈肌腱鞘内的滑膜皱襞，依其形态分为短腱纽和长腱纽，每一指屈肌腱均有两种腱纽（图 1-2-46B）。

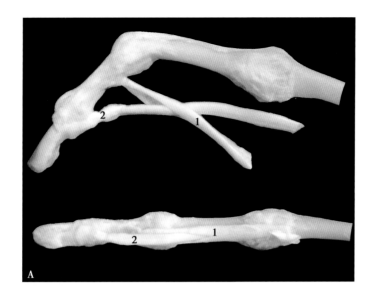

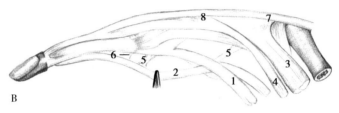

图 1-2-46　指屈肌腱止端的形态

A. 实物标本　B. 模式图

1. 指浅屈肌腱　2. 指深屈肌腱　3. 骨间肌　4. 蚓状肌　5. 腱纽
6. 腱系膜　7. 指伸肌腱　8. 指背腱膜

短腱纽：为三角形，有两个，分别位于指浅、深屈肌腱止部的近侧，其近侧缘游离，背侧附于指骨掌面正中矢状位，掌侧附于肌腱背面。血供来自指掌侧动脉弓的分支和止点处骨膜小血管，血管互相吻合形成血管网。

长腱纽：为细而长的索状结构，其形态、位置和数目不像短腱纽恒定。指深屈肌腱的长腱纽多数为直接或间接来自指浅屈肌腱的短腱纽，指浅屈肌腱的短腱纽在近止点处发出，穿指浅屈肌腱的中央至指深屈肌腱。有 1~3 个，其血管供应指深屈肌腱的中段。

2. **指腱鞘**　指腱鞘为包绕指浅屈肌腱、指深屈肌腱的鞘管，由腱滑膜鞘和腱纤维鞘两部分组成（图 1-2-47）。

腱滑膜鞘：为包绕指屈肌腱的双层滑膜所形成囊管状结构，示指、中指和环指的腱滑膜鞘从掌指关节的近侧向远侧延伸，跨过 3 个关节，达远节指骨底。拇指和小指腱滑膜鞘分别与桡、尺侧滑膜鞘相连续。腱滑膜鞘分为脏层和壁层包绕肌腱，壁层紧贴腱纤维鞘的内面。腱滑膜鞘的两端密闭，在肌腱的背侧与指骨之间两层滑膜部分称为腱系膜，有出入肌腱的血管、神经和淋巴管。

腱纤维鞘：是由指骨掌侧的骨膜、关节囊前方的掌板和坚韧的结缔组织围成的骨纤维管道，对手指灵巧的活动功能发挥，防止肌腱牵拉出现"弓形指"，指屈肌腱远段被约束在鞘管内。

鞘管的不同部位，与其所处的功能相适应，纤维层增厚形成一系列具有重要生物力学特性的滑车系统。示指、中指、环指和小指滑车系统由 5 个环形滑车 A（分别为 A1、A2、A3、A4 和 A5 滑车）、4 个交叉滑车 C（分别为 C0、C1、C2、C3 滑车）和 1 个掌腱膜滑车 PA 组成，各滑车在上述指由近至远排列顺序为 PA、A1、C0、A2、C1、A3、C2、A2、C3 和 A5。

拇指滑车系统由两个环形滑车 TA1 和 TA2 和 1 个斜行滑车 T0 组成。

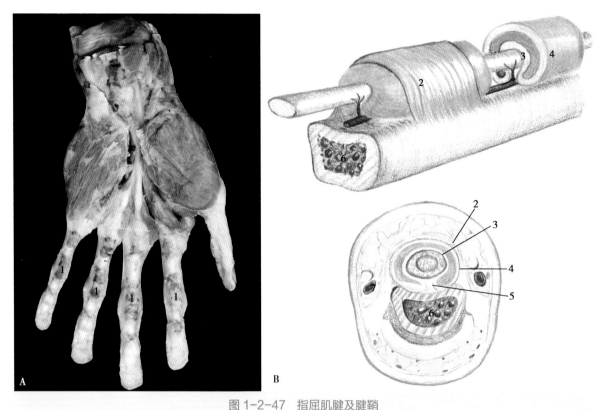

图 1-2-47 指屈肌腱及腱鞘

A.实物标本 B.模式图

1.指屈肌腱滑膜鞘 2.腱纤维鞘 3.腱滑膜鞘脏层 4.腱滑膜鞘壁层 5.腱系膜 6.指骨

7.指掌侧固有血管神经

腱纤维鞘滑车系统的功能，是为肌腱的滑动提供力学止点，改变力的方向，有利于发挥肌腱的滑动功效。

3. 指屈肌腱分区 指屈肌腱经过不同部位，肌腱周围的毗邻结构不同。临床上，不同部位肌腱损伤，其治疗原则、功能预后也有很大差异。因此，按指屈肌腱所处的位置进行分区具有临床意义。通常将指屈肌腱分为5个区（图 1-2-48）。

腱末端区（Ⅰ区或 TⅠ区）：此区是远节指骨肌腱抵止部至中节指骨的中部（拇指为近节指骨中部），近节长约 1.5cm。此区只有一条指深屈肌腱或拇长屈肌腱，被部分地包裹在腱鞘内。近节附着处有恒定的短腱组，近节有良好的血供来源。肌腱的移动度小，断裂后行早期修复效果较好。

鞘管区（Ⅱ区或 TⅡ区）：亦称为"无人区"。此区是从中节指骨中部至远侧掌横纹平面。在此区内有指浅、深 2 条屈肌腱。肌腱位于指屈肌腱鞘内，血供差。因此，此区肌腱损伤手术处理难度较大，效果也差。在拇指的"TⅡ区"，虽然只有 1 条拇长屈肌腱，比较简单，但由于拇指掌指关节两侧有 2 枚籽骨夹持，形成狭窄通道，在病理情况下，易与拇长屈肌腱发生粘连。

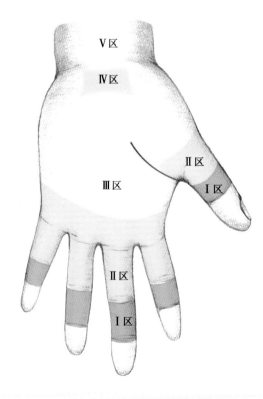

图 1-2-48 指屈肌腱分区

手掌区（Ⅲ区或 T Ⅲ区）：此区从远侧掌横纹至屈肌支持带远侧缘。在这段内，拇指和小指的屈肌腱分别有单独的桡、尺侧滑液囊包裹；中部 3 指的屈肌腱位于疏松结缔组织间隙内，外被以腱旁组织，有蚓状肌起于指深屈肌腱。

腕管区（Ⅳ区）：位于腕管内，处于狭窄的通道中。此区 9 条屈肌腱和正中神经挤在一起，是容易引起神经卡压综合征的部位。

前臂区（Ⅴ区）：位于屈肌支持带上方的肌腱区。这一区段的结构间疏松结缔组织较多，施行肌腱修复术较容易，术后粘连轻，对肌腱的滑动功能影响小。

（三）指伸肌腱

1. 指伸肌腱的形态结构特点　指伸肌腱越过掌骨头和近节指骨背面，扩张形成指背腱膜，又称腱帽（图 1-2-49）。指背腱膜向远侧分成 3 个纵行腱束，中间束前行，接受两侧束的部分纤维加入，止于中节指骨底和关节囊。在近节指骨两侧，有从掌侧绕向背侧的骨间肌肌腱和蚓状肌肌腱加入两个侧腱束。两条侧腱束在中节指骨背合并后，止于远节指骨底背侧及关节囊。指背腱膜的主要功能是稳定掌指关节和伸指骨间关节，为手内在肌发挥作用的结构基础，指伸肌腱断裂，各关节呈屈曲状态，中间束断裂近侧指骨间关节不能伸直，两条侧腱束断裂，远侧指骨间关节不能伸直。

2. 指伸肌腱分区　根据 Verdan 法，将指伸肌腱分为 8 个区（图 1-2-50）。由远至近依次为：远侧指骨间关节区（E Ⅰ）、中节指骨区（E Ⅱ）、近侧指骨间关节区（E Ⅲ）、近节指骨区（E Ⅳ）、掌指关节区（E Ⅴ）、掌骨区（E Ⅵ）、腕区（E Ⅶ）和前臂区（E Ⅷ）。

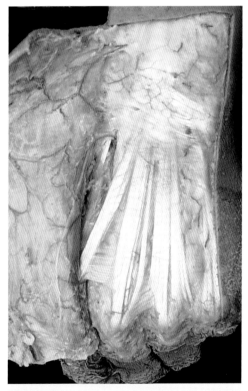

图 1-2-49　指背腱膜的形态

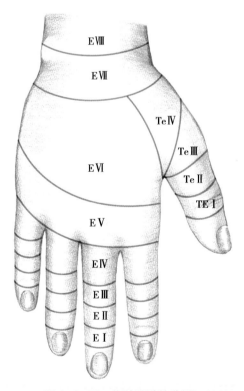

图 1-2-50　指伸肌腱的分区

拇指分为 4 个区，即拇指指骨间关节区（TE Ⅰ）、拇指近节指骨区（TE Ⅱ）、拇指掌指关节区（TE Ⅲ）和拇指掌骨区（TE Ⅳ）。其中奇数区与关节对应，偶数区与指骨干对应。指伸肌腱不同部位的损伤，骨与关节的功能障碍、畸形的产生和治疗措施等互不相同。因此，对指伸肌腱进行分区，具有临床意义。

五、手骨

手骨分为腕骨、掌骨和指骨（图 1-2-51）。

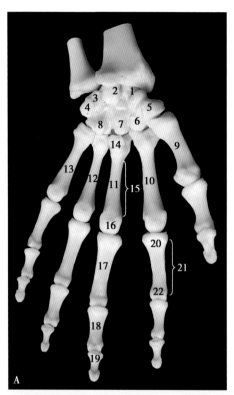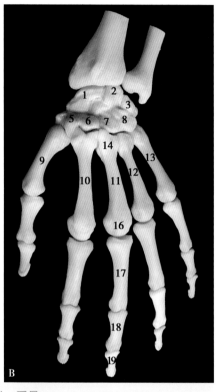

图 1-2-51　手骨

A.掌面　B.背面

1.舟骨　2.月骨　3.三角骨　4.豌豆骨　5.大多角骨　6.小多角骨　7.头状骨
8.钩骨　9.第1掌骨　10.第2掌骨　11.第3掌骨　12.第4掌骨　13.第5掌骨
14.掌骨底　15.掌骨体　16.掌骨头　17.近节指骨　18.中节指骨　19.远节指骨
20.指骨底　21.指骨体　22.指骨头

（一）腕骨

居腕部，有8块，排成近、远侧两列。近侧列腕骨自外向内为：舟骨、月骨、三角骨和豌豆骨。远侧列腕骨自外向内为：大多角骨、小多角骨、头状骨和钩骨。

腕骨均为短骨，外覆一层密质，内为松质。一般呈立方形，有六面，掌、背面有韧带附着，显得粗糙，其他四面彼此连接成关节。除月骨掌面较宽背面较窄外，其他则相反。

近侧列腕骨在近侧形成一椭圆形凸面，与桡骨远端及关节盘相关节，在远侧形成一凹面，容纳远侧列腕骨尤其是头状骨和钩骨，其中舟骨较宽，与大、小多角骨相连，月骨和三角骨较小，豌豆骨则位于三角骨之前，不参与形成桡腕关节。

远侧列腕骨中头状骨位于中央，最为坚强，头状骨头与舟骨、月骨形成鞍状连结，手受到冲击时，外力可经头状骨头传递到桡骨。远端关节面较为平坦，与掌骨底形成平面关节。

全部腕骨背面从内向外呈凸隆状，掌面则成一深沟，称腕骨沟，沟的内外缘各形成一隆起，为腕桡侧和腕尺侧隆起。腕桡侧隆起由舟骨结节和大多角骨结节形成，舟骨结节是一小而圆的隆起，其上有拇短展肌附着，此结节位于腕远侧纹皮下，可触及。大多角骨结节为一圆形嵴，呈朝内的钩状，居舟骨结节远侧，亦可于皮下触到。腕尺侧隆起由豌豆骨和钩骨钩形成，豌豆骨近端居腕远侧纹深面，其上有尺侧腕屈肌和小指展肌附着。钩骨钩位于豌豆骨远方桡侧1cm，其上有小指短屈肌和小指对掌肌附着，用指深压时可感到尺神经浅支在钩上滚动。

（二）掌骨

掌骨为小管状骨，有5块，每块分底、体、头。

底为近侧端的膨大，其近侧面与远侧列腕骨相关节，构成腕掌关节，但关节面不相一致，第1、第3、第5掌骨仅分别与一个腕骨相接，第2掌骨与大、小多角骨和头状骨相接，第4掌骨与头状骨和钩骨相接，因此，头状骨有与2~4掌骨相接的关节面。第1掌骨底呈鞍状，与大多角骨形成拇指腕掌关节。掌骨底两侧则与相邻掌骨底相接，形成掌骨间关节，但第1掌骨除外。

体横断面呈三角形，前缘分前内侧面和前外侧面，第2、第4、第5掌骨前缘有骨间掌侧肌附着，第3掌骨前缘有拇收肌横头附着，五个掌骨体的毗邻缘有骨间背侧肌附着。掌骨体较细，受到剧烈冲击后有时可引起骨折，由于屈肌力量强大，骨折片常向背侧成角。

头圆形，其球形关节面与近节指骨底相接，成掌指关节。关节面大部分位于掌侧，小部分位于背侧，关节面前后方向的凸度较横的方向凸度为大。当掌指关节屈曲时，近节指骨底滑向前方，掌骨头则露于外方，于体表可触及。

五块掌骨形状大小稍有差异。第1掌骨最短最粗，掌面凹陷，由一嵴分内外两面。外侧面较大，有拇指对掌肌附着，内侧面较小，可见滋养孔。背面宽广平滑。底为鞍状关节面，外侧有小结节，有拇长展肌附着，内侧粗糙，有拇短屈肌附着。头的曲度较其他掌骨小，但横径最大，头掌面两侧，各有一隆起的关节面，与拇指的两个籽骨相接。

第2掌骨最长，底有3个关节面，分别与大、小多角骨和头状骨相接。底背侧面粗糙，有桡侧腕长、短伸肌附着；掌侧面有结节或嵴，有桡侧腕屈肌附着。体呈三棱柱状，稍弯向背侧。

第3掌骨稍短于第2掌骨，底与头状骨相接，掌侧面粗糙，有拇收肌斜头和桡侧腕屈肌附着，背侧面有桡侧腕短伸肌附着。

第4掌骨较短而细，底较窄，有2个关节面分别与头状骨和钩骨相接。体较细，有3个骨间肌附着，外侧面有滋养孔。

第5掌骨细而短，底关节面呈鞍状，与钩骨相接，掌面粗糙，有豆掌韧带附着，底的内面有一结节，有尺侧腕伸肌附着。

手的活动（如捏物、冲击），重力多集中在第1~3掌骨，第2掌骨的力量可经大多角骨、舟骨传递至桡骨，第3掌骨的力量可经头状骨、月骨传递至桡骨，而第4、第5掌骨的力量仅借头状骨尖经月骨间接传递至桡骨。掌骨的发育与上述功能有关。

（三）指骨

共14块，除拇指两节外，其他为三节。即近节指骨、中节指骨和远节指骨。每节指骨分底、体、头三部分。底宽阔，有卵圆形凹陷的关节面；体较细，掌面平坦凹陷，作成骨纤维性管的一部，背面凸隆，为指背腱膜所覆盖。头较窄，呈滑车状，关节面有两个小髁，中为凹沟。

近节指骨最长，底与掌骨头构成掌指关节，体横断面呈半月形，掌面平坦，其边缘有指浅屈肌腱附着，头与中节指骨底形成近侧指间关节。中节指骨较短而细，底有两个凹陷的关节面以小嵴相隔，与近节指骨头相接，体掌面两侧微凹，有指浅屈肌腱附着，头较近节指骨小，与远节指骨相接。远节指骨最小，底与中节指骨头相关节，底掌面微凹，有指深屈肌附着，头掌面有蹄铁形粗隆，称为远节指骨粗隆。

籽骨为圆形小骨块，包于肌腱及韧带内，手部常出现5个，其中两个恒定出现于拇指掌指关节掌面。

六、手的关节和韧带

手关节包括桡腕关节、腕骨间关节、中腕关节、腕掌关节、掌骨间关节、掌指关节和指关节（图1-2-52）。

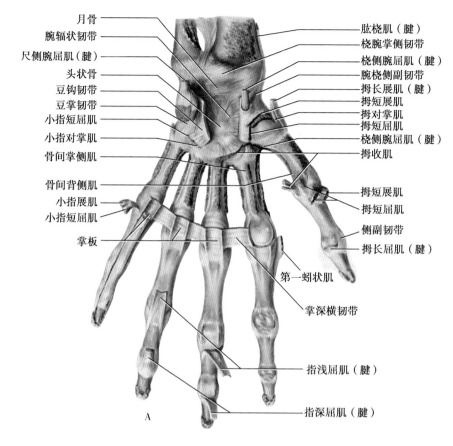

月骨
腕辐状韧带
尺侧腕屈肌（腱）
头状骨
豆钩韧带
豆掌韧带
小指短屈肌
小指对掌肌
骨间掌侧肌
骨间背侧肌
小指展肌
小指短屈肌
掌板

肱桡肌（腱）
桡腕掌侧韧带
桡侧腕屈肌（腱）
腕桡侧副韧带
拇长展肌（腱）
拇短展肌
拇对掌肌
拇短屈肌
桡侧腕屈肌（腱）
拇收肌
拇短展肌
拇短屈肌
侧副韧带
拇长屈肌（腱）

第一蚓状肌
掌深横韧带
指浅屈肌（腱）
指深屈肌（腱）

A

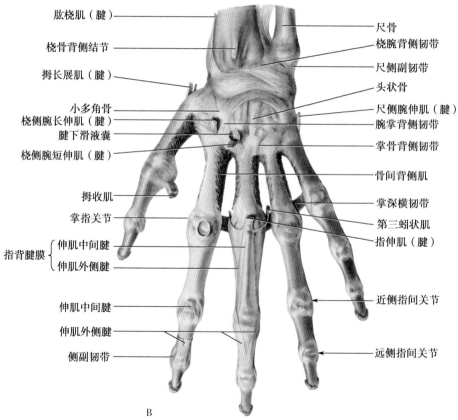

肱桡肌（腱）
桡骨背侧结节
拇长展肌（腱）
小多角骨
桡侧腕长伸肌（腱）
腱下滑液囊
桡侧腕短伸肌（腱）
拇收肌
掌指关节
指背腱膜 ｛ 伸肌中间腱
　　　　　 伸肌外侧腱
伸肌中间腱
伸肌外侧腱
侧副韧带

尺骨
桡腕背侧韧带
尺侧副韧带
头状骨
尺侧腕伸肌（腱）
腕掌背侧韧带
掌骨背侧韧带
骨间背侧肌
掌深横韧带
第三蚓状肌
指伸肌（腱）
近侧指间关节
远侧指间关节

B

图 1-2-52 手的关节和韧带
A. 掌侧　B. 背侧

（一）桡腕关节

为二轴性椭圆关节，由桡骨腕关节面、关节盘下面与舟骨、月骨、三角骨上面构成。关节囊薄而松弛，囊周有桡腕掌侧韧带、桡腕背侧韧带、腕桡侧副韧带、腕尺侧副韧带增强。关节面和关节头上覆有薄层软骨。关节腔宽广。桡腕关节在运动时是统一的功能整体。旋前、旋后（实际上由桡尺远侧关节产生），桡腕关节与腕骨间关节同时运动，可前屈 $60° \sim 70°$，后伸约 $45°$，内收 $35° \sim 40°$，外展约 $20°$。

（二）腕骨间关节

近侧列腕骨间关节由舟骨、月骨、三角骨相互间构成，属于微动平面关节。有腕骨间掌侧韧带、腕骨间背侧韧带和腕骨间骨间韧带增强。另外，豌豆骨与三角骨之间形成豌豆骨关节，有独立的关节囊和关节腔，并被豆掌韧带和豆钩韧带所增强。

远侧列腕骨间关节由大多角骨、小多角骨、头状骨和钩骨相互间构成，属微动平面关节，亦由腕骨间掌侧韧带、腕骨间背侧韧带和腕骨间骨间韧带增强。

（三）腕中关节

腕中关节介于两排腕骨之间，为一变形的平面关节，实为椭圆关节。关节面呈"∼"状弯曲，外侧的大、小多角骨形成凹面与舟骨相接，内侧的头状骨和钩骨形成凸面与舟骨、月骨、三角骨相接。关节腔甚大，左右完全相通，尚可与近侧列腕骨间关节腔和远侧列腕骨间关节腔相通。关节囊借腕辐状韧带和腕骨间背侧韧带增强。

关节腔迂曲，在近侧，与远侧列腕骨间关节腔相通，远侧与第 2∼5 掌骨间关节腔相通。关节囊周围有腕掌掌侧韧带和腕掌背侧韧带增强。

（四）掌骨间关节

掌骨间关节共有 3 个，介于第 2∼5 掌骨底，为微动平面关节，各自有关节囊，关节腔与腕掌关节相通。关节囊借掌骨掌侧韧带、掌骨背侧韧带和掌骨骨间韧带增强。

（五）掌指关节

由掌骨头与近节指骨底构成的球窝关节，可做屈伸、收展和旋转运动，但拇指掌指关节为屈成关节，只能做屈伸运动。关节囊周围借掌侧韧带又称为掌板和侧副韧带增强。在第 2∼5 掌骨头间借掌深横韧带连接。

（六）指骨间关节

指骨间关节由近节指骨头与中节指骨底及中节指骨头与远节指骨底所构成，共九个，属轴性滑车关节。关节囊松弛而薄，囊周围借掌侧韧带（即掌板）、副韧带和侧副韧带增强。

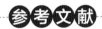

参考文献

1. 高士濂. 实用解剖图谱·上肢分册. 第 3 版. 上海：上海科学技术出版社，2012.

2. 李云庆，徐达传，徐永清. 临床解剖学. 北京：人民卫生出版社，2016.

3. 徐达传. 手功能修复重建外科解剖学. 北京：人民卫生出版社，1996.

4. 彭裕文. 局部解剖学. 第 6 版. 北京：人民卫生出版社，2006.

5. 丁自海，裴国献. 手外科解剖与临床. 济南：山东科学技术出版社，1993.

第三节 断指再植常用器械设备与材料

断指再植是显微外科手术的重要组成部分，其成功的关键是对血管、神经的精细吻合，而手指血管、神经非常细小，单用肉眼很难分辨，有的根本看不清，必须借助显微镜和专门的显微器械以及各种修复材料来进行操作，完成手术。断指再植技术的发展，离不开手术设备和材料的发展，正是手术设备和材料的不断发展，促进了断指再植的发展。下面介绍断指再植常用设备及材料（图 1-3-1）。

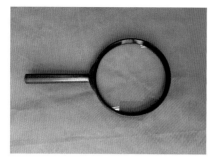

普通放大镜

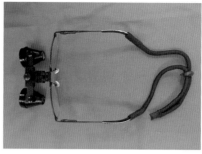

头戴式手术放大镜

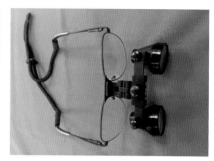

头戴式手术放大镜

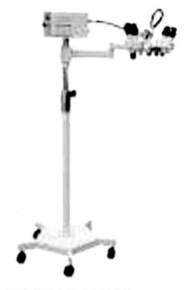

国产简易光学手术显微镜

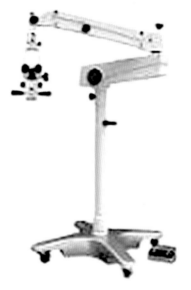

二代国产光学手术显微镜

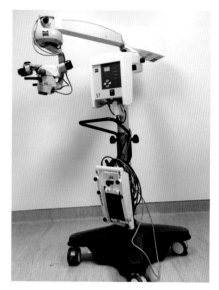

三代进口光学手术显微镜

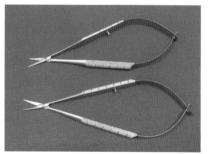

显微剪刀

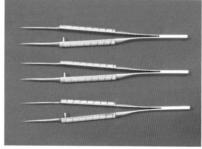

显微镊子

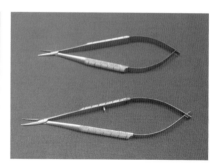

显微持针器

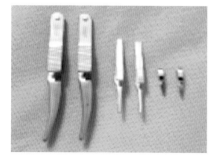

显微血管夹

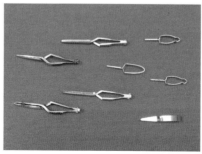

指动脉血管夹

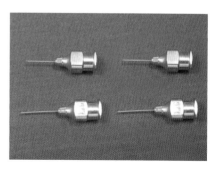

术中血管冲洗针头

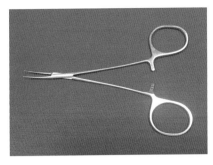

手外科止血钳

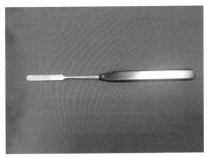

手外科手术骨锉

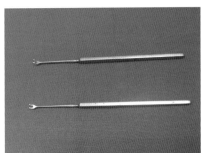

手外科手术拉钩

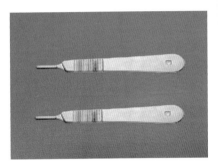

手外科手术刀柄

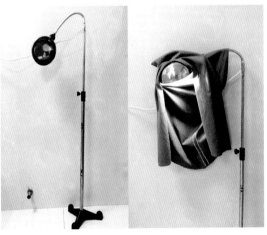

术后指体保暖烤灯

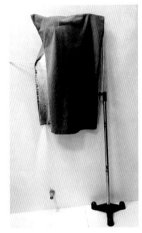

烤灯和烤灯罩

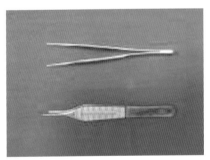

手外科手术镊

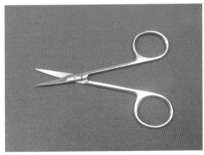

手外科手术剪刀

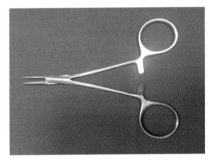

手外科持针器

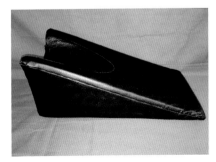

术后患手抬高垫

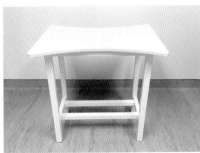

手术桌

图 1-3-1　断指再植常用设备和器械

一、显微镜

显微镜的发明已经有 400 多年的历史，其应用于手术当中仅有 90 多年，在这 90 多年中，显微镜也不断地更新换代，最早应用于显微外科中的显微镜是由生物显微镜改装而成，视野小操作不方便。后来又出现了各种手术放大镜，价格低廉，但焦距不能固定，术中需反复对焦，手术操作非常不便。近年来，随着显微外科的发展，显微镜的功能设计也越来越完善，为了适应手术操作其应具备以下基本特点：①显微镜的放大倍率在 10 倍左右，最好能在 6~40 倍变动，可以满足不同的放大需求；②显微镜的工作距离可以根据手术者需要随意地进行调整，一般在 200~400mm；③自带光源并且能覆盖整个手术野，提供足够的光亮度；光源需滤掉红外线，防止长时间照射灼伤组织，最好应用冷光源；④显微镜具有两组以上的双目镜筒供手术者和助手使用，各目镜均应聚焦于同一视野，并且具备视力调节及两眼瞳孔焦距调节功能，以适应不同的手术者。

注意事项：①由于每个人眼屈光度不同，因此应在术前将各自的目镜调好；②目镜调整好后再调整两目镜间距离，使其与术者瞳距一致，此时两眼所见视野应为一个；③术中常需要随时调整显微镜，此时应注意所有操作均应在无菌条件下进行。术中不能盲目地选择过高的放大倍率，使成像的亮度变弱，景深变小，不利于操作。所以术中显微镜的鉴别率是首要的参考指标。

各代显微镜特点：

第一代：头戴式 5 倍放大镜。早期应用，优点是使用方便，价格低，但是使用时不稳定，放大效果差，手术者容易疲劳。

第二代：国产光学显微镜。较头戴式放大镜明显改善，可放大 16 倍，放大倍数明显提高，更加稳定，效果更好，但是对于末节再植等精细操作，还是不能满足要求，并且手术人员容易疲劳。

第三代：进口光学显微镜。放大倍数进一步提高，成像更清晰，接口可以外接电视、电脑，用于教学和研究，电动脚踏控制器有助于调节焦距和放大倍数。但是价格高，并且操作维护和保养比较复杂。

二、显微器械

断指再植的开展光靠手术显微设备是不够的，还需要特制的精细的手术器械，二者缺一不可。由于手术时间较长，大部分器械均采用弹簧式把柄，可减轻手部疲劳，在弹簧放松时，手即保持休息位。弹簧不能过紧，否则拇收肌及第 1 骨间背侧肌容易疲劳，操作时可发生抖动，不利于手术进行；相反，弹簧太松会使器械握持时脱落，故必须具有一定的弹性。开合手放器械时应无弹跳、震动，这些轻微的震动在手术显微镜下均有很大影响，镊子尖端的错口现象、剪刀刃部不平、持针器的锁合齿均会在操作时引起震动而影响手术质量。为使手指转动即能完成各种动作，器械的柄部常做成圆形，使手术器械能沿其纵轴转动；柄上有粗细不同的滚花，以增加摩擦力，使握持时更稳定。显微器械种类及实用性也在不断与时俱进。①传统显微器械：主要包括显微镊子、剪刀、持针器、血管夹、冲洗器等，比较简单，基本满足手术需求，价格比较低，但是操作性欠佳。②现代显微器械：主要包括显微合拢器、显微止血夹镊、微血管钩、微血管叉、微血管止血钳、显微牵线夹、显微持针钳、显微剪、冲洗器等。操作更加方便，更加精确，甚至可以单人完成血管吻合操作。但是价格比较高，保养维护相对麻烦。现将目前常用的显微器械特点介绍如下。

1. **显微镊子** 一般镊尖宽 0.15mm，镊尖合拢良好，并有防止尖端偏错的定位销。适用于缝合直径 0.5mm 以下的小血管与淋巴管。

2. **显微持针器** 一般持针器的头部最窄为 0.2mm，对于夹持 12-0 的缝针有一定的优点，可避免头部过宽而使用缝针夹断。打结时用此持针器能较准确地夹住线头。手柄弹簧硬度适中，持针时费力较小。

3. **显微剪刀** 剪刀长度一般 12~15cm，有弯、直两种，弯剪刀适用于分离血管神经。如需剪线或修剪血管则需用直剪刀。

4. **止血夹**　通常压强为 2.5g/mm^2，对直径 0.5mm 以下的小血管已足以阻断血流进行手术缝合，夹持 1~1.5 小时血管壁不出现压迹。对于口径大一点的血管可采用可调压的微型合拢器。

5. **血管外径测量尺**　可较准确地测量血管外径，以便在手术中准确记录血管直径。

6. **微型冲洗器**　主要用于冲洗血管腔。显微器械应用注意事项：①由于绝大多数的操作仅需要手指的转动来完成各种动作，故多用执笔式来握持器械，拇指与示、中指持夹器柄部，器械末端应能抵在虎口处增加其稳定性；②显微剪刀细小刃薄，所以只能用来修剪血管神经组织及显微缝合线；③所有显微器械均应尖端向上放置，避免碰撞及跌落，以防损伤器械精细的尖端；④器械使用过程中随时擦净尖端的血迹，以防粘住缝线影响操作。术后亦应仔细清洗器械上的血迹，并擦干。

7. **其他相关设备**　手术桌，手术基础器械，便携式多普勒，烤灯等。

三、常用材料

1. **骨折固定材料**

（1）传统方法：传统骨折复位内固定以克氏针和十字钢丝为主，操作简便，速度快，价格成本低。但是固定不够牢固，术后容易发生骨折移位，且常需跨关节固定，无法进行早期功能锻炼。

（2）现代方法：微型钢板及螺钉广泛应用于手外科，同时也应用于断指再植，该方法骨折固定牢固，术后可以早期功能锻炼，功能恢复良好。但是微型钢板及螺钉内固定也存在一些不足之处和并发症，如无法用于手指末节再植，操作不如克氏针及十字钢丝简便，再植时限延长以及材料价格较高，并且需要再次行内固定取出手术等。

另外，采用髓内钉固定离断近节指骨是近年来开展的一种新方法，它具有固定可靠、省时等优点，同时还能最大限度地减少软组织破坏。但这项技术缺乏大量的长期随访资料，其临床应用受到了一定的限制，尚处于探索阶段。

一般而言，平行纵向克氏针固定适合于中段横形骨折的骨固定，十字交叉钢丝固定相对比较可靠，特别适合于近关节附近的骨折，同时也适合于关节融合术者。螺丝钉固定适合于短斜形骨折，而小钢板固定所具有的稳定性好的优点却因为其会加重软组织的损伤而被抵消。为了避免骨碎裂，必须要牢记螺钉骨固定原则：固定点距骨折端的长度应至少 3 倍于螺钉的直径。标准小钢板固定后引起并发症的风险相对较高，可选用专为断指再植设计的 H 形钢板。

总之，在行断指再植时，应根据具体情况选择合适的固定方法，如传统方法与现代方法的联合应用，甚至其他创新，只要有利于断指的存活及功能的重建。

2. **神经修复材料**

（1）传统方法：如果神经出现缺损，以前通常采用自体神经移植或神经转位的方法，需要牺牲自体其他神经。

（2）现代方法：随着神经修复材料的发展，现在断指再植术中处理神经缺损问题，可以选择人工神经鞘管桥接修复，或同种异体神经移植修复，不用牺牲自体神经，但是材料价格较高。

3. **肌腱修复材料**

（1）传统方法：如果断指再植时出现肌腱缺损，传统方法采取自体肌腱转位或移植术，需要牺牲自体其他肌腱。

（2）现代方法：如果断指再植时出现肌腱缺损，现在可以采用同种异体肌腱移植修复，但是材料价格较高，并可能出现排异反应。

4. **血管修复材料**　断指再植手术已经成功施行数十年，血管吻合一直采用人工缝针缝线缝合。近年来，微型血管吻合装置已经成熟应用于相对粗大血管的吻合，比如尺、桡动脉，头静脉等，已取得相当好的临床效果，吻合方法简单，吻合效果确切。随着科学技术的发展，微血管吻合装置必将应用于手指血管的吻合，届时断指再植将会更加容易操作，成活率会有很大提高。

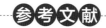

参考文献

1. 王澍寰.手外科学.北京：人民卫生出版社，2011.

2. 顾玉东，王澍寰，侍德.手外科手术学.上海：复旦大学出版社，2010.

3. 程国良.我国断肢（指）再植的回顾与展望.中华显微外科杂志，2007，30（4）：253-256.

4. 顾立强，朱庆棠，汪华侨.显微外科血管吻合新技术专题座谈会专家意见.中华显微外科杂志，2014，37（2）：105.

5. 厉运收，曹玉慧，邹方亮，等.微型指骨钢板内固定在断指再植中的应用.实用手外科杂志，2004，18（1）：52-53.

6. 厉运收，邹方亮，徐涛.断指再植中三种不同内固定方式的临床比较.中华手外科杂志，2005，21（4）：205-206.

7. 黄剑，田敏涛，李学渊，等.Medicon微型钛板在断指再植中的应用.中华手外科杂志，2010，26（5）：303.

8. 陶忠生，周军，于宝占.微型钛板在多指离断再植中的应用.实用手外科杂志，2013，27（4）：356-357.

9. Rovak JM，Bishop DK，Boxer LK，et al. Peripheral nerve transplantation：the role of chemical acellularization in eliminating allograft antigenity.J Reconstr Microsurg，2005，21（3）：207-213.

10. 顾玉东.周围神经缺损的基本概念与治疗原则.中华手外科杂志，2002，18（3）：129-130.

11. 朱庆棠，郑灿镔，刘小林.周围神经缺损修复材料临床适应证的考虑.中华显微外科杂志，2013，36（5）：417-421.

12. 唐举玉，俞芳，吴攀峰.去细胞同种异体神经移植修复桡神经和指神经缺损六例.中华显微外科杂志，2014，37（5）：449-452.

13. Minami A，Usui M，Ishii S，et al. The in vivo effects of vatic us immunoreactive treatments on allogenic tendon grafts.J Hand Surg（Am），1983，8（6）：888-893.

14. 余林权，谢晞寰，孟宏，等.异体肌腱移植修复手部肌腱缺损疗效观察.中山大学学报（医学科学版），2004，25：285-286.

15. 谢晞寰，余林权，孟宏，等.戊二醛及深低温处理的肌腱移植修复手部肌腱缺损.中华显微外科杂志，2003，26（4）：305-306.

16. 陈星隆，高伟阳，洪建军，等.普通低温冷冻保存异体肌腱的应用研究.中华手外科杂志，2001，17（4）：223-224.

17. 孙涛，魏鹏，费剑荣，等.微血管吻合器对四肢血管损伤修复的疗效分析.中华显微外科杂志，2014，37（2）：123-125.

18. 滕晓峰，陈宏，李斯宏.微血管吻合器在游离皮瓣修复上肢组织缺损中的应用.中华显微外科杂志，2015，38（4）：385-387.

19. Grewal AS，Emvic B，Strumas N，et al. The utility of the microvascular anastomotic coupler in free tissue transfer.Can J Plast Surg，2012，20（2）：98-102.

20. Reddy C，Pennington D，Stem H. Microvascular anastomosis using the vascular closure device in free flap reconstructive surgery：A 13-year experience. J Plast Reconstr Aesthet Surg，2012，65（2）：195-200.

21. 程国良.断指再植的发展与提高.中华手外科杂志，2003，19（3）：129-131.

22. Freeland AE，Schenk MP. Hand Fractures. Repair，Reconstruction and Rehabilitation.Philadelphia：Churchill-Livingstone，2000：46-51.

23. Kayikcioglu A，Karamursel S，Mavili E，et al. Two new intramedullary implant designs for phalanx fixation in digital replantation：an experimental study.Ann Plast Surg，2000，45（3）：258-263.

第四节　断指再植常用药物

断指再植的成功不仅仅是显微外科技术，术后的药物治疗也是非常重要的，断指再植术后常规给予"三抗"药物治疗，即抗感染、抗痉挛、抗凝血。由于断指再植伤情复杂，手术时间长，创伤长时间暴露。术中、术后必须应用抗生素防止感染。术后应用抗凝、抗痉挛的常见原因是：①创伤及手术后，全身血液凝固性升高，是机体保护性生理反应。②创伤及手术后，肾上腺素释放，容易发生小血管痉挛，血小板黏着度升高。血液凝固物增多，易引发血栓形成。③断指再植血管细，一般直径在1~3mm，最小在0.2~0.5mm，血管壁为肌性构造，易受各种物理化学因素影响，容易发生痉挛及形成血栓。④由于血管管径细，则血流量小，因此对吻合口处形成的血栓冲刷力小，故形成血栓的机会多。有研究统计：直径1mm血管为2mm血管吻合口处血小板吸附密度的2倍，血管越细形成血栓机会越大。因此，断指再植术后应用抗痉挛及抗凝药物是必要的，常用的药物见表1-4-1。

表 1-4-1　断指再植常用药物

分类	常见用药
抗炎药物	青霉素类、头孢类、大环内酯类等，可单独应用或联合用药
抗凝药物	静脉滴注 6% 低分子右旋糖酐注射液 500~1000ml/d；阿司匹林（每次 0.5~1.0g，每天 3 次）；5% 葡萄糖注射液 1000ml+ 低分子肝素钠 1500U（儿童按 100~150U/kg+5% 葡萄糖注射液 500ml），24 小时维持
抗痉挛药物	肌内注射妥拉唑林 25mg 或罂粟碱 30mg/6~8h，可单独应用或联合用药

针对各种药物在断指再植应用中的药物特点、适应证、不良反应、注意事项等各方面分别叙述如下。

一、低分子右旋糖酐

右旋糖酐是临床常见的降低血液黏滞性、改善微循环、扩充血容量药物。右旋糖酐分子量较大，不易渗出血管，可提高血浆胶体渗透压，从而扩充血容量，维持血压。低分子右旋糖酐能抑制血小板和红细胞聚集，降低血液黏滞性，并对凝血因子Ⅱ有抑制作用，因而能防止血栓形成和改善微循环。一般剂量为低分子右旋糖酐（1000ml/d），根据病情可以逐渐减量，持续7~10天。

（一）不良反应

1. 过敏反应　可出现皮肤瘙痒，而且是顽固性瘙痒，个别患者病程可达6个月以上，这是其最突出的并发症，这种瘙痒的特点是持续时间长，无有效的缓解治疗方法，患者往往难以忍受。也有引起红色丘疹、荨麻疹等以及哮喘的发作。还有少数发生过敏性休克，故初次滴注时，应严密观察5~10分钟一发现症状立即停药。

2. 偶有发热反应　表现为寒战高热，发热呈周期性高热或持续性低热，少数还可见于淋巴结肿、关节痛等。

3. 出血　用量过大可导致出血，如鼻出血、皮肤黏膜出血、牙龈出血、创面渗血、血尿等，每天用量不应超过1500ml。

（二）注意事项

1. 充血性心力衰竭和有出血性疾病者禁用。

2. 患有肝肾疾病者慎用。

二、罂粟碱

罂粟碱属于阿片类生物碱，但无明显麻醉药性质，是一类非特异的血管扩张剂，对血管、心脏或其他平滑肌有直接的非特异性松弛作用。酸罂粟碱具有明显解除血管平滑肌痉挛的作用，可改善患指血管的血液循环。临床多采用间断反复肌内注射或稀释后静脉给药的手段。也有报道临床证实当手术中发生血管痉挛时，局部敷用少量罂粟碱后可见血管完全松弛，血管痉挛即可得到解除，再植手术中或术后发生动脉危象的患者采用小剂量罂粟碱局部吻合口浸润注射治疗。

（一）不良反应

1. 由于罂粟碱刺激性较强，长时间臀部肌内注射药物后，局部出现水肿，组织细胞代谢紊乱，药物不能及时被吸收而滞留在局部，对局部产生化学刺激，加之注射的机械刺激，引起化学性和创伤性肌纤维，随着注射次数增多，肌纤维逐渐萎缩，被结缔组织取代，胶原纤维逐渐增生形成硬结。使用药物期间，臀部硬结的产生给患者带来了很大的痛苦，予以重视。

2. 用药后出现黄疸，眼及皮肤明显黄染，提示肝功能受损。

3. 过量时可有视物模糊、复视、嗜睡和（或）软弱。

4. 能抑制线粒体氧化反应，大量摄取后可引起严重的乳酸酸中毒，引起血酮升高，轻度高血糖和低钾血症。

5. 可引起呼吸加深，引起血小板减少症。

（二）注意事项

1. 对诊断的干扰。服药时血嗜酸性粒细胞、丙氨酸氨基转移酶、碱性磷酸酶、门冬氨酸氨基转移酶及胆红素可增高，提示肝功能受损。

2. 青光眼患者要定期检查眼压。

3. 需注意定期检查肝功能，尤其是患者有胃肠道症状或黄疸时。出现肝功能不全时应停药。

三、低分子肝素钠

低分子肝素钠是一种强力的抗凝剂，成分是一种异原性黏液多糖，药物作用机制为内皮细胞提供负电荷基质，为 AT-Ⅲ 提供复合物，为内皮细胞的修复提供必要的条件，阻断血管痉挛的物质，从而抑制凝血酶原转变成凝血酶，其作用特点：抗凝迅速，维持时间短，无积蓄作用。目前，大剂量低分子肝素钠临床已被弃用，小剂量低分子肝素钠预防术后血管痉挛及血栓形成。一般用法为每天用生理盐水500ml+ 低分子肝素钠 6250U，24 小时维持静脉滴注，根据侧切口的渗血情况调节液体滴速为 5~10 滴 / 分，一般使渗血的速度维持在 3~5 滴 / 分为宜，以保证毛细血管的充盈，低分子肝素钠连续用 3~7 天。

（一）不良反应

1. **出血** 最常见也是最严重并发症，发生率为 8%~33%，用药剂量过大、年龄较大、心力衰竭、肝功能不全以及创伤等原因有关。

2. **血小板减少** 一过性：静脉注射后产生药物治疗期间血小板减少，停药后血小板减少消除。可能是低分子肝素钠引起一过性血小板聚集，停滞在某些区域所致。持久性：分中度减少和严重减少，可伴血栓形成，可能是体内抗体损伤血小板和内皮细胞所致，由及时停药，渴望及时恢复血小板计数而产生血小板持久性减少，该不良反应较少。

3. **血浆 AT-Ⅲ 水平下降** 可导致低分子肝素钠抗凝作用逐渐失效，LMW-H 不引起 AT-Ⅲ 水平下降。

4. **过敏反应** 由于制剂不纯所致，表现为轻度支气管痉挛、流泪、鼻炎、荨麻疹等，纯化制剂发生率少于 1%。

（二）注意事项

1. 对低分子肝素钠过敏、有自发性出血倾向者、血液凝固迟缓者、溃疡病、产后出血及严重肝功能不全者禁用。

2. 用药期间应定期测定凝血时间，儿童给药按体重，60 岁以上老年人，尤其老年妇女应减量。

3. 现临床上建议多应用低分子肝素钠，指相对分子质量低于 6.5kDa 的低分子肝素钠，可由普通低分子肝素钠直接分离而得或由普通低分子肝素钠降解后再分离而得。它具有选择性抗凝血因子 X 活性，而对凝血酶及其他凝血因子影响较小的特点。与低分子肝素钠相比，低分子肝素钠具有抗 FXa 作用强、抗 FⅡa 作用弱、生物利用度高、血浆半衰期长、较低的出血倾向等优点。

四、妥拉唑啉

为 α 受体拮抗剂，直接扩张平滑肌。肾上腺素能拮抗药，对平滑肌有直接作用，可扩张周围血管，解除血管痉挛，与罂粟碱交替使用，每次 25mg 口服或肌内注射，每天 3~4 次。

（一）不良反应

1. 可引起中枢神经兴奋而发生恶心、呕吐，烦躁不安，畏寒潮红，心悸及直立性低血压。

2. 大剂量可发生直立性低血压，此时应予平卧、头低位，补充电解质溶液，并给药麻黄碱。

（二）注意事项

1. 患有溃疡病及冠状动脉供血不足者禁用。

2. 不可用肾上腺素，因为会加剧低血压。

五、阿司匹林

阿司匹林的药理作用可概括为：①抑制血小板聚集及扩张血管作用；②延长出凝血时间；③镇痛作用；④解热镇痛、消炎消肿及抑制急性炎症渗出。一般用法：肠溶型：成人每天 150mg，分 3 次口服。也有人通过这样使用阿司匹林来预防治疗断指再植术后的血管危象：术前 30~60 分钟给予阿司匹林 0.6g，口服。术后早、中、晚各 0.45 g，凌晨 2 时加服 0.6g，以抵抗凌晨体内激素水平低峰期。术后上述方法维持 7 天后改用每天凌晨 0.6g，口服维持 7 天。

（一）不良反应

1. **胃肠道症状** 最常见的不良反应，常见的症状有恶心、呕吐、上腹部不适或疼痛等。

2. **过敏反应** 特异性体质者服用阿司匹林后可引起皮疹、血管神经性水肿及哮喘等过敏反应，多见于中年人或鼻炎、鼻息肉患者。

3. **中枢神经系统** 神经症状一般在服用量大时出现，出现所谓水杨酸反应，症状为头痛、眩晕、耳鸣、视听力减退，用药量过大时，可出现神经错乱、惊厥甚至昏迷等，停药后 2~3 天症状可完全恢复。

4. **肝损害** 通常发生于大剂量应用时，这种损害不是急性的作用，其特点是发生在治疗后的几个月，通常无症状，有些患者出现腹部的右上方不适、触痛，血清肝细胞酶的水平升高，但明显的黄疸不常见。这种损害在停用阿司匹林后是可逆的，停药后血清转氨酶多在 1 个月内恢复正常。

5. **肾损害** 长期使用阿司匹林可发生间质性肾炎、肾乳头坏死、肾功能减退。长期大量服用可导致缺钾、尿中尿酸排除过高，较大损害是下端尿中可出现蛋白、细胞、管型等。

6. **对血液的影响** 长期服用可导致缺铁性贫血。

7. **心脏毒性** 治疗剂量的阿司匹林对心血管没有重要的直接作用，大剂量可直接作用于血管平滑肌，而导致外周血管扩张。

8. **瑞氏综合征** 应用于儿童流感或水痘治疗时可能引起瑞氏综合征。瑞氏综合征是一种急性脑病和肝脏脂肪浸润综合征，常常发生于某些急性病毒性传染病以后。

9. **交叉过敏反应** 对该药物过敏时有可能对另一种水杨酸类药物过敏，但对该药过敏者不一定对非乙酰化的水杨酸类药物过敏。

（二）注意事项

1. 应与食物同腹或用水冲服，以减少对胃肠的刺激。

2. 阿司匹林和酒不能同时吃，否则会导致全身疼痛症状加重，并导致肝损伤。

六、双嘧达莫

抑制二磷酸腺苷，减少血小板聚集和血小板Ⅳ因子的释放，扩张血管，能使平滑肌松弛，双嘧达莫与阿司匹林合用，有增强抗凝作用。用法：每天 3~4 次，每次 25mg，口服。

（一）不良反应

1. 不良反应与剂量有关，如果每天口服双嘧达莫超过 400mg，约 25% 的患者会出现不良反应。

2. 眩晕较多见，腹部不适、头痛、皮疹等较少见。

3. 腹泻、呕吐、脸红、瘙痒、心绞痛等罕见。

4. 偶有肝功能异常。

（二）注意事项

1. 低血压、有出血倾向者、妊娠及哺乳期妇女。

2. 除葡萄糖溶液外，双嘧达莫不得与其他药物混合注射。

3. 在治疗血栓栓塞性疾病时，双嘧达莫每天剂量不应少于 400mg，并分 4 次口服，否则抗血小板作用不明显。

4. 如因双嘧达莫过量而发生低血压，可用血管收缩剂纠正。

5. 双嘧达莫与阿司匹林合用时需减量，如阿司匹林每天口服 1g，则双嘧达莫每天不能超过 100mg。

除以上常用抗凝、抗痉挛药物外，目前临床上有多种中成药制剂可供选用，也具有显著的活血、抗凝作用，如注射用尿激酶、丹参注射液、丹红注射液、疏血通注射液、血塞通注射液等。在实际临床应用中，如与以上常用药物合用，有时会取得 1+1>2 的效果，或互补的效果。毕竟没有一种药是万能的，没有不良反应的，每个患者的情况也是不同的，我们显微外科医师也要与时俱进，选择更适合患者的药物，来取得更好的手术效果。

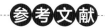

1. 何凌锋，李学渊，王欣，等 . 断指再植术后不同用药方案的临床病例对照研究 . 中华手外科杂志，2014，30（3）：230-231.

2. 韩明通，方光荣 . 断指再植术后抗凝药物的应用 . 中华显微外科杂志，2012，35（4）：347-350.

3. 程国良 . 手指再植与再造 . 第 2 版 . 北京：人民卫生出版社，2005.

4. 韩明通，方光荣 . 断指再植术后抗凝药物的应用 . 中华显微外科杂志，2012，35（4）：347-350.

5. 罗力生，高建华 . 移植皮瓣的微循环研究 . 中华显微外科杂志，1997，20（3）：207-209.

6. 丁海波，田丽平 . 低分子右旋糖酐致严重过敏性休克 59 例分析 . 药物与临床，2002，17（4）：52-53.

7. 廖为志 . 低分子右旋糖酐严重不良反应 46 例分析 . 中国药师，2010，13（1）：138-139.

8. 潘希贵，田万成，卢全中，等 . 中剂量肝素疗法在指尖离断中的应用 . 实用手外科杂志，2003，17（1）：17-18.

9. 蔡锦方，王成琪，曹斌，等 . 动静脉转流再植断指的血液流变研究及临床应用 . 中华显微外科杂志，2000，23（1）：65-68.

10. 王涛，顾玉东，李继峰 . 肝素对内皮细胞增殖和收缩因子的影响 .1999，22（3）：195-197.

11. 杨藻宸 . 药理学和药物治疗学 . 北京：人民卫生出版社，2000.

12. 王成琪，陈中伟，朱盛修 . 实用显微外科学 . 北京：人民军医出版社，1992.

13. 林辉龙 . 低分子右旋糖酐不良反应 696 例报道的回顾性分析 . 中国医院药学杂志，2006，26（8）：1049-1050.

第五节　断指再植术前处置

现代生活中，因机械、交通事故和其他原因造成手指离断的情况屡见不鲜。离断指体最好地恢复就是有效再植手术。目前，我国断指再植从单纯单指到复杂 10 指完全离断再植成活均在 90% 以上，外形和功能恢复良好。要想获得如此成功的再植，不是简单再植手术和术后的治疗，断指再植的术前准备也是再植手术成功的前提，尤其是断指再植手术需争取时间，充分做好术前准备。常规术前准备是：①断指保存，主要是干燥冷藏，不能泡在水里及消毒液里，夏天可以放在冰棒旁边隔开；②伤情急救处置，用清洁的纱布局部加压包扎；③心理准备，对术后手指的恢复要有一个心理准备；④医师术前对患者进行全身评估，先对患者做一个整体的检查，排除生命危险准备、明确手术指征，排除禁忌；⑤手术局部准备，手术前的器械和材料准备。具体如下：

一、术前急救方式

1. 伤后离断指体的保存以及围术期处理，是关系到断指再植成败的重要因素。断指再植具有时限性，一般认为夏季手指离断后 6~8 小时内关闭伤口，冬季手指离断后 10~12 小时为再植的"黄金时段"。伤后及时进行简单包扎止血，就近送医院诊疗，常规注射破伤风抗毒素。这样，很大程度上减少术后出血、感染的发生。

2. 如合并肢体骨折，最好在搬运之前进行简单的固定，可就近取材，用木板、铁棍或较硬的书刊、杂志均可，这样，可以避免在搬运的过程中骨折断端二次损伤周围的神经、血管、肌腱等软组织。

3. 对于手指离断伤，最好将断指用塑料袋包好，置于低温保温桶中保存，并与患者一起送到医院，切忌冷冻保存残肢或将残肢直接置于冰水中。因此，伤后要减少常温或超常温保存离断指体。保存的温度最好在 4℃左右（图 1-5-1）。离断指体保存具体方法是：

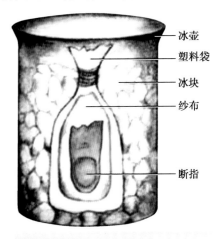

图 1-5-1　断指冷藏保存示意图

（右侧标注：冰壶、塑料袋、冰块、纱布、断指）

（1）术前断指保存方法：①冰桶法，将断指装入干燥、密封的塑料袋中，再将此袋装入冰桶内，在袋周装填冰块，盖好桶盖；②冰塑料袋法，将断指先装入可密封的塑料袋中，然后将此袋装入有冰块的塑料袋中，扎闭袋口；③包裹法，在冬季或很短距离转运时可不采用冷藏措施，可用毛巾或纱布包裹断指后，随患者一同送至医院。当伤员离医院较近时，所在单位卫生人员应对伤手做简单加压包扎，把离断手指用纱布或清洁敷料包扎起来，并随患者一起送到医院。

（2）术中断指保存方法：医务人员做好清创消毒后，在手术前要用无菌纱布包好断指，把它放到 4℃冰箱冷藏，若为多指离断则应做好标记分别包好。如没有冰箱可放到无孔塑料袋内放到冰桶内冷藏。在手术过程中，对多指离断应植一指取一指，没有再植的手指仍放到冰箱内保存。超低温断指保存是指在 –196℃的超低温液氮中保存断指。

当伤员要转运到外地进行再植手术时，要把断指用 8~10 层无菌纱布包好，放到无孔塑料袋中，扎紧口后放在冰筒中，在袋外放冰块，没有冰块放冰糕或雪糕也可以。

二、全身情况评估

对患者进行全身评估，先对患者做一个整体的检查，排除生命危险和基础性疾病情况。

三、伤情评估判断

由于手部的结构非常精巧而复杂，所以，损伤后如何准确地判断伤情就显得非常重要。在手外伤中，皮肤往往是最先受累的组织，其次是肌肉、肌腱、神经、血管和骨关节。

1. **皮肤伤情的判断**　皮肤的破损是非常直观的。但是，不同类型的皮肤破损，其预后也不同，皮肤的锐器划伤相对而言比较容易处置，如果锐器上沾染了肉浆一类的异源性蛋白质所致伤口非常容易感染和不愈合，尤其是人或动物咬伤的伤口。梳棉机伤会将皮肤切割为一缕一缕的，几乎无法很好地缝合修复。值得注意的是，大面积皮肤剥脱伤常常难以判断剥脱的皮肤血运，最好在显微镜下观察。

2. **神经损伤的判断**　如果损伤部位以远出现了感觉的减退、消失和（或）运动的障碍，就要高度怀疑是否伤及了神经，争取早期修复神经损伤，以取得尽可能好的疗效。

3. **血管损伤的判断**　在开放性损伤中，出血是在所难免的。但是，如果出现伤口喷射性出血，则可能伤及动脉，此时要及时进行按压止血，或在其近心端上止血带止血。另外，如果出现伤口远端苍白、无脉、皮温明显减低，多提示该部位血运极差，不吻合血管、重建血液循环则指体不能成活。

4. **肌肉、肌腱损伤的判断**　如果出现某一个或某几个手指的活动障碍，而不合并感觉的减退，则有可能是因为肌腱或肌肉损伤所致。

5. 骨、关节损伤的判断 如果出现骨、关节部位的畸形、反常活动，或局部的明显肿胀和压痛，都提示有骨、关节损伤的可能性。此时，应拍片明确损伤的严重程度。注意不要仅看全手的正斜位片，必要时看具体手指或关节正斜位和侧位片。

四、断指再植手术前的常规准备

1. 医务人员和伤员的思想准备 医务人员必须一切从伤员的利益出发，满怀信心地投入断指再植的抢救工作，这是断指再植成功的重要因素。要亲切、耐心地做好伤员的思想工作，以缓解伤员的紧张情绪和增强对手术的信心，以便伤员在长时间的手术过程和一系列术后处理中，能密切配合。

2. 急诊室和有关科室的准备 伤员送到急诊室后，应简单询问伤情，并进行必要的全身与局部检查，如有大出血及休克等情况，应迅速处理。断指应暂时存放于 2~4℃ 的冰箱中。立即通知手术的有关医师来进一步检查处理。通知有关科室，如检验科、放射科、血库、麻醉科和手术室等，进行必要的检查和准备，然后尽快将伤员送到手术室进行手术。

3. 手术器材的准备 除准备一般创伤外科所用的器材之外，还必须准备小血管缝合的器材。无创缝合针线：无损伤小血管缝合针，衔接于尼龙单丝的两端，目前有 7-0、8-0、9-0、10-0、11-0 和 12-0；术中应根据血管的口径不同，选用相应型号的无创缝合线。头尖持针器。现产品中有血管钳式、笔式或弹簧片式持针器。小血管镊、血管夹：有带齿的和无齿的。小剪刀：现有特制的显微外科用弹簧片式的小剪刀，也可以应用眼科小剪刀代替；冲洗血管用的平尖针头：用各种口径的注射针头，将针尖磨成圆钝、光滑即可。手术显微镜：简便的有眼镜式的 2 或 2.5 倍放大镜。复杂的有结构精密的立式或天花板悬吊式手术显微镜，可放大 6、10、16 倍，可供 2~3 人同时使用，并附有照明、自动控制变焦、升降及拍摄照片、电影和录像等设备。

五、手术适应证和禁忌证

1. 适应证 ①全身生命体征情况较稳定，无生命危险，能耐受再植手术。②患者及其家属再植欲望和要求强烈。③离断指体结构较完整，术后并发症少，功能和外形恢复较好。④把握断指时限和年龄段原则，环境温度愈高，组织细胞的新陈代谢就愈旺盛，断指缺血耐受时间就愈短。相反，环境温度低，新陈代谢减慢，断指缺血耐受时间就相应延长。总之，目前还没有一个绝对的再植时间和年龄限度，应根据具体情况，将各种影响因素综合起来，做出正确的判断。⑤技术条件应有经过专门训练，具备丰富的专业知识和熟练的操作技巧的人才以及必需的设备条件，方能实施再植手术。

2. 禁忌证 ①患有全身性疾病，体质差，或并发有严重的脏器损伤，不允许长时间进行手术者不宜再植。局部条件，再植的目的是为了恢复指体的功能，绝非单纯为了存活。因此，要求断离指体必须有一定的完整性。②断指伴有多发性骨折或严重软组织损伤者，术后功能和外形差。③手指血管床完整性破坏程度严重如由挤压伤引起的手指断离，表现为手指两侧皮下淤血，即使接通血管，因软组织广泛渗血，血栓形成，再植手指仍难存活。④过分超过再植时限，组织已发生变性，则不宜再植，未经冷藏，断指缺血 24 小时仍可能再植存活，如伤后即予冷藏处理，再植时限可延长至 30 小时以上，但是缺血时间越短，则再植存活率越高。反之，缺血时间越长，再植存活率越低。如果手指神经、血管、骨骼、肌肉等已经毁损，且神经修复效果较差，成活后的功能不理想，则不能再植。

六、麻醉选择

大多数综合性医院对于手外伤都不太重视，往往在急诊手术室进行简单地局部麻醉就进行手术。但是，由于局部麻醉的镇痛效果不佳，而且麻醉范围较小，这样不利于彻底清创和全面进行损伤探查，非常容易导致清创不彻底或漏诊、漏治。一般而言，推荐对于手外伤选择臂丛阻滞麻醉，这样麻醉可以基本覆盖整个上肢，也便于使用气压止血带，不仅可以减少手术过程中的出血，而且也可以使手术野更加干净，有利于提高手术效率。目前比较流行的指根麻醉是进行屈指肌腱鞘内注射麻醉，这种麻醉的优点是只注射一针即可达到麻醉的效果，患者的痛苦小，而且麻醉效果肯定。如果存在多处损伤，或计划实施其他部位的皮瓣或组织瓣转位手术，或患者为小儿，不能配合麻醉，则可以考虑实施全身麻醉（详见断指再植的麻醉选择）。

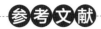

1. 张金丽，林惠贞，刘梅. 入院流程在缩短断肢、断指再植术前准备时间中的应用. 中华现代护理杂志，2008，14（11）：1302-1303.
2. 欧阳梅莉，葛建华，万永鲜. 断指再植的围手术期护理. 泸州医学院学报，2012，35（3）：329-331.
3. 顾玉东，王澍寰，侍德. 手外科手术学. 2版. 上海：复旦大学出版社，2010.
4. 范启申，周祥吉，刘玉杰. 骨科显微与微创手术学. 北京：人民军医出版社，2011.
5. *Canale* ST，*Beaty* JH. 坎贝尔骨科手术学（6卷）. 第12版. 王岩，主译. 北京：人民军医出版社，2015.
6. 王澍寰. 手外科学. 3版. 北京：人民卫生出版社，2011.

第六节 断指再植麻醉选择

断指再植手术过程复杂，操作精确，时间较长并需要完全制动。麻醉要求操作简便，对患者生理功能影响小，术中无痛，便于监测，术后镇痛完善，维护局部小血管舒张，减少血管痉挛等。本章重点介绍断指再植术常用的麻醉方式。

一、神经阻滞麻醉

（一）臂丛阻滞

臂丛阻滞麻醉是手外伤中尤其是上肢断肢再植术最常用的麻醉方式。

臂丛神经主要由 $C_{5~8}$ 和 T_1 脊神经前支组成，主要支配整个手、臂的感觉和运动。这些神经自椎间孔传出后在锁骨上部，经前、中斜角肌之间的肌间细分为上、中、下干。上干由 $C_{5~6}$ 前支，中干由 C_7 前支，下干由 C_8 和 $T_{1,2}$ 前支构成。神经干从前中斜角肌间隙下缘穿出，伴随锁骨下动脉向前、向外、向下方延伸，至锁骨后第一肋骨中外缘每个神经干分为前、后两股，通过第一肋骨和锁骨中点，经腋窝顶进入腋窝。在腋窝各股神经重新组合成束，三个干的后股在腋动脉后方合成后束，分出为腋神经、桡神经和胸背神经等；上干和中干的前股在腋动脉的外侧合成外侧束，分出为肌皮神经、正中神经外侧根和胸外侧神经；下干的前股延为内侧束、尺神经、前臂内侧皮神经、臂内侧皮神经、正中神经内侧根和胸内侧神经。

臂丛阻滞可由肌间沟、锁骨上、锁骨下和腋窝径路四种方式。根据手外伤程度及断肢部位选择不同径路的臂丛神经阻滞。

1. 肌间沟臂丛神经阻滞法 肌间沟法是最常用的臂丛神经阻滞方法。斜角肌间隙位于肺尖和锁骨下动脉的上方，前、中斜角肌之间。患者采用去枕仰卧位，头稍微转向对侧，手臂贴身旁，手尽量下垂，先让患者主动抬头，突显胸锁乳突肌。把示指和中指放在胸锁乳突肌锁骨头后缘的后面，然后让患者放松头部。此时麻醉医师的手指位于前斜角肌的上面。向后外方向轻轻地移动示、中指，可找到斜角肌间沟。在环状软骨水平，即第6颈椎横突水平，从示、中指之间进针，进针方向与颈部侧面垂直，针尖稍微偏向下方。慢慢进入直到出现异感推药，或先把针尖抵到颈椎横突，接着从前向后移动针头找异感，一出现异感就推药。尺神经有可能麻醉不完全。在施行麻醉时，如果能找到放射到肩部的异感，则麻醉效果会更满意。

肌间沟施行阻滞麻醉的优点是：①操作简单，尤其适合肥胖的患者；②用较少的麻醉药就能够获得较好的上臂和肩部的麻醉效果，对肩部、上臂和桡侧阻滞效果好，而对前臂和尺侧阻滞效果稍差，补救办法是增加麻醉药物的容量，或在肘部封闭尺神经；③由于进针点位置比较高，可以避免引起气胸；④对上肢感染或恶性肿瘤患者，因为进针点高于颈部淋巴结的位置，可以避免感染和肿瘤的播散。

并发症多为进针方向偏差导致将药物注射到蛛网膜下腔、硬脊膜外腔、椎动脉内，因而在进针时针尖方向稍微偏向下方。也会出现将药物注射到前斜角肌前面或者药物向头侧弥散阻滞 C_3~C_5 而引起的膈神经阻滞。由于单侧膈神经阻滞降低肺功能，因此对侧膈肌麻痹的患者不能用这种麻醉方法。

2. 锁骨上臂丛神经阻滞法　患者平卧，患侧肩垫一薄枕，头转向对侧，患侧上肢紧贴身旁。由锁骨中点上 1~1.5cm 处进针，针尖向内、向后、向下推进找到第 1 肋骨，沿第 1 肋骨从前斜角肌外缘向中斜角肌前缘移动针头，当出现异感时固定针头，回抽无血液、无气体后注入局部麻醉药液。该方法的优点：麻醉效果好，起效快，副作用小，并发症少。缺点：可能出现气胸、膈神经阻滞、Honer 综合征等并发症。

3. 锁骨下臂丛神经阻滞法　体位同肌间沟法，找到斜角肌间沟后，手指向下移动，触及锁骨下动脉搏动后，从锁骨下动脉后缘进针，针尖方向朝尾侧。如果没有触及锁骨下动脉搏动，就沿中斜角肌前面进针。臂丛神经位于中斜角肌的前面，针头碰到臂丛神经干诱发异感。在大多数情况下，首先会遇到臂丛中干。如果没有遇到臂丛神经，针头就抵到第 1 肋骨，接着沿第 1 肋骨找异感，一旦出现异感就注射局部麻醉药液 20~30ml。该方法的优点：操作简单，麻醉药用量少，起效快。不会出现把药物注射到蛛网膜下腔、硬脊膜外腔、椎动脉内等并发症。缺点：会发生如膈神经阻滞、喉返神经阻滞、气胸等并发症。

4. 腋路臂丛神经阻滞法　由于腋动、静脉和臂丛神经的位置表浅，所以操作比较简单，该方法也是手外科最常用的麻醉方法。在实施腋部臂丛神经阻滞麻醉时，患者仰卧，头偏向对侧，上臂置于外展 90°，屈肘 90° 前臂外旋，手背贴床或将患肢手掌枕于头下。操作时在腋窝尖部触诊，判断神经和动脉的位置关系。主要操作方法有腋动脉穿刺法、腋动脉周围找异感法以及腋动脉周围广泛浸润法等。腋路臂丛神经阻滞成功的标志：①穿刺针头固定且随动脉搏动而摆动；②回抽无血；③注药后呈梭形扩散；④患者自述上肢发麻；⑤上肢尤其前臂不能抬起；⑥皮肤表面血管扩张。

腋路臂丛神经阻滞麻醉的优点：既简单又安全，几乎不会造成气胸、膈神经麻痹、星状神经节阻滞、麻醉药误入蛛网膜下腔、硬脊膜外腔或椎动脉等并发症，适应证比较广泛，适用于双侧臂丛神经阻滞或有肺气肿的患者、儿童患者、不太合作的患者以及门诊患者等。缺点：如果患者肩部不能被动外展，就不能用这种方法。

5. 臂丛神经阻滞定位技术　神经阻滞的发展与解剖学、局部麻醉药、穿刺设备和神经定位技术的发展息息相关。由于前三者发展已很成熟，所以目前影响神经阻滞效果的主要限制是能否准确的神经定位。神经定位技术发展经过三个阶段：①盲探异感定位法；②神经刺激定位法；③超声技术定位法。

（1）盲探异感定位法：盲探异感法定位主要是体表标志和解剖确定目标神经的大致位置和进针点，再直接用针寻找异感。但由于存在解剖变异，体表标志不清，异感不明显等不可克服的缺点：①完全阻滞成功率不满意，即使是经验丰富的麻醉医师也有 4%~20% 的失败率；②由于多次探测和强烈的触电感易引起患者不适、焦虑和恐慌；③神经损伤、血肿、意外血管内局部麻醉药注入及气胸等并发症的发生率高；④对部分极度肥胖的患者而言神径阻滞极为困难，甚至不可能完成。

（2）神经刺激定位法：神经刺激定位法技术用于神经阻滞已有 30 多年的历史。神经刺激器是应用特制的神经穿刺针刺激神经纤维，在针尖放电产生单个刺激波刺激周围神经干，诱发该神经的运动分支所支配的肌纤维收缩，借此帮助准确定位。因其靠近神经而非触及神经，故对神经的损伤很小，定位较精确，肥胖或解剖不清的患者，操作成功率明显提高。

神经刺激器引导下行神经阻滞的方法和常规神经阻滞一样，摆体位，定位，消毒，进针接刺激器。开始以 1~2mA 电流以确定是否接近神经，然后调节穿刺针方向、深度及刺激器电流，直至最小电流（0.3~0.5mA）产生最大肌肉收缩反应或皮肤异感而确定神经位置，判断穿刺针已接近神经时停止进针，接注射器回吸无血和液体后注入局部麻醉药。

神经刺激器对神经阻滞技术的提高已越来越受到重视，在临床上越来越广泛地应用，通过准确定位和精确操作，进一步提高神经阻滞麻醉的质量。但神经刺激技术有一定的限制，包括患者对神经刺激的反应有个体差异，注射的液体或神经周围出血影响电的传导以及解剖变异，很难或不能观察到肌肉收缩反应。总的来说，神经刺激技术仍是盲目性穿刺，不能用它来引导穿刺的方向，只能判断针尖到了合适的位置。

（3）超声技术定位法：近年来，高频超声技术的发展，显著提高了对表浅组织的分辨率，能比较清楚地显示神经结构，为其在神经阻滞中的应用创造了条件。超声可实时地观察目标神经的局部结构、穿刺针的行进路线、局部麻醉药的扩散，实现了神经阻滞的直观化，从而可使神经阻滞的成功率达100%，且无须患者表达异感，可在患者镇静的状态下实施。

目前，应用超声引导下结合神经刺激器穿刺针的神经定位方法，使超声可视神经结构又有神经刺激器目标神经阻滞的肌肉收缩，二者结合进一步提高了神经阻滞的质量和效果，值得临床应用和研究。

6. 臂丛阻滞常见并发症

（1）气胸：多发生在锁骨上或锁骨下阻滞法，由于穿刺方向不正确且刺入过深，或穿刺过程中患者咳嗽，使肺过度膨胀，胸膜及肺尖均被刺破使肺内气体进入胸膜腔。应及时诊治，严重者可行胸腔抽气或胸腔闭式引流。

（2）出血或血肿：穿刺时均有可能分别刺破颈内、外静脉、锁骨下动脉、腋动脉或腋静脉出血。如穿刺时回抽血液，应拔出穿刺针局部压迫止血，避免继续出血或形成血肿。

（3）局部麻醉药毒性反应：多因局部麻醉药用药过量或误入血管所致。

（4）膈神经麻痹：发生于肌间沟或锁骨上穿刺法，可出现胸闷、气短、通气量减少，必要时吸氧或辅助呼吸。

（5）声音嘶哑：发生于肌间沟或锁骨上穿刺法，因喉返神经阻滞所致。注药时压力不要过大，药量不宜过多，有助于避免此种并发症发生。

（6）高位硬膜外阻滞或全脊麻：肌间沟法进针过深进入硬膜外腔或蛛网膜下腔，使局部麻醉药注入硬膜外腔或蛛网膜下腔所致。一旦出现，应按硬膜外阻滞麻醉中发生全脊麻意外处理。

（7）霍纳综合征：多发生于肌间沟阻滞法，为星状神经节阻滞所致，不需处理可自行恢复。

7. 臂丛神经阻滞麻醉的优缺点

（1）优点：①对心、肺、肝、肾的功能影响都比较小，且可适用于心血管系统、呼吸系统和肝肾脏功能不全的患者。②神经阻滞麻醉可阻断手术位置的神经冲动传入中枢神经系统，还可阻断来自中枢的收缩血管的神经冲动传到手术局部的血管壁，解除患者的术后疼痛，使局部小血管舒张，改善血液循环，减少血管痉挛出现的血管危象，对断肢再植患者术后非常重要。③患者意识清醒，各种保护性反射存在，与全身麻醉相比，恶心、呕吐、肺不张、健忘、嗜睡和躁动等并发症少。④术后护理的工作量比较小，大多数患者可以直接回病房，而不必去麻醉恢复室。⑤对于伴有颈椎骨折或有严重气道问题的患者，神经阻滞麻醉可以避免活动患者的颈部和气管插管，以免加重病情。

（2）缺点：①患者拒绝神经阻滞麻醉，由于患者怕痛，害怕扎针，害怕针头刺到神经上诱发的异感，害怕听见手术室的各种声音等原因，而不愿意接受神经阻滞麻醉。②神经阻滞麻醉开始起效所需的时间比较长，而且麻醉不全的发生率较高。术中常需要增加静脉麻醉药和镇痛药。③麻醉不全或失败的概率虽较低，但还有患者术中需要改全身麻醉。④断肢再植术时间较长，患者需长期保持一个姿势，腰背部及下肢不适，其下意识肢体活动会干扰手术。

手术前必须病房访视与患者沟通，告知患者麻醉方法和经过，各种麻醉方法的优点、缺点以及患者需要配合的各项事宜。选择患者满意的麻醉方法，确保手术安全顺利进行。

（二）其他神经阻滞麻醉

单纯手指再植患者也可选择肘部、腕部和指神经阻滞。

1. 肘部神经阻滞麻醉 桡神经在肱骨后方沿桡神经沟下行，在肱骨外上髁上方穿过外侧肌间隔，在肱二头肌和肱桡肌之间行至肘外侧。正中神经沿肱二头肌内侧下行至肘部。在肘部正中神经的外侧为肱动脉和肱二头肌，内侧为肱肌。尺神经在肱骨中段水平开始偏离肱动脉向内后方向走行，在肘后进入尺神经沟，尺神经沟内侧为肱骨内上髁，外侧为肱骨滑车的内侧壁。根据手术需要可在肘部行尺神经、正中神经、桡神经、前臂内侧和外侧皮神经进行神经阻滞麻醉。

2. 腕部神经阻滞麻醉　尺神经、正中神经和桡神经分别在腕部的内侧、中间和外侧走行。尺神经和尺动脉相伴在尺侧腕屈肌和指浅屈肌肌腱之间走行，尺神经在尺动脉的尺侧，其终末支配小鱼际、掌侧1个半手指（小指和环指）和背侧2半手指（小指、环指和中指）的皮肤感觉。腕部的正中神经在掌长肌肌腱和桡侧腕屈肌肌腱之间走行，位置表浅，终末支配手掌桡侧皮肤和掌侧3个半手指（拇指、示指和环指）的感觉。在腕部的背外侧有桡神经浅支通过，其终末支支配手掌背侧和背侧2半手指（拇指、示指和环指）的皮肤感觉。

3. 指神经阻滞麻醉　指神经阻滞主要有三种：①经鞘管注射；②掌骨间注射；③皮下注射。对于指根麻醉不建议环形注射，防止压力过大引起手指坏疽。经鞘管注射是通过屈肌腱腱鞘注射，在指根指横纹水平进针直至骨面，之后缓慢退针至骨膜与屈肌腱之间时局部麻醉药易被推入，此时注入局部麻醉药液2ml。此法优点为一针注射即可，起效快。掌骨间注射进针点通常位于掌指关节近端1cm掌侧处，也有人因背侧皮下组织少倾向背侧进针。进针后于掌骨颈水平注入2ml局部麻醉药液即可。皮下指神经阻滞通常在指横纹远端进行，在屈肌腱腱鞘两侧垂直进针，分别注入2ml局部麻醉药液。指神经阻滞麻醉时，局部麻醉药中禁止加入肾上腺素，由于其缩血管作用，会导致血管痉挛，影响手术，而且术后有增加血管危象的风险。

二、全身麻醉

患者全身情况良好并单纯断肢再植术很少选择全身麻醉。全身麻醉主要适用于儿童、涉及多个部位的手术、手术时间长、患者不合作、拒绝神经阻滞麻醉、严重多发伤以及心肺等功能不全等患者。

既往常用气管内插管全身麻醉，可有效地保持呼吸道通畅；便于清除气管支气管内分泌物；对呼吸功能不全或喉反射不健全患者，也可施行辅助呼吸或控制呼吸；可实施各类正压通气；允许手术者将患者安置在任何体位，患者不致产生过分的通气障碍；允许麻醉医师远离患者继续有效操控麻醉与通气。

1981年，英国麻醉医师Brain设计并制造了喉罩通气道。喉罩通气道的出现无疑是气道管理中的重大进展，特别在困难气道患者。气管插管发生困难时，喉罩的应用发挥了重要的作用，甚至可起到挽救患者生命的作用。经过30多年大量临床病例的应用，同时喉罩型号不断更新改进，现已公认喉罩全身麻醉的优点是：①喉罩置入时损伤与刺激较小，应激反应轻，麻醉诱导和恢复期血流动力学更稳定，麻醉恢复期呛咳及分泌物减少；②在气道处理中更易维持通气，可有效降低困难气道的发生率；③操作简单易学，初学者经数次训练便可掌握，成功率更高；④使用方便，插入迅速，气道维持更容易；⑤无须使用喉镜及肌松剂便可置入，颈椎移动度小；⑥患者容易耐受，较耐受气管导管所需的麻醉药量减少；⑦术后并发症发生率低，咽喉痛与声嘶发生率较低。喉罩全身麻醉可应用于四肢手术，尤其适合断肢再植术。

全身麻醉诱导以咪达唑仑、丙泊酚、舒芬太尼加或不加肌松剂置入喉罩；麻醉维持以吸入七氟烷、静脉泵入雷米芬太尼为主。术后镇痛泵持续泵入镇痛等药镇痛。

总之，不论选择何种麻醉方式，术中应注意以下几点：①麻醉作用完善，避免疼痛引起血管痉挛，精神过于紧张的患者应静脉应用辅助镇痛镇静剂，确保患者安静无体动；②良好的血管扩张有利于精确缝合以提高手术成功率；③术前术中失血多的患者，应及时补充晶、胶体液及血液，改善末梢循环，慎用收缩血管的药物来提升血压；④术中严密监测生理功能的各项参数并维持其正常范围；⑤术后持续镇痛利于血管舒张及患者创面恢复。

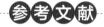

参考文献

1. 李泉（主译）．外周神经阻滞与超声介入解剖．第2版．北京：北京大学医学出版社，2014.

2. 邓小明，姚尚龙，于布为，等．现代麻醉学．第4版．北京：人民卫生出版社，2014.

3. Fernando L.Arbona，Babak Khabiri，John A. Norton.Ultrsound-Guided Regional Anesthesia.Cambridge University Press,

2011：31-191.

4. 刘溪，王爱忠，赵达强，等.超声引导下完全上肢神经阻滞臂丛神经入路的临床研究.上海医学，2014，37（6）：496-473.

5. 李鹏，蔡兵，李美亭.超声联合神经刺激仪引导两种臂丛神经阻滞定位方法的比较.临床麻醉学杂志，2015，31（7）：644-647.

6. Minville V，Fourcade O，Bourdet B，et al.The optimal motor response for infraclavicular brachial plexus block.Anesth Analg，2007，104（2）：448-451.

7. Lecamwasam H，Mayfield J，Rosow L，et，al.Stimulation of the posterior cord predicts successful infraclavicular block.Anesth Analg，2006，102（5）：1564-1568.

8. Mahmoud KM，Ammar AS.Ultrasound-guided continuos infraclavicular brachial plexus block using bupivacaine alone or combined with adenosine for pain control in upper limb surgery.Saudi Anaesth，2011，5（2）：132-137.

9. 徐杨，陈勇柱，吴军珍.断肢再植术后超声引导下肘部连续靶神经阻滞对再植手指皮温和存活率的影响.上海医学，2015，38（4）：272-275.

10. Kapral S，Greher M，Huber G，et，al.Ultrsonographic guidance improves the success rate of interscalene brachial plexus block. Rrg Anesth Pain Med，2008，33（3）：253-258.

11. 麻文谦，赵明瑞，张少成，等.腱鞘内麻醉末节断指再植术21例.实用手外科杂志，2005，19（2）：126.

12. 黄格，白宇，谭冠先.断指再植术后连续臂丛阻滞镇痛对再植指成活的影响.中华显微外科杂志，2005，28（3）：273-274.

13. 杨优存，范勇，冯科研，等.一点与两点联合法在臂丛神经阻滞中应用的比较.实用手外科杂志，2007，21（2）：127.

14. 阳富春，赵劲民，杨志，等.断指再植迟发性血管危象的原因探讨及其预防.中华显微外科杂志，2006，29（4）：305-306.

15. 麻文谦，赵明瑞，张少成，等.腱鞘内麻醉末节断指再植术21例.实用手外科杂志，2005，19（2）：126.

16. 张元信，侯书健，王菊荣，等.罂粟碱对臂丛神经阻滞作用的临床研究.中华手外科杂志，2000，14（2）：43-45.

17. 姜世强.肌间沟与腋路联合臂丛神经阻滞在断指再植术中的评价.中国医学工程，2013，12（1）：51-52.

18. 刘晓芳.断指再植术后发生血管危象的原因分析及处理对策.中华显微外科杂志，2005，28（3）：274-276.

19. Jeng CL，Torrillo TM，Rosenblatt MA. Complications of peripheral nerve blocks. Br J Anaesth. 2010，105（1）：97-107.

20. Alemanno F，Capozzoli G，Egarter-Vigl E，et al. The middle interscalene block：cadaver study and clinical assessment.Reg Anesth Pain Med，2006，31（6）：563-568.

21. Farquhar-Thomson DR，Baker AK，Satapathy AR，et al. Minimum volume of local anaesthetic required for an axillary brachial plexus block. Br J Anaesth，2010，105（3）：382-383.

第七节 断指再植常规手术方法

断指再植术是外科医师手术时，一直在手术显微镜下操作的一项比较细致而难度较大的工程，除了必须熟练掌握骨科、血管外科、整形外科等基本知识外，还必须熟练掌握显微外科技术操作，能达到稳、准、轻、巧，无创伤的操作技能。根据再植术的一般原则和顺序，按照具体情况，灵活掌握，临时调整，使手术中的每一步骤、每一环节确保无误。手指离断再植的顺序有两种。一种是多数学者常规采用的顺行再植法，即清创→骨骼固定→伸屈肌腱缝合修复→指背静脉吻合→背侧皮肤缝合→指固有动脉吻合→指神经吻合→掌侧皮肤缝合。另一种是逆行再植法，清创→掌侧皮肤缝合→指神经吻合→指固有动脉吻合→屈肌腱缝合→骨骼固定→伸肌腱缝合→指背静脉吻合→背侧皮肤缝合。后者的优点为手术操作中不用翻手，尤其适用于拇指离断再植和小儿断指再植，但在骨骼固定是要小心谨慎，防止牵拉和扭伤已吻合好的血管及神经。手术具体操作如下。

一、有效清创

开放性伤口的急诊清创是至关重要的，清创的好坏直接决定了患者术后伤口是否可以一期愈合，是否会出现感染。清创时，应尽量将坏死、失活的组织以及严重污染的组织予以彻底清除。然后，反复用生理盐水、过氧化氢以及聚维酮碘冲洗创面。冲洗后，如有必要还需二次清创，直至创面清洁、新鲜为止。为了彻底的清创并防止二次损伤的发生，所有患者的清创均在显微镜下进行，操作时要仔细、轻柔，防止损伤到伤的血管和神经。将创面处的所有异物彻底清除，将患者受到破坏和受到污染而失去活力的组织彻底清除，然后使用无损伤缝线对患者伤处的血管和神经进行标记。清创后，手术医师应该进一步确认术前的伤情评估结果，如果发现新的损伤，应予以详细记录，及时调整手术方案，并尽可能一期修复（图 1-7-1）。

二、重建骨性支架

骨骼清创时骨断端一般每侧需缩短 2~3mm，邻近关节的离断。如关节囊完整，应于远离关节侧指骨多咬除一些，靠近关节侧指骨只咬除少许即可，以保关节的完整。对指骨间关节或拇指掌指关节离断者，均可行关节融合术；对 2~5 指掌指关节毁损者，可作关节成形术，不能行关节融合术。术中发现骨质缺损严重，一期行克氏针"支架式"固定，二期植骨处理。小儿断指时骨断端每侧缩短 1~2mm，骨骼缩短部位在非骨骺区，尽可能地保存骨骺，避免做关节融合，部分经关节或经骨骺离断的断指，可在离断平面以近或以远骨干处缩短指骨，然后再植，以尽量保存关节功能和不破坏骨骺。骨关节内固定可采用纵行或斜行克氏针、交叉克氏针、钢丝十字交叉内固定等方法。要求骨断端对合准确、接触紧密、固定牢靠、简便易行。多数学者采用克氏针作髓腔内纵向贯穿固定，此法简便易行，迅速省时。为避免损伤指伸肌腱止点和指背静脉，近节指骨平面离断时，克氏针贯穿固定指骨的出针点应在中节指骨中段背侧；中节指骨中段离断时，克氏针出针点应选择在指端。骨折固定后，缝合骨膜和靠骨面的腱鞘和筋膜，以防止骨端分离和旋转，增加骨折稳定性，减少肌腱粘连（肌腱断裂缝合术后出现肌腱粘连是常见的，特别是手掌手背部的伤口尤其容易出现）。然后，再缝合指伸、屈肌腱。在处理骨骼固定前考虑最大限度地恢复患指的运动功能（图 1-7-1）。

三、肌腱以及关节韧带修复

多数学者先缝伸肌腱再缝屈肌腱。伸指肌腱用 3-0 尼龙线间断"8"字形缝合即可；在掌指关节和近节指平面离断时，除缝合中央腱束外，还应修复蚓状肌与骨间肌向远端延伸的侧腱束；中节指平面离断时，缝合侧腱束的延伸腱即可。指屈肌腱通常只缝合指深屈肌腱，切除指浅屈肌腱，指深屈肌腱近端回缩力大，牵出后可于断端以近 1~1.5cm 处横穿一针头，使其不能回缩，指屈肌腱缝合，通常采用 Kesslr 方法缝合（图 1-7-1）。肌腱对合后可在断端间用 7-0 线间断或连续加针缝合，以充分对合，增加缝合强度，消灭粗糙面，肌腱缝合时张力调整至手指处于休息位。用 3-0 尼龙线"8"字形缝合修复或单针缝合关节囊、侧副韧带等腱性组织。

四、血管吻合修复

精细的血管吻合是断指再植手术成败的关键，原则上应尽可能多地吻合血管。一般吻合 2 条指固有动脉，2~3 条指背静脉，这样才能减少手指变细、怕冷等术后血液供应不充分的症状，增加再植成功的机会。但若能高质量地缝合 1 条动脉、1~2 条指背静脉。断指也能成活。血管吻合前必须对血管质量检查判断，用低分子肝素钠盐水冲洗管腔内血凝块和附着物，若内膜有损伤时给予一定长度游离修剪至正常为止，确保管腔内无血栓形成，动脉近端喷血有力。血管吻合顺序多数学者先吻合动脉，再吻合静脉，优点是先吻合动脉，便于寻找静脉血管。当术中寻找动脉血管困难时，可以适当地松开止血带，根据动脉搏动和断端喷血情况进行寻找，断指近端动脉多有回缩，外露较少常需做侧方切口去寻找。仅有少量涌血，甚至无出血，则说明近端动脉有血管痉挛或仍有血管损伤。针对不同原因加以纠正，对顽固性血管痉挛可采用罂粟碱血管外膜下封闭、温热盐水湿敷、牵拉剥离血管外膜、镊尖伸入血管断端机械性地扩张等措施，一般均能解除痉挛。如果术中无法找到断指远端动脉，或远端动脉缺损严重，或患者的管腔直径过细，无吻合的条件，则可以将近端动脉吻合至适当的远端静脉，让静脉动脉化。一般选用10-0 或 9-0 无损伤尼龙线（儿童多选用 12-0 或 11-0 无损伤尼龙线）进行端端吻合 6~8 针不等，吻合动脉通血后很容易找到指背静脉，修整满意后选用 10-0 或 9-0 无损伤尼龙线吻合 8-10 针不等。吻合静脉血管多选择指背静脉，如果患者的静脉损伤严重，则需要使用指腹静脉进行吻合，由于指腹静脉位于皮下，静脉周围的组织以及纤维的保护，在损伤中受到的伤害较轻，因此术中易于吻合，并且术后治疗效果佳。如果患者的血管缺损达到 1.5cm 以上时，不可在张力下勉强吻合，则需要进行血管移植治疗，术中选择腕掌侧静脉进行血管的移植。指背静脉若缺损过大，可取他处静脉移植。吻合动脉最好在止血带或指根部橡皮条控制下进行，也可使用血管夹（小儿断指除外）（图 1-7-1）。

五、神经修复

指神经在缝合前应将残端再次清创并修剪整齐，然后在显微镜下以 9-0 无损伤尼龙线进行外膜或束膜缝合，每条神经缝合 3~4 针，使神经纤维不外露。两侧指神经均应修复。如有缺损存在，游离患者的腓肠神经或足背、手背的皮神经进行移植。确有困难者，原则上以修复拇、小指尺侧指神经，示、中、环指以修复桡侧指神经为主。指神经修复要求对神经的外膜以及束膜进行无张力缝合（图 1-7-1）。

六、皮肤缝合、创面闭合

检查骨骼固定稳定，肌腱、神经松紧适宜，血管通血回流通畅，指腹逐渐丰满，张力明显增加；皮

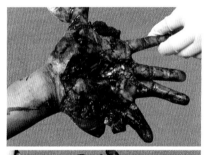

术前损伤和污染情况

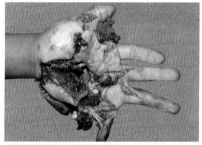

有效清创

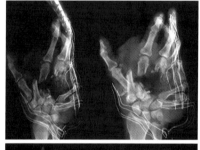

重建骨性支架

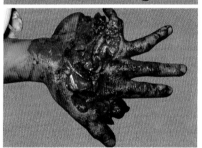

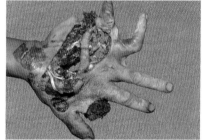

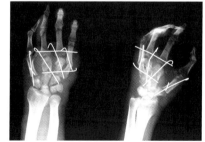

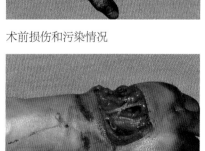

修复肌腱

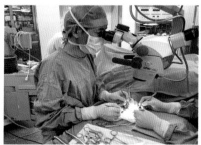
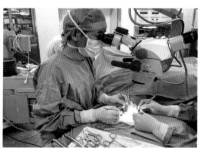

吻合血管、神经

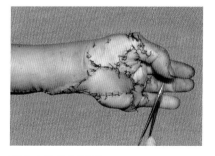

缝合皮肤关闭创面

图 1-7-1　断指再植常规手术方法

肤颜色转为红润，毛细血管充盈时间正常，指体温度变为温暖，断指远断面出血；指端侧方小切口出血活跃。快速用温盐水冲洗伤口后，缝合皮肤关闭伤口，伤口覆盖若干小片凡士林纱布，然后用无菌纱布包扎伤口，指端要外露，便于观察血运。如有皮肤缺损则行皮瓣修复。值得注意的是，如果断指缺血时间长，损伤严重或断指保存不当时，尽管断指已获得血液供应，只表现为指腹张力较高。指端小切口出血，而指温及毛细血管充盈未达到正常情况，此种情况只要术后保温，抗痉挛，扩容治疗几小时即可恢复正常（图 1-7-1）。

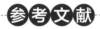

1. 梁晓旭，肖亚东. 32 例旋转撕脱性断指再植的治疗. 实用手外科杂志，2006，29（3）：167-168.

2 梁波，纪柳，窦伟，等. 动脉化静脉皮瓣在断指并软组织缺损再植中的应用. 中华损伤与修复杂志（电子版），2014，9（4）：54-56.

3. 厉运收，李良增. 杨新军多指挤压旋转撕脱性离断再植方法的选择与探讨. 实用手外科杂志，2006，20（2）：73-75.

4. 潘风雨，田万成. 多指离断中的同步法再植. 中华手外科杂志，2006，22（5）：286-288.

5. 张学磊，赵建勇，刘长利，等. 解决断指再植术后静脉危象的两种手术方法及疗效分析. 中华手外科杂志，2015，31（6）：475-478.

6. 侯桥，曾林如，王利祥，等. 两种皮瓣在皮肤缺损型断指再植修复中的应用. 中华手外科杂志，2012，28（5）：267-269.

7. 田万成，潘风雨，卢全忠，等. 逆行法断指再植临床应用体会. 中华显微外科杂志，2008，31（6）：456-457.

8. 顾玉东，王澍寰，侍德. 手外科手术学. 第 2 版. 上海：复旦大学出版社，2010.

9. 王澍寰. 手外科学. 第 3 版. 北京：人民卫生出版社，2011.

10. 范启申，周祥吉，刘玉杰. 骨科显微与微创手术学. 北京：人民军医出版社，2011.

11. Canale ST，Beaty JH. 坎贝尔骨科手术学（6 卷）. 第 12 版. 王岩，主译. 北京：人民军医出版社，2015.

第八节 断指再植术后治疗与管理

我国的断指再植技术已经历了近 50 年的发展历程，无论再植的技术、病例数，还是再植难度、成活率均达到了世界的领先水平。断指再植术的成功与否不仅仅与伤情、血管条件及术中血管吻合的质量等多种因素有关，还与术后治疗和管理密不可分，如果不重视再植术后治疗和管理，手术仍然会以失败告终，尤其是断指再植术后发生血管危象（痉挛与栓塞）。为了提高再植成功率，我们必须重视断指再植术后的治疗与管理。

一、断指再植术后常规治疗

1. 一般处理及专科治疗 患者术后需以石膏固定患肢，绝对卧床 1 周，抬高患肢（高于心脏10~20cm），2 周内严禁患肢做主动和被动运动。再植指体及掌部用 40~60W 烤灯光照保暖，灯距40~50cm。如果再植指体出现温度较低，肿胀严重或末梢循环较差现象，但尚未证实已有血栓形成者，有条件者可加用高压氧治疗。高压氧能使血液中溶解的氧增加 20 倍左右，因此可以纠正缺氧所致的恶性循环，使组织水肿消退，微循环改善。通常，高压氧治疗是在 0.2~0.25MPa 大气压的高压舱中，用间歇吸氧法，即吸氧 20 分钟，停 10 分钟，再吸 20 分钟，每天做治疗 1~2 次，连续 7~10 天。如果条件有限，可给予患者吸入纯氧治疗，也有一定疗效。为预防术后发生感染、血栓形成及吻合血管痉挛，常规行破伤风抗毒血清 1500U 肌内注射，再行"抗炎、抗凝及抗痉挛"治疗等。

2. 药物治疗

（1）术后止痛：术后当麻醉作用消失时，患者多处于轻重不一的疼痛状态，常因疼痛刺激而引起血管痉挛，术后还应给予镇静、止痛药物治疗，使患者能够安静休息，顺利度过再植成活的危险期。对痛阈较低的患者及避免哭闹婴幼儿必要时可行冬眠疗法。因为疼痛能够引发患者的交感神经及中枢神经系统兴奋，反射性地引起血管收缩和痉挛，增加血管危象的发生率，影响再植指的成活率。常用异丙嗪镇静，山莨菪碱、芬太尼、舒芬太尼、哌替啶等镇痛。冬眠疗法常用药物为冬眠合剂一号，包括盐酸哌替啶 50mg，氯丙嗪 25mg，异丙嗪 25mg 加 0.9% 生理盐水 500ml，24 小时持续静脉泵入滴注（21ml/h）。一方面，冬眠疗法可防止患者机体对致病因子产生过度应激反应，提高患者机体对外界的耐受能力；另一方面，也可降低患者的基础代谢率，减少器官活动及耗氧量，提高组织对缺氧的耐受性（表 1-8-1）。

（2）抗凝治疗：断指再植血管吻合修复是再植成功的关键，除了正确的吻合方法和精细的操作技术，术后有效的抗凝治疗也是必不可缺的，经过预防治疗可以降低术后血管危象的发生率，具有积极的临床意义。一般在术中用低分子肝素钠生理盐水（低分子肝素钠 12 500U 加 0.9% NaCl 100ml）冲洗血管腔，清除凝血块和防止血液凝结。术后常用低分子右旋糖酐（右旋糖酐 -40）500ml 静脉滴注，2 次 / 天，必要时加服阿司匹林 25mg，3 次 / 天，持续 5~7 天。或给予 0.9% NS 500ml+ 低分子肝素钠 6000~12 500U，24 小时持续静脉泵入。这样对预防血栓形成有一定的作用（表 1-8-1）。

（3）解除血管痉挛、血管扩张药：解除血管痉挛用药作为断指再植术后常规治疗方法，对预防血管痉挛引起术后血管危象发生有着重要意义，目前常用罂粟碱 30mg 妥拉唑啉 25mg，肌内注射，每 6 小时一次，交替使用，也可单一给药（术中出现血管痉挛立即给予罂粟碱 10~30mg，血管周围局部注射）（表 1-8-1）。

（4）抗生素应用，预防感染：手指离断是人体常见的开放伤之一，多数伤手污染比较重，虽然有效清创可以预防术后感染的发生率，但是很难避免术后伤口感染导致再植手术失败。术后科学合理地应用抗生素预防感染不可忽视。对于抗生素应用，根据各级医院的情况、用药效果及临床经验选择，一般多采用单一、口服为主。对于离断指体多，污染较重的患者应考虑静脉给药，用药期间，应密切观察体温、局部情况及全身情况的变化，及时调整抗生素有效治疗，并注意密切观察和监测药物的不良反应，防止给身体带来损害（表 1-8-1）。

（5）神经营养药物：手在生活中有着不可替代的地位，患者不仅希望离断的手指再植成活顺利，还希望手的运动和感觉功能都有好的恢复。因此，术后神经功能恢复治疗也是治疗计划之一，常规通过营养神经的药物治疗，恢复患指的感觉和肌肉运动功能。常用的营养神经药物为甲钴胺 0.5mg，口服，3 次 / 天；经济条件允许的患者可加用神经生长因子（表 1-8-1）。

3. **对症处理** 术后患者因较长时间卧床导致腹胀、恶心、纳差、便闭、全身酸痛等不适，出现郁闷、烦躁等痛苦的情绪变化，应及时对症处理，否则会发生血管危象。要经常更换伤口敷料，以免血液浸泡创面，从而引起感染，血痂压迫血管致血管危象等。

表 1-8-1 常见专科用药

分 类	常见专科用药
抗炎药物	青霉素类、头孢类、大环内酯类等，可单独应用或联合用药
抗凝药物	静脉滴注 6% 低分子右旋糖酐注射液 500~1000ml/d；或阿司匹林（每次 0.5~1.0g，3 次 / 天）；或 5% 葡萄糖注射液 500ml+ 低分子肝素钠 6250~12 500U，24 小时维持在 4~5 滴 / 分
抗痉挛药物	肌内注射妥拉唑啉 25mg 和罂粟碱 30mg/6~8h；丹参注射液、普鲁卡因、烟酸肌醇酯及毛冬青等酌情选用
神经营养药物	①口服药物：弥可保（钴宾酰胺制剂）500mg，3 次 / 天，维生素 B 族，谷维素等；②注射制剂：神经生长因子、弥可保（钴宾酰胺制剂）注射剂、维生素 B 族，如维生素 B_1 100mg，维生素 B_{12} 500μg，肌内注射，每天一次等

二、断指再植术后管理

1. **环境管理**　再植患者术后应安排在一个舒适、安静、空气新鲜的病房休息。给断指再植术后患者创造良好的医疗环境，放松紧张的心情。需要一个舒适的康复环境，因此需对病区及病室的环境进行严格管理。病室内温度要控制在25~27℃，尤其是冬季，最好是在有空调的病房，以随时调节室温在此范围内。湿度保持在60%~70%。温度过低或突然下降可引起血管痉挛，室温过高则会加速组织耗氧量，均不利于患者康复。同时，患肢局部常用60W烤灯持续照射保暖，照射距离为30~40cm。距离不宜过近，否则易导致灼伤；若距离过远，达不到温热作用。用无菌巾或长灯罩遮盖灯头，加强区域保暖并减少对其他部位的光刺激，烤灯一般用7~10天，夏天可酌情缩短烤灯的时间。禁止患者及家属在病室或病区吸烟，保持病室空气通畅，新鲜。寒冷刺激和香烟中的尼古丁均可促使小动脉痉挛，香烟中的尼古丁还可使血小板凝集、黏稠度增加，血流变慢，诱发血管危象，影响再植的成活率。

2. **患者体位管理**　术后患者应平卧，绝对卧床1周，2周内严禁患肢做被动及主动运动。患者患侧肢体放置应适当，过高可影响动脉供血，过低不利于静脉的回流，以患肢稍外展（20°~30°），抬高患肢高于心脏10~20cm为宜。禁止患侧卧位，以免肢体受压，影响动脉供血和静脉回流。若患肢放置体位不当或下床活动过早，可因骨、肌腱固定不牢，或再植侧肢体受压牵拉血管，导致静脉回流不畅或诱发血管痉挛，发生血管危象而导致再植失败。

3. **药物治疗管理**　临床用药根据患者的全身情况、病情、伤情以及药物品种、药量、疗程，给药途径等因病制宜，不可千篇一律。这就要求主治医师在患者入院手术至出院，深入病房了解和掌握病史，关注病情转归，做出合理的治疗计划，视病情变化，随时调整治疗计划。

4. **夜间特殊管理**　相比白天，夜间的医护力量和病区环境及患者自身的生理状态都有所变化，容易出现突发情况，应进行特殊管理。首先，患者的生理和情绪会发生变化，夜间迷走神经兴奋，心率变慢，血液流动变缓，同时平滑肌收缩加强，小血管处于收缩状态，所以容易发生血管痉挛，或血栓形成。另外，白天患者的注意力分散，常会因与朋友之间的交流忽略了疼痛，夜间注意力又集中到患指，感到疼痛，而疼痛可诱发机体释放前列腺素、5-羟色胺等缩血管物质，引起小血管痉挛。其次，夜间室温降低，患者入睡后患肢常不自觉地移离烤灯，如不及时发现，寒冷刺激极易导致血管危象的发生。因此，夜间要给患者加大镇痛药物的使用，并且要求护理人员加强病房巡视，尤其是术后72小时内，夜间要每60分钟巡视一次，保证患指处于烤灯的保暖区域，并及时根据再植指的血运情况做出反应。

5. **患者认知与情绪管理**　临床上很多患者入院时表情淡漠，答语简短或无应答，不主动与人交谈，也很少呻吟，表面看反应微弱，实际为一种情绪休克状态。患者面临手功能和外观恢复问题，存在轻重不一情绪。不良情绪中以焦虑、抑郁及自卑多见，这些不良情绪会使患者血液中的肾上腺素、儿茶酚胺等缩血管物质水平显著升高，引发血液黏度升高及凝血机制启动，可导致血管痉挛或栓塞。因此，医护人员要给患者积极的心理干预，进行正确的引导，并营造一种非常适宜的心理环境和氛围。可在病区播放轻松的音乐，舒缓患者的心情，从而帮助患者消除不良情绪，产生积极情绪，减少血管危象的发生率。

6. **血管危象判断及处理**　血管危象亦称为血循环危象或血循环障碍，是指缝接吻合的血管发生血液通路受阻，从而危及移植组织及再植肢（指）体成活的一种病理现象。血管危象是断指再植术后最常见且最严重的并发症。按发生部位，血管危象分为动脉危象和静脉危象。按病理表现，分为血管痉挛与血管栓塞。按发生时间，分为术中危象，血管痉挛与栓塞共存；术后早期危象，发生在术后24小时内以血管栓塞为主，应手术探查及时处理吻合口；术后晚期危象，发生在术后48小时后，以血管痉挛为主，应积极进行抗凝解痉治疗（表1-8-2）。

（1）血管危象判断指标：①指体皮肤温度，正常略高于健侧1~2℃，如指温下降4~5℃应考虑有血循环危象的发生。②指体皮肤颜色，肤色变淡或苍白，提示患指动脉供血不足；肤色暗红、紫黑提示患指动静脉血流障碍。③指腹张力：再植指血循环正常则指腹应饱满富有弹性，若指腹出现肿胀，皮纹消失或出现水疱，提示静脉血回流障碍；指背皮肤起皱，系为动脉危象。④甲床毛细血管充盈时间：正常为1~2秒；出现延迟或消失提示动脉供血不足或中断；时间缩短提示静脉血回流障碍。⑤指体肿胀（由于发炎、淤血或充血，身体某一部分体积增大）。⑥指端侧方切口出血试验（必要时观察）。

表1-8-2 动、静脉危象鉴别

鉴别要点	动脉危象特征	静脉危象特征
皮肤颜色	苍白	暗紫
皮肤温度	降低	先高后低
毛细血管充盈时间	延长	缩短
皮肤张力	干瘪、张力降低	饱满，张力增高
指端侧方切开	出血减少	出血较多，暗紫色
超声多普勒信号	减弱或消失	减弱或消失

（2）血管危象具体处理方法

1）动脉痉挛：多发生于术后3天之内，常因血容量不足、疼痛、寒冷、吸烟、精神紧张（紧张是人体在精神及肉体两方面对外界事物反应的加强）和小儿哭闹等因素诱发。术后24小时内最为多发。动脉痉挛的临床表现为断指颜色由红润变为苍白，皮温下降，毛细血管反流减慢或正常，早期与动脉栓塞难以区别（表1-8-3）。

表1-8-3 血管痉挛与血栓形成的鉴别与处理

鉴别要点	血管痉挛特征	血栓形成特征
病因	管壁受机械、化学、寒冷刺激	管壁粗糙、血流缓慢、血液黏度改变
病理改变	管腔缩小或闭塞	管腔被血栓阻塞
解痉药物	有效	无效
交感神经阻滞	有效	无效
按摩	可能有效	有害（栓子挤向远端血管床）
局部加温	有帮助	有害（增加氧耗量）
指端侧方切开	可有少量血水渗出	不出血
血管造影	管腔内锥形阴影	管腔阴影突然中断
高压氧	有效	无效
处理方法	先行保守，严密观察	一经确诊立即手术探查
手术发现	吻合口远近端血管均变细，血管近端喷血减少	吻合口近端血管扩张，远端变细，无搏动，管腔有血栓，在血栓以远切断，不喷血

处理方法：①更换伤口敷料，去除外在卡压因素。②补充血容量是指组织或器官的血管内血液含量增多。③加强保温措施，使室温尽快达到25℃左右，局部烤灯或热水袋保暖。④疼痛致痉挛，注射镇痛药止痛，小儿因躁动不安所致，以亚冬眠或适当镇静药使其安静入睡。⑤静注罂粟碱30~60mg。⑥个别顽固性动痉挛者，有时臂神经丛阻滞奏效后可得到缓解。笔者曾遇到2例这样的患者：术后4小时出

现动脉痉挛，经上述措施处理仍无缓解，准备手术探查，臂神经丛阻滞后 15 分钟，断指变为丰满、红润、温暖，遂放弃探查。以后遇到再植时间长者，在麻醉效果不佳或手术完成时，再行臂神经丛阻滞 1 次。⑦经以上处理观察 30~60 分钟仍不能缓解者，立即手术探查。术中见动脉痉挛，在血管外膜下注入罂粟碱后，伤口用温热湿盐水纱布外敷；动脉痉挛仍不缓解者，可从痉挛段近段开始对抗牵拉，剥离血管外膜。以上措施仍未解除痉挛者，多因动脉持续或反复痉挛最终导致动脉栓塞，应切除栓塞段，行静脉移植修复血管。

2）动脉栓塞：常由血管清创不彻底，血管吻合质量欠佳或吻合口张力过大引起，也可因血肿压迫，指体过度肿胀卡压，局部感染或动脉长时间痉挛所致，再植手指动脉栓塞的多发时间与动脉痉挛大体一致，两者临床表现相似，常难以鉴别。

动脉栓塞手术探查适应证：①术后动脉危象，经各种措施处理后，超过 30~60 分钟仍无血液循环改善者；②断指损伤较重，术中仅吻合 1 条动脉者；③小儿手指再植术后，对血管吻合无把握者；④撕脱性断指，吻合的指动脉条件差；⑤术后局部出血引起血肿压迫者。

动脉栓塞后不宜做探查的几种情况：①伤指未经妥善保存，温缺血超过 24 小时；②术后伤口感染，继发动脉栓塞；③断指被各种刺激性液体浸泡过；④患者及家属不愿再做探查；⑤静脉危象继发动脉栓塞。手术探查时，在手术显微镜下检查吻合口情况，查明动脉栓塞范围，动脉栓塞时可见动脉吻合口及其附近呈暗紫色，压之有一定硬度，无弹性。剪除栓塞的动脉段，直到健康血管处，再重吻合。若动脉张力较大，难以直接吻合时，取同侧腕掌侧小静脉倒转移植修复；两侧指动脉均应尽量同时修复，以增加成活机会。

3）静脉栓塞：临床发生的静脉危象绝大多数是由静脉血栓形成所致，静脉危象发生的原因以吻合质量差，静脉血管清创不彻底，皮肤缝合过紧和指体过度肿胀压迫为主。静脉栓塞应根据致伤原因，离断部位不同而采用不同处理方法，对于单纯切割伤或电锯伤所致手指中节以近离断，术后 3 天内发生静脉栓塞，局部无明显感染者，应手术探查，切除栓塞段重新吻合，或行静脉移植修复。

凡绞轧性中节中段以远离断伤，局部有感染或术后 5 天以上发生栓塞者，可采用滴血疗法：①手指常规消毒后，在指端侧方与甲弧影交界处做一长约 0.5cm、深约 0.3cm 切口，表面敷低分子肝素钠盐水棉球，让伤口渗血；②也可拔除指甲，在甲床上切成数条纵形小切口，局部敷低分子肝素钠棉球，让伤口渗血；③以上两者联合应用，根据需要可反复用针尖挑拨切口以维持渗血，若滴血过快过多，可用盐水棉球压迫切口数分钟。根据需要还可全身应用低分子肝素钠静脉滴注。滴血疗法维持至术后 7 天左右，待侧支循环建立，此时尽管伤口不再滴血，指端仍保持红色，无明显青紫肿胀。

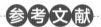

参考文献

1. 张健，陈中伟.断指再植的回顾与展望.中华显微外科杂志，2000，23（2）：86-88.

2. 范启申.断指再植经验与总结.中华显微外科杂志，1999，22（1）：32-34.

3. 刘晓芳.断指再植术后发生血管危象的原因分析及处理对策.中华显微外科杂志，2005，28（3）：274-276

4. 李连楚.断指再植后 32 至 50 天迟发性血管危象四例原因分析及治疗.中华显微外科杂志，2012，35（1）：39-40.

5. 阳富春，赵劲民，杨志，等.断指再植迟发性血管危象的原因探讨及其预防.中华显微外科杂志，2006，29（4）：305-306.

6. 何旭，侯书健，赵靖，等.断指再植术后血管危象的多因素分析.中华手外科杂志，2007，23（1）：38-39.

7. 李靖，朱庆生，赵广跃，等.末节断指再植术后血管危象的危险因素.中华骨科杂志，2004，24（8）：478-481.

8. 韩明通，方光荣.断指再植术后抗凝药物的应用.中华显微外科杂志，2012，35（4）：347-349.

9. 吴晓华，樊涛，严明忠.尿激酶和肝素钠在断指再植术后的应用.局解手术学杂志，2013，22（4）：384-385.

10. Leach RM，Rees PJ，Wilmshurat P.ABC of oxygen：hyperbaric oxygen therapy.Br Med，1998，317（7166）：1140-1143.

11. Kiyoshige Y. Effect of hyperbaric oxygen therapy as a monitoring technique for digital replantation survival.J Reconstruc Microsur，1999，15（5）：327-330

12. Kroll SS，Schusterman MA，Reece GP，et al.Timing of pedicle thrombosis and flap loss after free-tissue transfer.Plast Reconstr Surg，1996，98（7）：1230-1233.

13. 牛纪元，姚立农，孙绪德，等.羟乙基淀粉130/0.4血液稀释对断指再植患者血液流变学和微循环的影响.第四军医大学学报，2006，27（8）：730-732.

14. 王涛，顾玉东，李继峰，等.肝素对内皮细胞增殖和收缩因子释放的影响.中华显微外科杂志，1999，22（3）：195-197.

15. 田万成，潘凤雨，卢全忠，等.逆行法断指再植临床应用体会.中华显微外科杂志，2008，31（6）：456-458.

第九节　断指再植术后手功能康复方法和意义

康复是指综合协调应用医学、教育、社会和职业等各种方法，使病、伤、残者（包括先天性残）已经丧失的功能尽快、尽最大可能得到恢复和重建，使他们在体格上、精神上、社会上和经济上的能力尽可能得到恢复，使他们重新走向生活，重新走向工作，重新走向社会（WHO）。康复不仅针对疾病而且着眼于整个人，从生理上、心理上，社会上及经济能力进行全面康复。

现代生活中，因机械、交通事故和其他原因造成手指离断的情况屡见不鲜。离断指体要想最好地恢复，做再植手术是一条有效的途径。断指再植手术只是获得了恢复手部功能的结构基础，由于肿胀、疼痛、感觉丧失、制动所致关节挛缩、肌腱粘连等均使再植术后需要系统的物理康复治疗才能恢复再植指的功能。目前，我国断指再植术无论数量还是成活率均已达到国际领先水平，从单指到10指完全离断再植成活均在90%以上，然而完成断指再植手术只是取得成功的第一步，断指再植的最终目的是通过积极有效的手术和康复治疗，最大限度地获得离断手指功能恢复，才是显微外科医师最终追求。

一、断指再植手功能康复分期治疗

断指再植的康复有其特殊性，在不同时间进行相关组织的康复锻炼。早期康复的任务是减轻肌萎缩和关节挛缩，促进组织康复，保持全身健康。术后1~2周内的康复介入期，不代表物理康复治疗具体措施的介入，可能包括康复治疗团队与手术治疗团队对损伤、手术方式、术者要求的了解，对早期功能评定和功能预期的判断，如了解肌腱吻合条件，骨折固定方式，断指以外其他损伤情况和患者的康复需求；适当地对肩、肘关节的摆放指导可以预防肩、肘关节僵硬，心理疏导缓解患者的焦虑抑郁状态，力求患者及家属对治疗方案理解配合。此期无须过多物理治疗措施参与，继续强调摆放肩关节于稍外展位置，放置手部于略高于心脏水平，以利静脉回流，消除肿胀，可摇高床头至半卧位。术后3~4周软组织基本愈合，患指成活拆线后，此期可根据患者有无残余创面、肿胀情况、有无关节僵硬挛缩等。按骨折及神经损伤后早期康复原则进行功能康复治疗；术后6周后，骨折愈合，外固定去除后，可综合骨折、肌腱、神经损伤中后期原则进行持续性康复锻炼，手部功能恢复不完善时，为了恢复日常生活活动能力，可使用特殊改制的用具，如加长的牙刷、梳子等固定于手掌上，进行锻炼。

二、常用断指再植康复治疗方法

断指再植术后功能康复疗法很多，常用方法有物理疗法、运动疗法、作业疗法、传统康复、职业社会康复、假肢矫形、心理服务等，具体分述如下：

1. **物理疗法**　简称为理疗，是利用电、光、声、磁、热力和运动等天然或人工的物理因子作用于机体进行的康复治疗方法。常用方法很多，可按需选用，达到不同的治疗目的：①促进肉芽组织生长和皮肤软组织愈合，通常使用紫外线、红外线和激光照射。②促进骨折愈合，常使用直流电超短波电疗、磁疗等。③消炎，激光、紫外线照射可用于浅层炎症；深层炎症多用短波、超短波或微波治疗。④中药熏洗，术后2~4周内，应用药物熏洗改善皮肤营养，舒筋活络，消肿止痛。⑤音频电治疗，用条状电极并置瘢痕两侧，每次 20~30 分钟，每天 1~2 次，软化瘢痕，改善瘢痕痒痛症状，注意电极放置牢靠，接线无松脱，及时询问患者的感受，防止电灼伤（图 1-9-1）。⑥超声波疗法 用移动法，1~1.5W/cm² 每部位 5~15 分钟，每天一次，15~20 次为一疗程。⑦蜡疗：采用盘蜡法，可以改善手部血液循环、软化瘢痕、缓解疼痛等，一般在运动疗法前使用。另外，理疗可有助于消肿、扩张血管、止痛、软化瘢痕组织、刺激肌肉收缩、防治肌萎缩等，合理的应用物理疗法可达到事半功倍的作用。

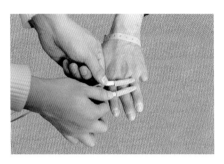
音频电疗法

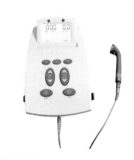
超声波疗法

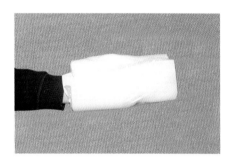
蜡疗

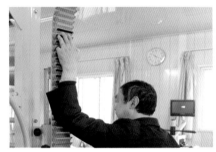
康复中注重邻近关节主被动活动

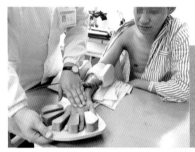
锻炼手的分指和并指

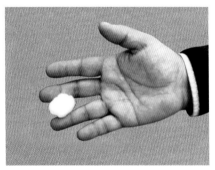
手指夹持功能

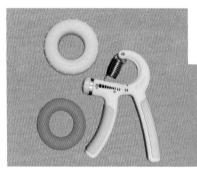
握力器锻炼

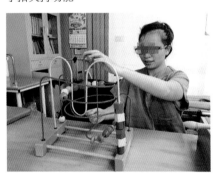
锻炼指间关节伸屈功能

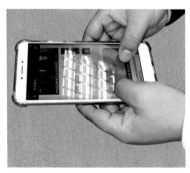
使用手机锻炼对掌功能

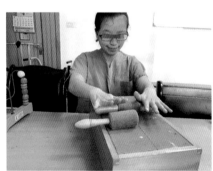
滚轴锻炼关节活动

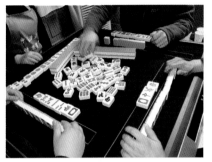

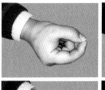
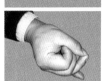
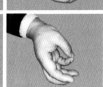

打麻将锻炼捏、持功能　　　　自主对指锻炼　　　　书写作业锻炼

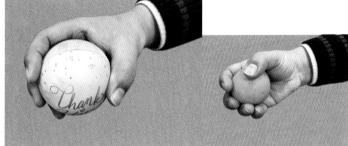

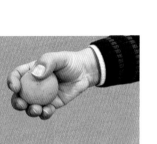
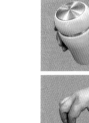

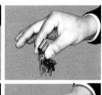
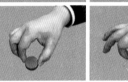

握力锻炼　　　　　　　　　　　　　　　　　　　捏持功能锻炼

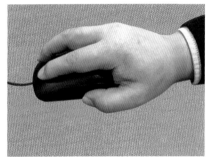
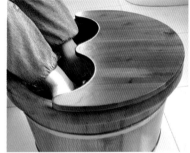
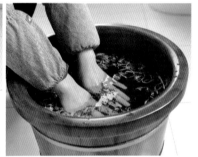

鼠标锻炼手指伸屈功能　　　　中草药熏泡康复锻炼

图 1-9-1　常用手功能康复锻炼物具

2. **运动疗法**　运动疗法也称为功能锻炼，是基本的康复疗法，内容包括关节活动度练习、肌肉功能练习、全身保健运动和感觉训练等。

（1）关节活动度练习：关节活动度损害是需要解决的首要问题，手各关节由于其结构及功能特点，有不同的关节挛缩规律：①拇指易发生内收挛缩，失去外展及对指功能；②各指掌指关节侧副韧带在屈曲时松弛，在伸直时绷紧，而指骨间关节则相反，故掌指关节易挛缩于伸直或过伸位，而指间关节易挛缩于屈曲位。康复方法：①用主动或被动运动，或两者结合的助力运动，在术后早期（术后 1 周）逐步牵伸挛缩粘连的纤维组织，循序渐进恢复关节功能。②经早期锻炼无法恢复关节功能，可于后期行麻醉后施行手法或关节松解术，并于术后再行早期持续被动运动功能锻炼。持续被动运动（continuous passive movement，CPM），是一种较新的治疗方法，此法将患肢固定于专用器械上，由器械带动肢体做连续较长时间的被动运动，主要用于防治制动引起的关节粘连及挛缩，促进关节软骨、韧带及肌腱的修复，并可促进消肿。

采用 CPM 应注意：①根据关节挛缩粘连的牢固程度选择练习方法，病程早期关节被动活动表现出较大弹性并较易引起紧张疼痛感觉时，可用主、被动活动联合矫治；病程较长，被动活动时缺乏弹性，不易引起疼痛感觉者常需用关节牵引等方法逐步恢复关节功能。②关节松解术后 2~3 天即应开始关节活动度练习或连续被动活动，切勿再做持续固定。③避免引起新的疼痛，以免引起新的损伤或肌痉挛，进而影响疗效。

（2）肌肉功能练习：除肌肉直接受损或其神经支配受损外，创伤后制动及其邻近关节停止运动可迅速引起失用性肌萎缩。肌肉的失用性萎缩一般是可逆的，但长期、严重的肌萎缩时肌肉有变性，细纤维崩解并被吞噬消失，最后肌肉纤维化不可逆转。如正中神经及尺神经损伤后手内在肌通常不能恢复，这仍是待解的世界难题。肌肉收缩通常分为等张收缩和等长收缩两种方式，都为日常生活所必需，也都可利用来防治肌肉萎缩。近年来，又有利用专门器械进行练习的等速练习和手内在肌练习：①等张练习：用等张收缩的方式进行肌肉练习。可使用滑轮系统、等张力矩臂组件等进行等张收缩锻炼。②等长练习：用等长收缩的方式进行肌肉练习。如利用墙壁和力量训练器等进行等长练习，进一步利用器械进行多角度等长练习，以达到手部多方面的锻炼。③等速练习：用专门的等速练习器进行。运动时肢体推动练习器的杠杆绕于关节运动轴心相一致的机械轴心运动。此机械轴的运动速度事先设定，机体启动达到设定速度后只能以等速进行，故称为等速练习。④手内在肌练习：手内在肌肌力练习和抗阻练习方法较少，以皮球和橡皮筋网为代表，可对指伸、屈肌及全部手内在肌进行锻炼。

肌肉功能练习注意事项：①根据患者情况及设备条件选择肌力练习的方式、方法，并根据病程进展做出相应的改变；②正确掌握运动量及运动节奏，每次练习应引起适度的肌肉疲劳。

（3）全身保健运动：从生物学角度看，人类是一种高级动物，在其种族和个体发展过程中对肌肉运动存在高度依赖性。缺乏运动，特别是因伤病卧床使肌肉运动大幅度减少，可引起一系列不良反应，如心肺功能改变、肌肉萎缩、食欲缺乏、免疫力及适应能力减退、心绪消沉等，可以发生各种卧床并发症，如肺炎、压疮、深静脉血栓、尿路感染等，严重时可危及生命。采用以下措施可以防治：①早期起床，断指再植为上肢损伤，除术后必需卧床一周外，无特殊情况一周后即可起床活动。②床上保健操，包括床上深呼吸、未受伤肢体的主动运动，挺胸、挺腰等，可集体进行，并纳入常规护理。③有氧运动，包括步行、慢跑、上下楼以及借助器械的运动等。

（4）感觉训练：①感觉再教育：教育患者手指勿碰过热或尖锐等物品。②触觉训练：为恢复静止触觉，眼睛看着并以适当的压力用橡胶圆柱体按压患指周围皮肤，然后停止，闭眼体会前后的差异。再着重锻炼移动触觉，眼睛看着以适当力度在患指处滑动，然后停止并体会前后的差别。这两种触觉的恢复运动均 2 次 / 天，每次 10 分钟。③温度感觉训练：用患指分别触摸盛有冷水和温水的两个瓶子，用患指分别触摸两个小瓶，睁眼和闭眼感受二者间的差异。每次 10 分钟，2 次 / 天。④复合感觉训练：将玻璃弹珠、小木块、红枣、六角螺帽、橡皮、花生、螺钉、砂纸和硬币共 9 种不同的物件，均埋入大米中，测试患者能否正确判断自己所触摸的物件。

3. **作业疗法**　作业疗法（occupational therapy）为恢复离断手指功能有目的、有针对性地从事日常生活劳动、生产劳动、认知活动中选择一些作业进行训练，以缓解症状和改善功能的一种有效的治疗方法。作业疗法是康复治疗的重要组成部分，是联系患者家属和社会的纽带。作业疗法是患者从医院走向社会的桥梁，包括生活自理能力、能创造价值的职业工作能力和消遣娱乐活动能力。作业疗法采用的方法应符合下列要求：①有目的、有意义的作业活动；②有适当难度，能起到训练作用；③经过患者的主观努力能够达成；④有趣味性；⑤活动量能够酌情调节。常用的作业疗法内容一般包括以下几点：①日常生活活动能力训练，如穿脱衣服鞋袜、洗漱梳理、进食等；②职业技巧训练，如木工、缝纫、打字、操作电脑等；③家务劳动：清洗、烹饪、打扫卫生、加用电器使用等；④工艺制作：雕刻、刺绣、工艺编织等；⑤文娱：演奏、纸牌、棋类、球类运动、书法、绘画等。较完善的作业疗法过程应从功能评价开始，明确手部功能损害性质及范围，以选择适当地修改内容及方法，然后指导患者系统的进行练习。

4. **支具的应用**　支具也称为矫形器，是借助外部机械结构对运动器官起辅助及治疗作用。它可以相对或严格的制动，以保证组织愈合，消炎及消除疼痛，并方便其他关节的活动，为整个肢体的早期活动创造条件。可进行某些畸形关节的持续矫形，或防止畸形的发生。随着时代的发展，制作的支具越来越美观、轻便、舒适且可以洗涤、方便脱卸，易为大众接受。

5. **职业康复**　获得患者的职业并分析工作需求，结合患者的功能情况和工作要求进行相应的职前训练，如采用 BTE、Primus 系统的职业康复训练。最大限度地恢复和提高他们的指体功能和生活自理能力，尽可能地恢复和提高伤残职工的职业劳动能力，从而促进伤残职工全面回归社会和重返工作岗位。

6. 祖国传统医学康复治疗　以中医基础理论为指导，运用中医心理、中药、针灸、推拿、传统体育、气功、饮食、自然、传统物理、娱乐等多种方法，针对病残、伤残诸证等的病理特点，进行辨证康复。

7. 心理辅导　通过心理学的方法进行睡眠管理、疼痛管理、情绪管理，促进沟通，提升患者的依从性和自信心。

三、断指再植康复治疗特点

相比于断指再植术后的锻炼，术后康复的要求更为严格，是因为手术后早期血供可能不稳定，也可能出现其他并发症。因此，临床医师要密切注意患者的术后状况，进行积极且最佳的治疗和康复锻炼。重点关注患指的正常生活功能，包括手指灵活性、握力、捏力的提升，持久力的增强和功能性触觉的恢复。

四、功能康复的意义

手部既是重要的劳动器官，也是重要的表情器官，断指再植后要获得一个无关节僵硬、畸形、无痛、运用自如有力的手，必须经过规范系统的物理康复治疗来获得成功的结果。总之，手指离断患病人群的特殊性及手在人体器官中的特殊性，一旦丧失功能，很可能造成一个家庭的困境，增加社会负担。作为临床医师，不要局限于眼前手术的技术性，更要重视患者的将来，尽最大可能修复和重建伤手，恢复其功能，方便其生活、工作和学习，降低患者的残疾，减少家庭和社会负担。

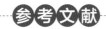

1. 程国良 . 手指再植与再造 . 第 2 版 . 北京：人民卫生出版社，2005.

2. Chiu HY，Shieh SJ，Hsu HY. Multivarian analysis of factors influencing the function recovery after finger replantation or revascularization.Microsurgery，1995，16（10）：713–717.

3. Bandura A. Self–efficacy：Toward a Unified Theory of Behavioral Change.Psychol Rev，1977，84（2）：191–211.

4. 卓大宏 . 中国康复医学 . 北京：华夏出版社，1990.

5. Nicholas JJ. Physical modalitics in rheumatological rehabilitation. Arch Phys Med Rehabil，1994，75（9）：994–1001.

6. Smith RA，Cokkinides V，Brooks D. Cancer screening in the United States，2010：a review of current American Cancer Society guidelines and issues in cancer screening.CA：A Cancer J Clin，2010，60（2）：99–119.

7. 傅育红 . 手外伤患者功能恢复的影响因素及护理对策 . 中国医药导刊，2009，11（9）：1580–1583.

8. 庄海英，谢宏文，李铮 . 手外伤术后早期功能康复治疗 41 例体会 . 山东医药，2006，46（6）：5.

9. Canale ST，Beaty JH. 坎贝尔骨科手术学（6 卷）. 第 12 版 . 王岩，主译 . 北京：人民军医出版社，2015.

10. 陶泉，程安龙，张锦章，等 . 指屈肌腱修复后早期活动对指功能恢复的临床研究 . 中华手外科杂志，2001，17（3）：156–158.

11. Silva MJ，Boyer MI，Gelberman RH. Recent progress in flexor tendon healing.J Orthop Sci，2002，7（4）：508.

12. Gan BS，Huys S，Sherebrin MH. The effects of ultrasound treatment on flexor tendon healing in the chicken limb. J Hand Surg Am，1995，20（6）：809–814.

13. Rupinder G，Serena S，Jaime A. Passive and active rehabilitation for partial lacerations of the canine flexor digitorurm profundus tendon in zone 2. J Hand Surg Am，1999，24（4）：743–750.

14. Mark N，Paul R，Hideaki Kubota. Effect of immobilization，immediate mobilization，and delayed mobilization on the resistance to digital flexion using a tendon injury model. J Hand Surg Am，1997，22（3）：464–472.

15. 张立美，刘光青 . 舒适护理在断指再植患者中的应用 . 中华现代护理杂志，2013，19（1）：49–52.

16. 郭铁成，陈小红 . 复杂性区域疼痛综合征的康复处理 . 中华物理医学与康复杂志，2006，28（10）：717–720.

17. 王龙虎，张全旺，滕云升，等.手部屈肌腱损伤的运动治疗体会.中国临床康复，2004，8（5）：948-948.

18. Shieh SJ，Chiu HY，Lee JW， et al. Evaluation of the effectiveness of sensory reeducation following digital replantation and revascularization. Microsurgery，1995，16（8）：578-582.

19. 肖喜玲，杨朝辉，夏晓萱，等.上肢功能指数的跨文化处理和信度与效度研究.中华物理医学与康复杂志，2012，34（12）：903-906.

20. 邱卓英，陈迪，祝捷.构建基于ICF的功能和残疾评定的理论和方法.中国康复理论与实践，2010，16（7）：675-677.

21. 王文胜，王利，李文庆.84例断指再植术后康复治疗的效果观察西部医学，2014，26（8）：1066-1068.

第二章

特殊类型断指再植

特殊类型断指再植也称为复杂断指再植，是不同于一般条件较好，指数不多，伤情单一，再植难度相对较小的常规再植手术，特殊类型断指再植是在普通的断指再植基础上发展起来的技术，是断指再植技术的进一步发展和创新，属于断指再植的顶尖技术。

随着显微外科技术的进步，断指再植技术也在不断地发展，医师的临床经验一天天地积累，特殊类型断指再植取得了突破性进展，表现在以下几个方面：①突破了再植平面的界限，从指根到指尖任何部位均可再植；②突破了年龄界限，从5个月的婴儿到年逾七旬的老人都取得了成功并恢复了较好的功能；③10指完全离断全部再植成功的多指离断再植；④突破了离断结构形态的限制，取得了多平面离断及环形、纵形等手指离断的再植成功；⑤通过组织移植手段实现了合并多种组织缺损及复合组织块离断的再植成功；⑥突破了离断手指再植时限，离断手指在常温下（未经过特殊低温保存）指体缺血时间超过15小时，甚至超过24小时再植获得成功。由原来认为不可能再植的，现已再植成功并成为现实，而且成功率也在不断地提高，可达90%~95%及以上，再植手指功能恢复逐步改善，这是显微外科技术的发展和社会生活水平的提高必然结果。

编者根据国内外学者以往对这部分手指离断再植分类方法进行研究，结合自己20年来的显微外科临床经验，将目前的复杂断指再植归纳为14种特殊类型断指再植临床实例近70余例，进行再植技术结合病例形式分类阐述，供读者参考：

（1）幼儿断指再植：12岁以下手指离断再植称为小儿断指再植。本节所选择的病例主要是3岁以内的婴幼儿断指再植，其特点是血管更细薄、抗拉力小、容易痉挛，配合更困难，不易制动，易导致再植失败。

（2）离断手指移位再植：手的掌指部或腕掌部毁损后，离断的手指无法直接再植获得功能。需要利用离断的手指进行修整、移位进行再植，可于前臂、腕部或手掌部的残端进行再植，重建手的部分伸、屈、捏、夹等重要功能，完成日常生活中一些重要的操作。

（3）手指末节（指尖）离断再植：手指离断平面在远侧指骨间关节以远指体进行再植，包括指尖再植（有资料把甲根以远部位离断再植，称为指尖再植）。虽然末节手指血管纤细，离断后再植困难，但是末节再植得以逐步开展、成熟，成功率高达90%以上。

（4）指多段面离断再植：同一手指离断平面有2个以上的再植。可分为一指多段离断、多指多段离断，手术难度大，技术要求高。

（5）多手指离断再植：离断手指多，再植手术时间长，难度大，工作非常艰巨，需要有可靠的技术和手术团队协作精神。

（6）伴软组织缺损手指离断再植：手指离断的同时伴有皮肤软组织缺损，甚至血管、神经、肌腱缺损。可以进行再植同时选择皮瓣修复缺损创面，必要时可使用皮瓣轴心血管桥接修复血管的缺损，重建手指血运实现断指再植，对合并利用肌腱转位重建手指伸屈动力，合并神经缺损移植神经修复重建感觉功能。

（7）超时性断指再植：手指在常温下离断后，由于各种原因导致离断手指没能及时在 6~8 小时内恢复血液循环，解决手指热缺血问题，而在 10 小时后要求进行断指再植，虽说超时再植没有绝对的时间界限，一般而言，离断手指常温下超过 12 小时，或冷藏条件下超过 24 小时，可界定为超时再植。

（8）自残性手指离断再植：患者由于情绪失控、抑郁或醉酒时，自己用锐器将自己手指砍断。特点是创缘大多整齐规则，神经、血管在同一平面离断，离断指体完整，多无挫伤，再植手术本身难度不大，术后血管危象发生率高，常影响断指再植成功。

（9）老年人手指离断再植：一般认为，年龄在 60 岁以上患者手指离断再植称为老年性断指再植。随着中国逐步进入老龄化社会，断指数量不断增加。特点是老年人血管条件不佳，因合并多种并发症存在用药安全问题，康复锻炼依从性差等，导致断指再植成功困难。

（10）手部组织块离断再植：手部外伤致指体某一部分块状皮肤连续性中断，离断部分常包括骨、关节、肌腱等复合组织，不吻合血管块状皮肤组织不能成活。虽然再植手术难度大，对显微外科技术要求高，但是再植成功后功能外形优良。

（11）离断手指异位寄养再植：手指离断后，指体近端毁损严重，局部条件不适宜急诊再植，将离断的手指寄养在正常的部位，重建断指血运保证其成活，待伤指创面条件许可后，再回植于原创面。

（12）旋转撕脱性手指离断再植：由于机器的高速运转、牵拉等导致手指离断进行的再植，各种组织抵抗暴力程度不同而使离断平面各不相同，但损伤程度较为复杂，这种类型断指再植往往需要其他肌腱、血管、神经转位或移植重建，方可再植成功、获得功能。

（13）手指套脱性离断再植：手指脱套性离断不同于撕脱性离断，脱套性断指是指手指被快速转动的机器卷入后伤者企图猛力回抽，将整个手指的软组织包括皮肤、皮下组织及血管神经像脱手套一样被撕下，残指只剩下指骨、关节及伸屈肌腱，严重时包括远节指骨及伸屈肌腱的撕脱。特点是创缘不齐、挫伤重，血管床破坏严重，撕脱的血管、神经、肌腱、骨关节不在一个平面上，手术成功率低。

（14）手部毁损性离断再植：是指手部受到严重复合性损伤后，通常合并皮肤、皮下组织、血管神经、肌腱和骨质缺损。多数无条件直接原位再植修复恢复功能和外形，手外科外科医师通过敏捷的临床思维和精湛的显微外科技术，将采用骨骼、血管、神经、肌腱、皮肤等软组织转位或游离移植进行桥接、替代来修复重要骨骼支架，血液供应循环，神经支配，手指伸屈活动，皮肤缺损等组织结构，对严重创伤后无条件原位再植或即使行原位再植后无法恢复手指主要功能相对完整的残余指体进行"废物"巧妙的再利用。

第一节　婴幼儿断指再植

断指再植技术是通过精确的微血管吻合，充分的骨、肌腱、皮肤和神经的修复，最终达到恢复正常的肢体形态及功能。1964 年，Malt 和 Mckhann 报道了他们在 1962 年 5 月对一例 12 岁男孩上臂部再植成活。1963 年，Kleinert 等首次通过指动脉吻合对拇指部分离断进行血运重建。1965 年，Komatsu 和 Tamai 成功移植了首例完全离断的断指再植。Tamai 在 1974 年为一个 20 个月的小儿左手小指近侧指间关节完全截断进行断指再植获得成功，当时，他在显微镜的帮助下，对该患儿指动静脉及指神经均进行了吻合，获得了良好的临床效果。1980 年，程国良报道 1 例 3 岁 9 个月幼儿左手 2~5 指完全离断经再植获全部成活。1980 年，王成琪等报道 1 例 2 岁 1 个月患儿左手 2~5 指完全离断，示指无条件再植，把中、环指移位再植于示、中指，小指原位再植均获成功。1982 年，程国良等对 26 例 45 指小儿断指再植术后进行了 9~15 年的随访研究后发现，其术后优良率达 100%，该研究如实反映了我国小儿断指再植水平，在较短的时间内，我国小儿断指再植水平已跃居世界先进水平。然而，小儿断指再植与成人断指再植相比仍有其特殊性：①小儿手指血管细，吻合难度大；②患儿心智发育不全，术后患儿无法完全配合治疗；③用药的局限性等。直到 20 世纪 70 年代，手术显微镜、精细的显微器械及显微缝线等硬件的发展为小儿断指再植奠定了基础。

一、病例介绍

【病例1】 幼儿，男，18个月，因打粉机绞伤右手环指末节离体、疼痛、出血1.5小时入院。体格检查：一般情况良好，生命体征平稳，右手环指近节掌侧皮肤撕脱约0.8cm×0.5cm、肌腱外露，创缘不规则，远侧指骨间关节以远离体（中节远端以远缺失），骨外露，缺损创面出血，离体指掌桡侧可见长约2.cm撕抽的血管神经束稍相连，呈"马尾"状，甲下淤血，余手指血运正常。在全身麻醉下清创再植术，手术顺利，放松止血带，观察指体红润，张力适中，无菌棉纱包扎固定，再植指周围碎棉纱膨松填塞，安返病房，术后给予常规小儿再植治疗，术后10天再植指顺利成活，定期随访，指导功能锻炼，患儿再植手指指骨无明显吸收，生长发育情况良好，外形功能优良（图2-1-1）。

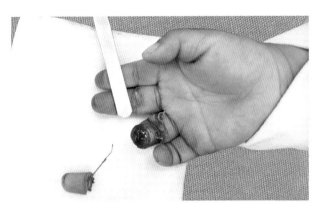

右环指末节撕脱性离断

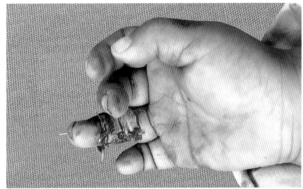

再植成功后掌侧情况

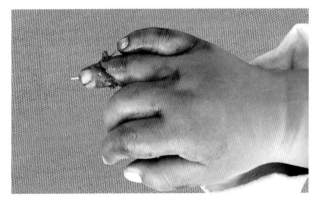

再植成功后背侧情况

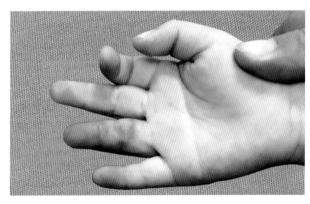

再植术后3月余掌侧情况

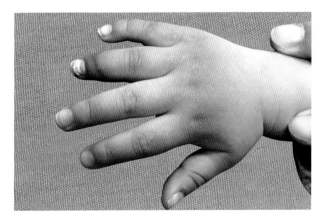

再植术后3月余背侧情况

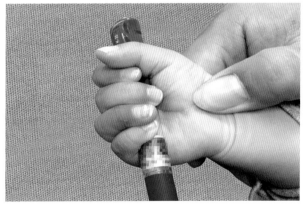

再植指术后3月余屈握功能

图2-1-1　右环指末节撕脱性离断再植

【病例2】 幼儿，男，23个月，因车床绞链伤及左手环指末节离体、疼痛、出血2小时入院。体格检查：一般情况良好，生命体征平稳，左手环指末节掌侧皮肤撕脱约0.1cm相连、肌腱回缩，关节面外露，缺损创面出血，甲下淤血，余手指血运正常。在全身麻醉下清创再植术，手术顺利，放松止血带，观察指体红润，张力适中，无菌棉纱包扎固定，再植指周围碎棉纱膨松填塞，安返病房，术后给予常规小儿再植治疗，术后10天再植指顺利成活，再植成功，指导功能锻炼。定期随访，患儿再植手指指骨无吸收，生长发育情况良好，外形、功能俱佳，患者家属满意（图2-1-2）。

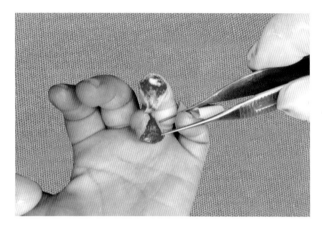

左环指末节撕脱性离断

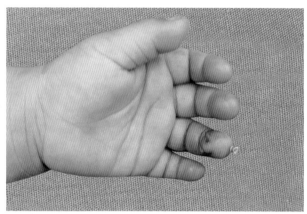

再植成功掌侧血运情况

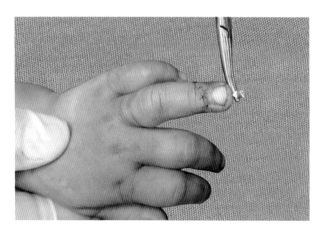

再植成功背侧血运情况

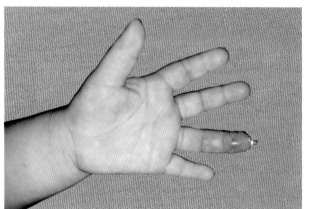

再植术后3个月余指掌侧情况

图2-1-2 左手环指末节撕脱性离断再植

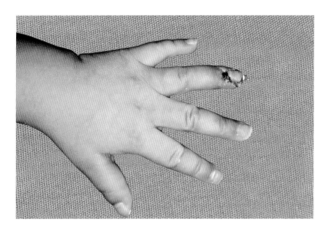

再植术后 3 月余指背侧情况

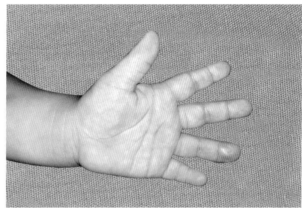

再植指术后 9 个月掌侧情况

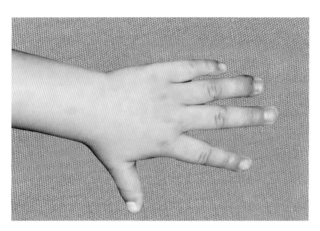

再植指术后 9 个月背侧情况

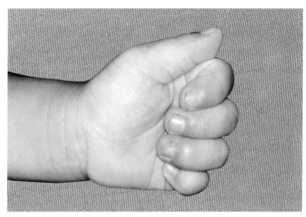

再植指术后 9 个月握拳功能

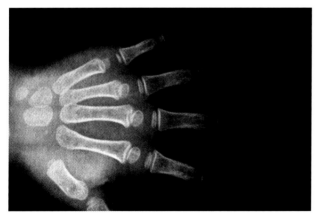

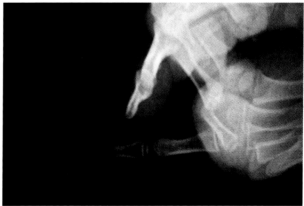

手术前和术后 X 线片

图 2-1-2　左手环指末节撕脱性离断再植（续）

【**病例3**】 幼儿，男，35个月，因机床伤及右手示指中末节离体，疼痛、出血1小时入院。体格检查：一般情况良好，生命体征平稳，右手示指中末节斜行创面，掌侧可见屈肌腱撕拉约0.8cm，相连的肌腱外露，缺损创面出血，离体指掌尺侧可见长约2.5cm撕抽的血管神经束缺损，呈"马尾"状；甲下淤血，余手指血运正常。在全身麻醉下清创再植术（术中发现两侧神经撕抽缺损，无法吻合），观察指体红润，张力适中，无菌棉纱包扎固定，再植指周围碎棉纱膨松填塞，安返病房。术后给予常规小儿再植治疗，术后10天再植指成活，指导功能锻炼。术后3个月移植左侧腓肠神经重建右示指指神经功能。定期随访，患儿再植手指指骨无明显吸收，生长发育情况良好，外形、功能良好，患者家属满意（图2-1-3）。

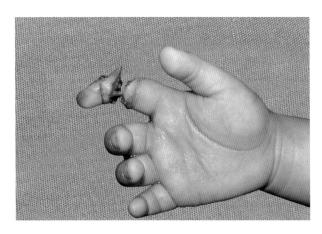

右示指中末节撕脱性离断

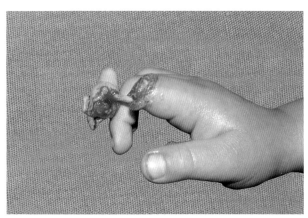

右示指中末节离断背侧面

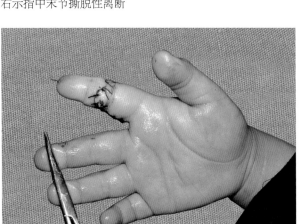

再植成功后掌侧情况

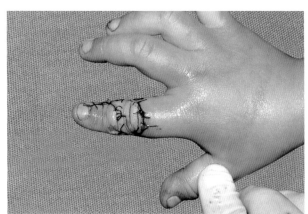

再植成功后背侧情况

图2-1-3 右手示指中末节撕脱性离断再植

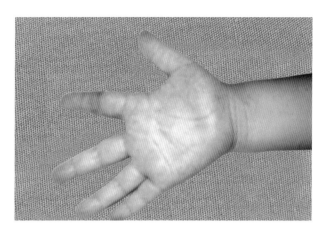

再植术后 3 月余掌侧情况

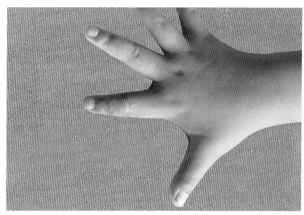

再植术后 3 月余背侧情况

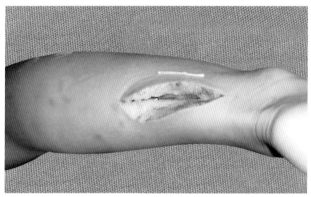

术后 3 个月游离移植腓肠神经重建指神经术

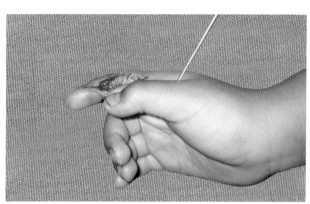

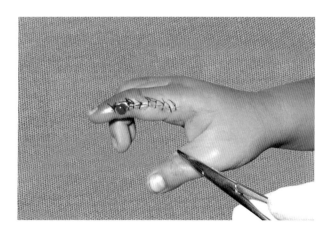

游离移植腓肠神经重建指神经术毕

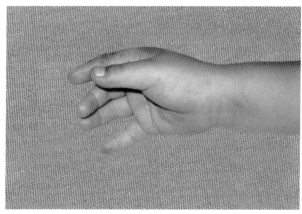

术后 9 个月功能外形优良

图 2-1-3 右手示指中末节撕脱性离断再植（续）

【病例4】 幼儿，男，9个月，因冲床冲伤左手示、中、环指离体、疼痛、出血1.5小时入院。体格检查：一般情况良好，生命体征平稳，左手示指中末节缺损，创面出血、指骨外露；中、环指近中节撕脱性断离，中指仅有一屈肌腱相连，远端麻木无血运，环指仅有桡侧神经相连，远端麻木无血运，余手指血运正常。在全身麻醉下清创示指残端修复，中、环指指骨间关节融合再植术，手术顺利，观察指体红润，张力适中，无菌棉纱包扎固定，再植指周围碎棉纱膨松填塞，安返病房。术后给予常规小儿再植治疗，术后10天再植指成活，指导功能锻炼。定期随访，患儿再植手指生长发育情况良好，外形、功能俱佳，患者家属满意（图2-1-4）。

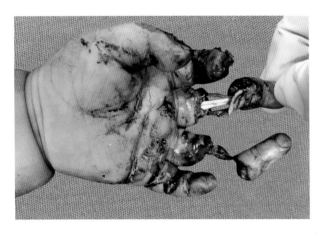

左示、中、环指撕脱性离断（掌侧）

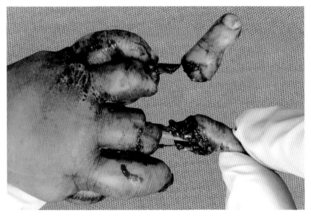

左示、中、环指撕脱性离断（背侧）

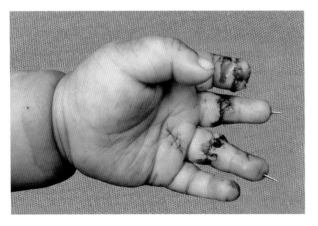

再植成功后掌侧情况

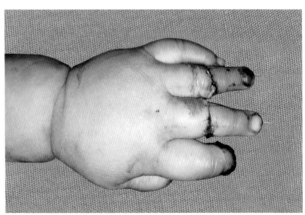

再植成功后背侧情况

图2-1-4 左手示中、环指撕脱性离断再植

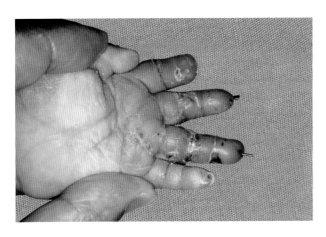

再植术后 2 周掌侧情况

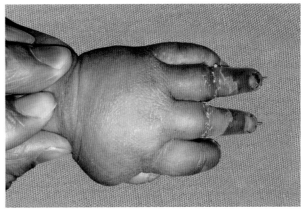

再植术后 2 周掌侧情况

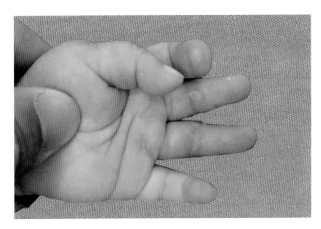

再植术后 4 个月掌侧情况

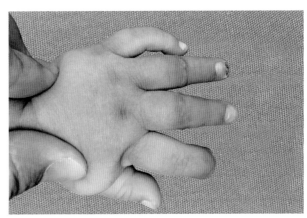

再植术后 4 个月掌侧情况

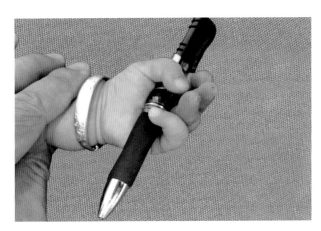

再植术后 4 个月功能情况

图 2-1-4 左手示中、环指撕脱性离断再植（续）

【**病例5**】 患儿，男，27个月，因左手三角带绞伤致中、环指近节完全断离，疼痛、出血1小时急诊入院。体格检查：一般情况良好，生命体征平稳，左手中指、环指中节完全离断，创面出血、指骨外露，远端无血运，余手指血运正常。入院后完善术前准备，急诊在全身麻醉下行清创再植术，手术顺利，观察指体红润，张力适中，无菌棉纱包扎固定，再植指周围碎棉纱膨松填塞，安返病房。术后给予常规小儿再植治疗，术后10天再植指成活，指导功能锻炼，定期随访，患儿再植手指生长发育情况良好，外形、功能优良，患者家属满意（图2-1-5）。

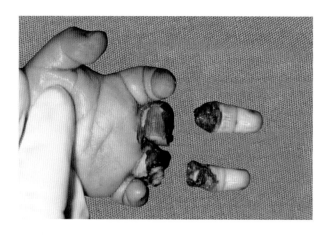

左手中指、环指中节离断掌侧

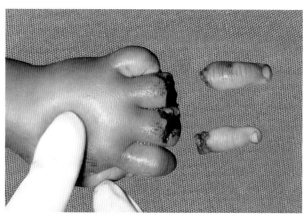

左手中指、环指中节离断背侧

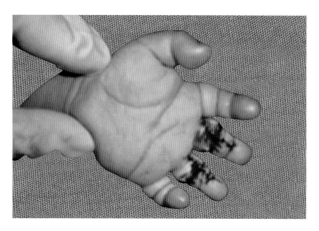

再植成功后掌侧血运情况

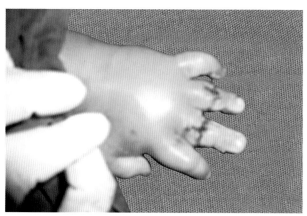

再植成功后背侧血运情况

图2-1-5 左手中、环指中节离断再植

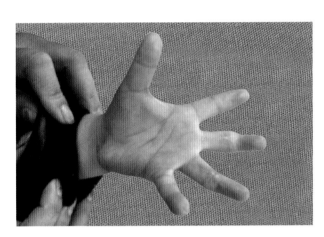

再植术后 11 个月掌侧情况

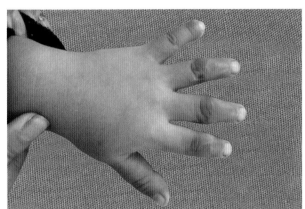

再植术后 11 个月背侧情况

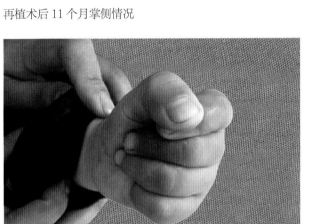

再植术后 11 个月握拳功能

图 2-1-5　左手中、环指中节离断再植（续）

【病例6】 幼儿，男，35个月，因左手机器绞压伤致拇指、示指、中指离体、疼痛、出血1.5小时入院。体格检查：一般情况良好，生命体征平稳，左拇指指间关节处完全离断，示、中指近节完全离断。创面出血、指骨外露；远端无血运，余手指血运正常。术前左手X线片示左手拇指指间关节处及示、中指近节完全断裂、分离。在全身麻醉下左手清创再植术，手术顺利，观察指体红润，张力适中，无菌棉纱包扎固定，再植指周围碎棉纱膨松填塞，安返病房，术后给予常规小儿再植治疗，术后10天再植指成活，指导功能锻炼。定期随访，患儿再植手指生长发育情况良好，外形、功能俱佳，患者家属满意（图2-1-6）。

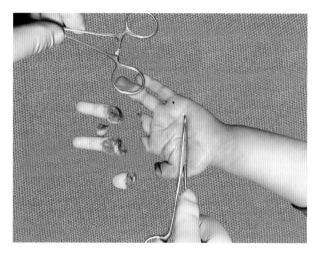

左手指离断掌侧情况

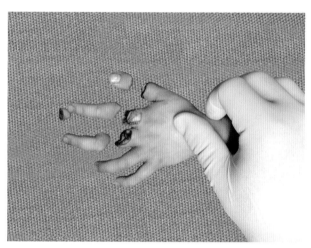

左手指离断背侧情况

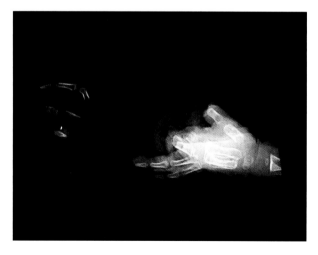

术前X线片情况

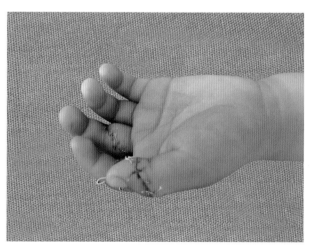

再植术后2周掌侧情况

图2-1-6 左手拇、示、中指近节离断再植

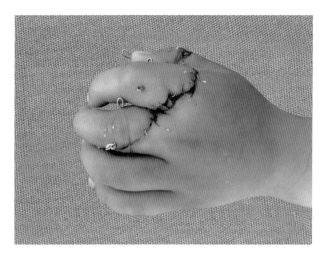

再植术后 2 周背侧情况

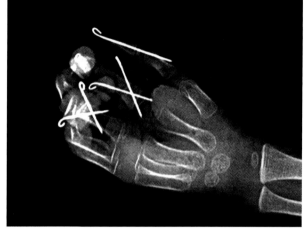

再植术后 2 周 X 线片情况

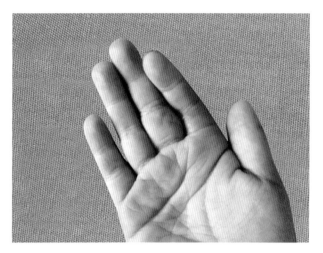

再植术后 12 个月伸指情况

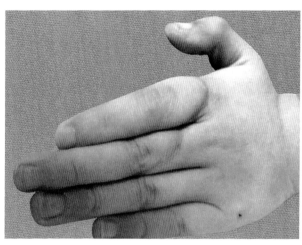

再植术后 12 个月背侧情况

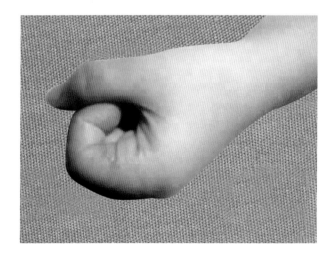

再植术后 12 个月握拳情况

图 2-1-6 左手拇、示、中指近节离断再植（续）

二、手术方案设计

婴幼儿手指离断再植，无论是技术上还是管理上要求都非常高，术者在术前做好充综合分评估和具体治疗方案，综合上述 6 个不同年龄段、不同的伤情、不同手术方法的典型病例，认为婴幼儿手指离断再植手术难度和方法各不相同，病例中有在关节处离断，但为了功能需要保留关节要克服皮肤组织缺损，必须利用短缩骨骼、局部皮肤或皮下组织转位等相关操作技巧解决；婴幼儿手指末节血管纤细，寻找和吻合非常困难，多数寻找不到双侧血管，对于这样的末节离断也只能吻合一侧动脉，而静脉采取甲床放血代替；有的病例只能行动静脉短路（远端静脉与近端动脉吻合）进行再植；遇到婴幼儿多指离断再植要有主次顺序，依次拇、示、中、环、小指；遇到离断伴神经缺损，我们 Ⅰ 期再植，Ⅱ 期移植神经重建功能；伴有神经血管撕抽，选择交叉对接吻合重建功能等手术方案。

三、手术要点

1. 彻底清创，全身麻醉下，在 12 倍显微镜下进行清创，清除失活污染及坏死组织，防止感染仔细寻找动脉和静脉血管及指神经，并准确细致地进行血管断端清创及剪除多余血管外膜，标记待用。

2. 骨折端适当短缩，短缩时应尽可能地保全关节及骨骺，减少损伤后的畸形和功能障碍。

3. 修整骨折端尽可能地保留末节指骨基底部关节面及伸屈肌腱止点，保持远侧指骨间关节的完整，用单枚 0.8~1mm 克氏针纵向固定骨折端。

4. 小儿年龄越小血管口径越细，血管壁越薄，一般 3 岁以下的幼儿在手指末节基部的血管外径为 0.15~0.3mm，血管韧性较差，吻合难度大，必须选用 11-0 或 12-0 无创丝线，在止血带控制下进行吻合，术中不仅要严格无创技术，掌握好血管神经的吻合间距、边距，还要"稳、准、精、巧"小血管吻合技术。

5. 通血成功后，缝合皮肤松紧度适当，避免压迫吻合血管。

6. 术后小剂量低分子肝素钠静脉注射抗凝、抗痉挛、镇静（低分子肝素钠按 100~150U/kg 加入生理盐水 500ml 中，用一次性静脉输液微泵 24 小时不间断持续输入，滴速稳定均匀，3 天后渐减，用药持续 5~7 天，头孢呋辛抗感染治疗 3~5 天。

四、注意事项

1. 家长的要求及期望值一般较高，详细的术前谈话及宣教是必须的。

2. 受伤机制及创面情况必须了解，应该由有经验的医师做出预后的判断，决定是否行再植手术。

3. 术后的护理是重中之重，必须让家长积极配合治疗，使患儿能够尽量达到优良的医疗要求，以期获得最佳疗效。

4. 小儿面对受伤、害怕，手术前后疼痛、术后制动体位等带来心理紧张、惊恐、哭闹、乱动等产生不配合治疗，易致血管痉挛，影响再植指血供，给患儿一个温馨的治疗环境和个性化护理。

5. 保证吻合的血管不扭曲，不受压，不漏血。另外，若在远端找不到静脉可行吻合动脉对侧的动脉静脉化，近端动、静脉缺损过长时可移植临指动脉或手背静脉。

6. 注意吻合时针距边距必须均匀、准确，打结时应轻轻提起，防止吻合口内翻，操作动作要求稳、准、轻、巧、快。

7. 修整指骨复位，保护好骨骺，避免损伤影响后期手指发育。

8. 术后谨慎用药，小儿肝肾功能、某些酶及血－脑屏障发育不完善，对药物的代谢及解毒功能差，药物易通过血－脑屏障到达神经中枢，产生毒副作用，宜小剂量、个体化、避免多药联合原则。

9. 再植指感觉尚未全部恢复，康复训练期间注意再植指的二次损伤，避免烫伤、冻伤或撞伤。

10. 再植后的成活并不是再植成功的唯一标志，"成功"的定义应当使患手恢复良好的外观和功能，鼓励小儿多用患手，恢复对指对掌功能。

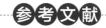

1. Kleinert HE, Kadsan ML, Romero JL. Small blood vessel anastomosis for salvage of severely injured upper extremity.J Bone Joint Surg Am, 1963, 4（5）: 788-796.

2. Komatsu S, Tamai S. Successful replantation of a completely cutoff thumb: case report.Plast Reconstr Surg, 1968；42（4）: 374-377.

3. Cheng GL, Pan DD, Zhang NP, Fang GR.Digital replantation in children: a long-term follow-up study.J Hand Surg Am, 1998, 23（4）: 635-636.

4. 范建，指端放血在小儿手指末节离断再植中的应用.吉林医学, 2014, 35（21）: 4705-4706.

5. 王鸿雁，付淑华.1例一岁半小儿断指再植的手术配合及体会.中国中医药现代远程教育, 2011, 9（6）: 130.

6. 赵忠伟，周振辉，刘显良，等.3岁以下幼儿手指离断的手术治疗.内蒙古医学杂志, 2006, 38（9）: 815-817.

7. 柴益民，林崇正，邱勋永，等.特殊类型断指再植的临床总结.中华显微外科杂志 2004, 27（3）: 219-220.

8. 林涧，王之江，吴立志，等.幼儿手指末节撕脱性离断再植术.中华显微外科杂志, 2015, 38（5）: 468-469.

9. 程国良.断指再植的回顾与展望.中华手外科杂志, 2000, 16（2）: 65-67.

10. 王成琪，范启申，蔡锦方.小儿断指再植.中华骨科杂志, 1983, 3（6）: 349-351.

11. 程国良，潘达德，徐培冲.幼儿断指再植.中华医学杂志, 1982, 62（5）: 303-304.

第二节　离断手指移位再植

　　离断手指移位再植又称为异位再植，是指手部遭受严重创伤后，离断指体如手掌、手指等部分毁损、部分保留相对完整，但又无条件原位再植。为了尽可能地恢复手的部分功能，将保留相对完整的指体进行"废物"再利用，根据功能移位再植于需要的区域。把功能相对次要的断指移位再植于功能相对重要的手指位置，或于指体近端处重建出部分手形态，最大限度地重建手的功能和效用，从而达到避免二期手术，减轻患者的痛苦和负担。

　　随着近年来显微外科技术的发展，移位再植不仅仅是一项修复与重建的特殊类型断指再植技术，也是一项美容整形手术。医师是通过敏捷的临床思维和精确的微血管吻合技术，根据毁损情况，进行准确评估后，充分利用手部损伤机制，将复杂严重的多指离断或指体远端毁损，导致无法行原位再植或即使行原位再植后无法恢复手指良好的捏、夹、抓、握等主要功能，相对完整残余指体进行移位修复，最终达到恢复相对满意的肢体形态及功能的重建。

一、病例介绍

【**病例 1**】　患者，女，38 岁，因左手不慎被注塑机挤压伤疼痛、出血 1 小时入院。体格检查：一般情况良好，生命体征平稳，左手腕关节以远严重缺损，仅有拇指和环小指近节以远指体结构完整残留，左手腕部、手掌及 2~3 指皮肤软组织撕脱缺损，多块骨折端，肌腱、血管、神经断端，创缘不规则，缺损创面出血，残余手指无血运。在麻醉下清创将残留的拇指、环指、小指分别修整满意后移位进行掌骨和桡骨对位，用 φ1.0mm 克氏针固定；肌腱、血管、神经吻合修复术，手术顺利，放松止血带，观察指体红润，张力适中，无菌棉纱包扎固定，再植指周围碎棉纱膨松填塞，安返病房。术后给予常规再植治疗，术后 2 周再植指顺利成活，指导功能锻炼，定期随访，患者对再植手指外形、捏持功能满意（图 2-2-1）。

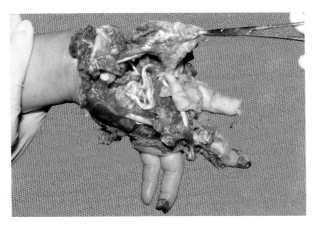

左手毁损性离断伤侧方观

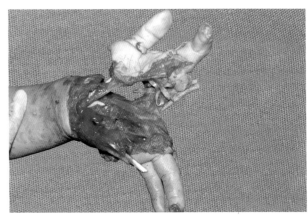

左手毁损性离断伤掌侧观

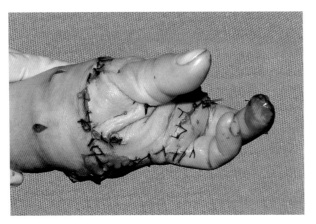

移位再植成功后掌侧情况

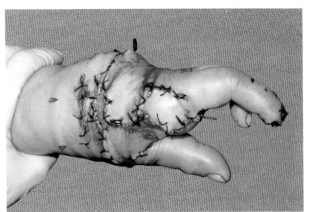

移位再植成功后桡侧情况

图 2-2-1　左手腕关节以远毁损残余拇、环、小指移位再植

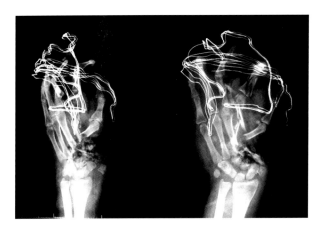

术前损伤 X 线情况

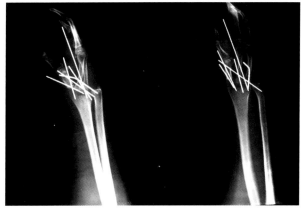

术后固定 X 线情况

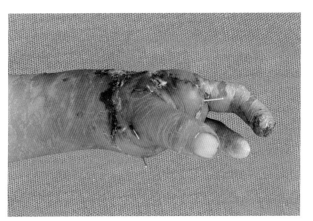

术后 2 周完全成活并拆线

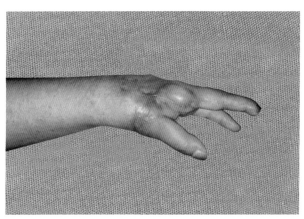

术后 15 个月手指张开功能

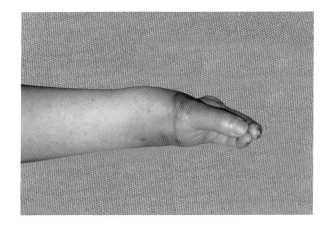

术后 15 个月手指捏持功能

图 2-2-1　左手腕关节以远毁损残余拇、环、小指移位再植（续）

【**病例2**】 患者，男，35岁，因右手不慎被冲床冲压伤，疼痛、出血2小时入院。体格检查：一般情况良好，生命体征平稳，右手掌横纹以远严重缺损，仅有拇指和中、环指近节中段以远指体结构完整残留，右手掌、示指、小指缺损，中、环指近节近端缺损，创面内可见多块骨折端，肌腱、血管、神经断端，创缘不规则，缺损创面出血，残余手指无血运，污染严重。在麻醉下清创将残留环指、小指近节与第2、第3掌骨远端分别修整满意后移位固定重建示中指，分别用 φ1.0mm 克氏针固定，肌腱、血管、神经吻合修复术，手术顺利，放松止血带，观察指体红润，张力适中，无菌棉纱包扎固定，再植指周围碎棉纱膨松填塞，安返病房。术后给予常规再植治疗，术后再植指顺利成活，定期随访，指导功能锻炼，患者对再植手指外形、捏持功能满意（图2-2-2）。

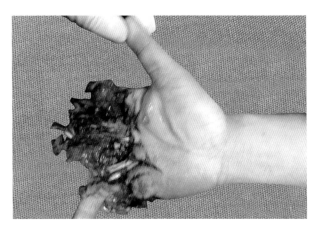

右手2~5指冲压伤性离断伤掌侧情况

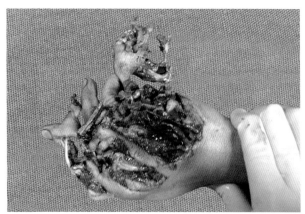

右手2~5指冲压伤性离断伤背侧情况

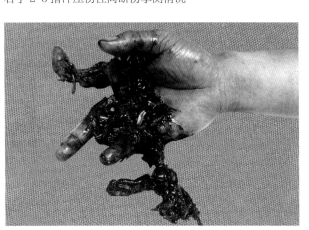

伤手污染情况

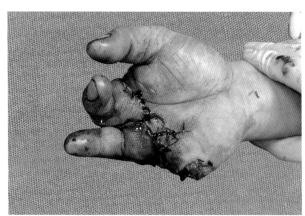

残余手指移位再植成功后掌侧情况

图2-2-2 右手掌横纹以远毁损残余环、小指移位重建示指

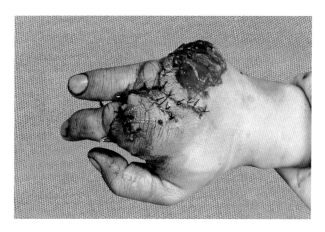

残余手指移位再植成功后背侧情况

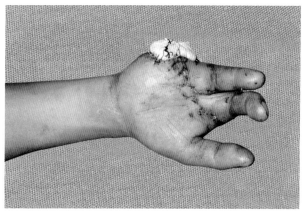

移位再植术后游离植皮掌侧情况

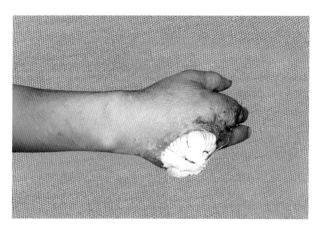

移位再植术后游离植皮背侧情况

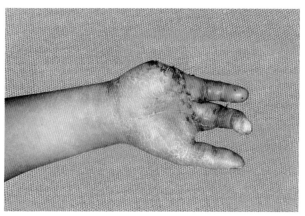

再植术后 2 个月掌侧外形

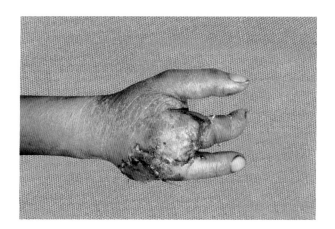

再植术后 2 个月背侧外形

图 2-2-2　右手掌横纹以远毁损残余环、小指移位重建示指（续）

【病例3】　患者，男，20岁，因右手电锯伤后疼痛、出血1.5小时入院。体格检查：一般情况良好，生命体征平稳，右手纵斜形伤口，示指指尖缺损，中指近节中段以远缺损，环、小指断离，仅有手掌尺侧部分皮肤相连，环、小指近节以远完整，无血运。创面内可见骨折端、肌腱、血管、神经断端，创缘不规则，缺损创面出血，残余手指无血运。在麻醉下清创将残留环指中节、小指近节和中指近节、环指近节骨折端分别修整满意后移位重建中环指，分别用 φ1.0mm 克氏针交叉对应固定，肌腱、血管、神经吻合修复术，手术顺利，放松止血带，观察指体红润，张力适中，无菌棉纱包扎固定，再植指周围碎棉纱膨松填塞，安返病房。术后给予常规再植治疗，术后再植指顺利成活，定期随访，指导功能锻炼，患者对再植手指外形、捏持功能满意（图2-2-3）。

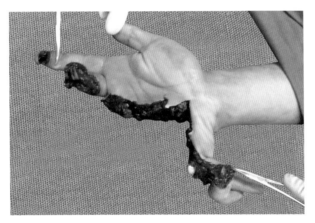

右手指缺损性离断掌侧情况

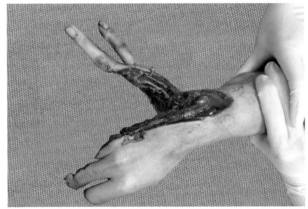

右手指缺损性离断背侧情况

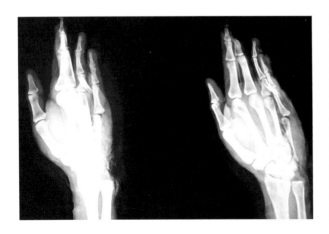

术前损伤 X 线情况

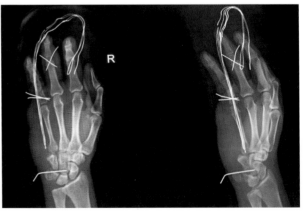

再植骨骼固定术后 X 线情况

图 2-2-3　右手残余环、小指移位重建中环指

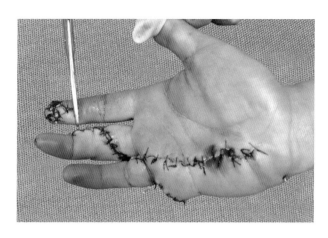

再植术后掌侧情况

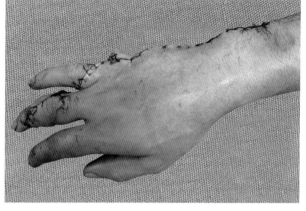

再植术后背侧情况

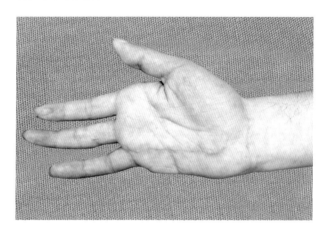

术后 12 个月伸指掌侧情况

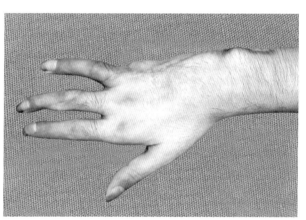

术后 12 个月伸指背侧情况

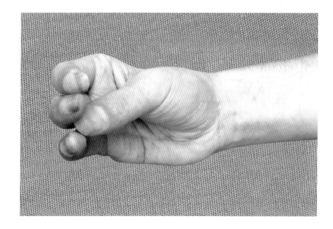

术后 12 个月屈指功能情况

图 2-2-3 右手残余环、小指移位重建中环指（续）

　　【病例4】　患者，男，46岁，因右手模具热压伤，疼痛、出血1小时急诊入院。体格检查：一般情况良好，生命体征平稳，右手掌侧纵斜形伤口（第2指蹼至尺侧腕横纹），约7cm×2cm，拇指近节以远皮肤软组织撕脱，热压痕迹，示指近节缺损（掌指关节严重破坏），环指近节远端以远完整，无血运。创面内可见骨折块、肌腱、血管、神经断端，创缘不规则，出血，中、环、小指血运欠佳。在麻醉下清创，将残留示指中节修整满意后移位拇指近节固定（分别用多根φ1.0mm克氏针固定），肌腱、血管、神经吻合修复重建拇指术，手术顺利，放松止血带，观察指体红润，张力适中，无菌棉纱包扎固定，再植指周围碎棉纱膨松填塞，安返温馨病房。术后给予常规再植治疗，术后再植指顺利成活，定期随访，指导功能锻炼，患者对再植手指外形、捏持功能满意（图2-2-4）。

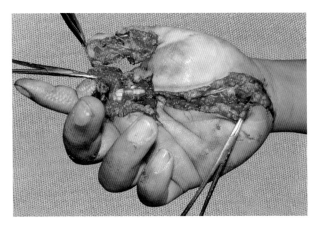

右手拇指毁损、示指离断掌侧

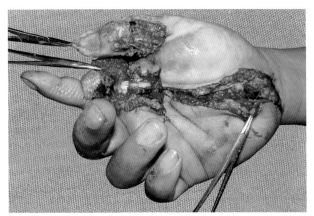

右手拇指毁损背侧面

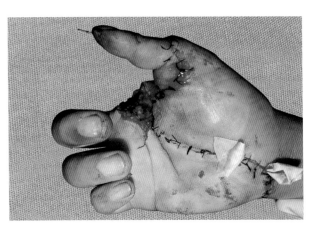

右手示指移位再植拇指手掌

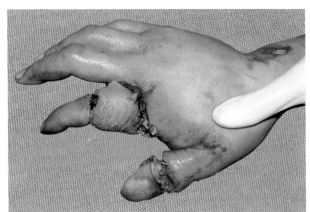

右手示指移位再植拇指背

图2-2-4　右手示指移位重建拇指再植

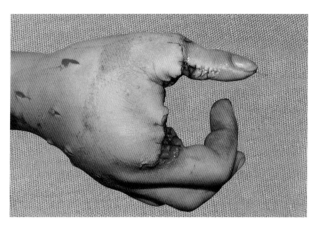

右手示指移位再植拇指背侧

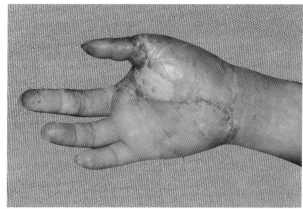

移位再植术后 3 个月余掌侧

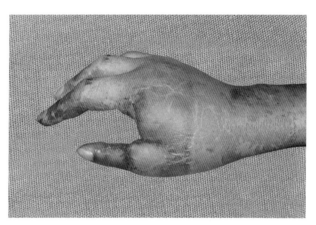

移位再植术后 3 个月余背侧

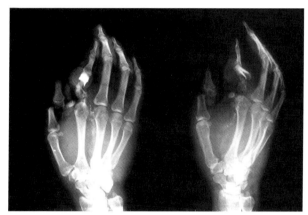

术前 X 线片情况

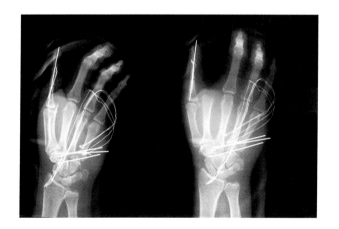

术后 X 线片情况

图 2-2-4 右手示指移位重建拇指再植（续）

【病例5】　患者，男，53岁，因右手车床伤，疼痛、出血3小时入院。体格检查：一般情况良好，生命体征平稳，右手近端掌横纹至示指近节以远毁损性断离，离断的中、小指结构相对完整，由近端撕抽的肌腱、血管、神经相连，环指多处皮肤挫裂伤，肌腱、血管、神经撕抽严重；手掌尺侧大部分缺损，腕关节以远严重缺损；拇指和虎口完好，创面内可见多块骨折端、肌腱、血管、神经断端，创缘不规则，出血，残余手指无血运。在麻醉下清创残留中指、小指近节和手掌远端分别修整满意后移位进行指骨和第3、第4掌骨对应对位，用多根 φ1.0mm 克氏针固定，肌腱、血管、神经吻合修复术，手术顺利，放松止血带，观察指体红润，张力适中，无菌棉纱包扎固定，再植指周围碎棉纱膨松填塞，安返温馨病房。术后给予常规再植治疗，术后再植指顺利成活，定期随访，指导功能锻炼，患者对再植手部外形、捏持功能满意（图2-2-5）。

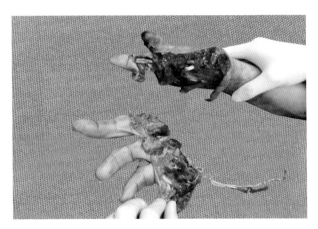

右手指缺损性离断掌侧情况

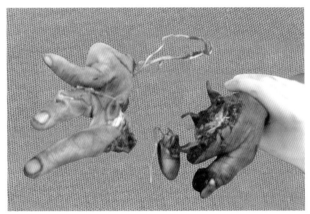

右手指缺损性离断背侧情况

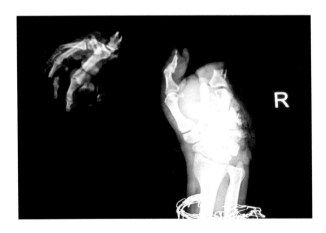

术前损伤X线情况

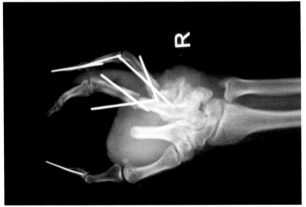

再植骨骼固定术后X线情况

图 2-2-5　右手残余中、小指移位再植重建手功能

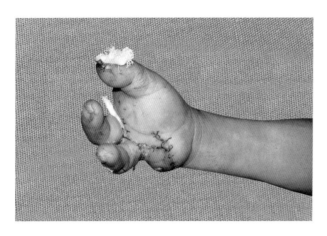

再植术后 2 周掌侧情况

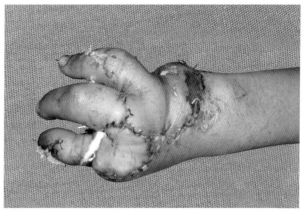

再植术 2 周后背侧情况

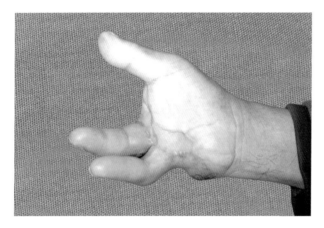

术后 18 个月伸指掌侧情况

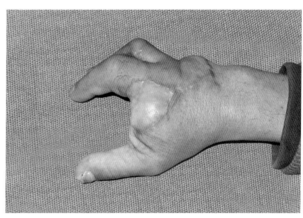

术后 18 个月伸指背侧情况

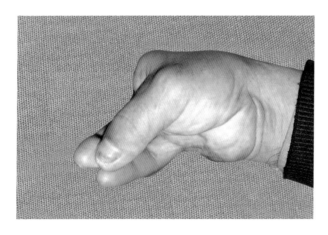

术后 18 个月屈指功能情况

图 2-2-5 右手残余中、小指移位再植重建手功能（续）

二、手术方案设计

手指离断移位再植，主要是因为这类断指伤情复杂多样，常常合并骨骼、肌腱、血管、神经、皮肤等复合组织缺损，无法直接进行再植修复与重建，需要选择"七拼八凑""东搬西挪"的方法进行修复与重建，以恢复手的功能和外形。对于这类手指离断再植，术者既要精湛显微外科技术，又要有敏感临床思维，做到主次分明，用次要手指重建主要手指；损伤指体轻重有别，选择离断指体完整性较好的重建主要手指；选择离断指体组织结构、功能、外形与重建指体组织结构、功能、外形相对匹配进行再植等。这样才能达到功能恢复和外形重塑的治疗目的。

三、手术要点

1. 凡伴有拇指离断且无法行原位再植者，优先考虑移位再植拇指，其次考虑示指、再中指、环指、小指的顺序。

2. 选取再植离断体时，重点选取关节附近部位，有完整关节更好。指骨粗细不同，拇指指骨相应粗大些，在采用克氏针固定时应注意使指骨的背面平齐，这样指背平整，指背静脉吻合处将有一良好的血管床。

3. 清创时尽可能保留组织，使离断体不因清创切除过于短小，断端血管神经不可游离过长，避免牵拉防止血管神经抽出，且指骨留存的长度应较肌腱、血管神经、皮肤等软组织短 0.5cm 以上。

4. 骨固定既可采用克氏针纵向穿针固定，也可采用钢丝"8"形缠绑固定、螺钉固定。实际操作中，克氏针纵向固定操作简单、固定可靠，可节省手术时间，虽然对术后关节活动有一定的影响。

5. 首选损伤较轻的伸、屈肌腱与断指肌腱缝合，要注意张力应适当，勿成角与打折，采用 3-0 无损伤针线进行缝合。为避免骨固定处发生骨肌腱粘连，在肌腱修复床衬一深筋膜，使肌腱与骨连接处隔开。

6. 血管吻合，近端静脉易于寻找，多在背侧；断指的静脉也在手背或指背，吻合时，可选择合适的口径与远端静脉行端 – 端吻合 10~12 针。近端选尺、桡动脉与异位再植指的指总动脉或指动脉行端端吻合。但动脉吻合，无论是与指掌侧总动脉还是指掌侧动脉吻合，均存在口径悬殊的难点，可采用端侧法、血管套入法等缝合方法。另外，如术中动、静脉血管无法直接吻合时，还需移植残余的静脉或前臂静脉桥接重建动、静脉。

7. 神经修复，应特别重视神经的修复，因为一个指再植成功，要恢复满意的功能，神经的恢复很重要。尽可能地将指两侧的神经均吻合，尽量早期恢复有利于指对捏功能的恢复和及早进行功能锻炼。如果遇到神经缺损不能直接吻合，移植较为健康的残余神经或移植腓肠神经重建指体感觉功能。

8. 皮肤缝合，皮肤缝合不宜太密太紧，要留置橡皮片引流，以免局部渗血或血肿形成压迫静脉回流，引流片可于术后 48 小时拔除。敷料包扎时，应注意维持指的对指位，并用前后石膏托制动。

四、注意事项

1. 受伤机制及创面情况必须了解，应由有经验的医师做出预后的判断，决定是否行再植手术。

2. 对于这类指体挫压、污染严重的患者，在急诊清创时既要彻底去除失活组织，又不过多去除正常组织，对预防感染、保证手术成功甚为重要。

3. 移位再植手术中遇到断指是几个指体连在一起尚未分开时，应注意在靠近背侧的指蹼处多有较粗的静脉，在分指时防止损伤。

4. 术中血管吻合时，针距边距必须均匀、准确，打结时应轻轻提起，防止吻合口内翻，操作动作要求稳、准、轻、巧、快。

5. 断指移位后再植，近、远端会出现指体大小，血管口径不称的问题。应根据其解剖特点进行适当调整与搭配，采用多种血管吻合方法，尤其是血管吻合部位较多，应加强抗凝药物应用，防止血循环危象发生。

6. 再植后的成活并不是再植成功的唯一标志，"成功"的定义应当使伤手恢复良好的外观和功能。因此，在再植指完全成活后就开始对再植指进行功能锻炼。

7. 术后的护理是重中之重，必须让患者积极配合治疗，以期获得最佳疗效。谨慎治疗用药，避免多药联合原则。

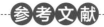

1. Kleinert HE，Kadsan ML，Romero JL. Small blood vessel anastomosis for salvage of severely injured upper extremity.J Bone Joint Surg，1963，45（4）：788-796.

2. Komatsu S，Tamai S. Successful replantation of a completely cutoff thumb：case report. Plast Reconstr Surg，1968，42（4）：374-377.

3. Cheng GL，Pan DD，Zhang NP，et al. Digital replantation in children：a long-term follow-up study. J Hand Surg Am，1998，23（4）：635-646.

4. 范建，指端放血在小儿手指末节离断再植中的应用. 吉林医学，2014，35（21）：4705-4706.

5. 王鸿雁，付淑华.1例一岁半小儿断指再植的手术配合及体会. 中国中医药现代远程教育，2011，9（6）：130.

6. 赵忠伟，周振辉，刘显良，等.3 岁以下幼儿手指离断的手术治疗. 内蒙古医学杂志，2006，38（9）：815-817.

7. 柴益民，林崇正，邱勋永，等.特殊类型断指再植的临床总结. 中华显微外科杂志，2004，27（3）：219-220.

8. 章伟文，陈宏，王欣，等.特殊类型的断指再植. 中华手外科杂志，2003，19（3）：135-138.

9. 程国良.断指再植的回顾与展望. 中华手外科杂志，2000，16（2）：65-67.

10. 王成琪，范启申，蔡锦方.小儿断指再植. 中华骨科杂志，1983，3（6）：349-351.

11. 程国良，潘达德，徐培冲.幼儿断指再植. 中华医学杂志，1982，62（5）：303-304.

12. 蔡锦方，王成琪.断指移位再植. 中华骨科杂志，1987，7：101.

13. 张功林，葛宝丰.前臂残端断指移位再植六例报告. 中华骨科杂志，1990，10（4）：249-250.

14. 龚志锋，高伟阳，厉智，等.断指移位再植 28 指报告. 温州医学院学报，1997，27（3）：135-136.

15. 寿奎水，徐雷，芮永军，等.亚急诊再造拇手指的功能随访. 中华手外科杂志，1999，15（4）：228-230.

16. 林益清，吴健峰，郑己真.多指离断移位再植拇示指临床体会. 福建医药杂志，2000，22（5）：42.

17. 陈沂民，冯承臣，刘茂文，等.爆炸伤断指一期移位再造拇指 8 例. 人民军医，1996，47（11）：62.

18. 陈家臻，殷代昌，吴克坚.掌腕部毁损离断急诊断指异位再植手再造. 中华手外科杂志，2000，16（2）：104.

19. 廖坚文，张振伟，庄加川，等.双前臂残端断指异位再植重建部分手功能一例. 中华手外科杂志，2009，25（2）：88.

20. 章峰火，胡玉祥，江旭.前臂残端断指异位再植重建部分手功能 10 例临床观察. 浙江临床医学，2014，16（3）：377-378.

21. 周健辉，王夫平，李国强.巧用存留的掌指关节行异位断指再植 2 例.实用手外科杂志，2011，25（1）：71.

22. 唐举玉，贺楚宇，李波，等.断指再植或异位再植 36 例 54 指临床体会. 湖南医学，1999，16（6）：452-453.

第三节 手指末节（指尖）离断再植

手指末节是手部最远端结构，在日常生活中使用最多，其损伤的概率也最高。因此，手指末节和指尖离断是手指离断伤中常见的特殊类型断指再植。手指末节虽小，一旦缺失，将严重影响手指的外观及触觉等功能。再植存活后外观、运动及感觉功能的恢复与用转移皮瓣保留手指长度的修复方法比较，后者无法代替再植术。因此，原则上，只要患者全身情况允许，断指远端指体结构较完整，患者及其家属要求再植手术，应尽量予以再植。

根据手指的解剖学特征，指末节指体 Grayson 韧带相对薄弱，指动、静脉在受到外力后大多和组织一起离断，发生套脱性损伤的概率较低，指动、静脉在指端形成的网状微循环血管网大多完整或部分受损。手指末节离断后，离体组织少，对缺血、缺氧耐受力强，低血流量供血即可存活。由此可见，手指末节和指尖离断再植的成活率较高，但是对术者显微外科小血管吻合技术要求特别高，尤其是多手指末节（指尖）离断再植或手指多段离断末节（指尖）再植，术者不仅要有高超小血管血管吻合技术，还要有手术时间长的抗压能力。

一、病例介绍

【病例1】 患者，男，38 岁，因右手环指不慎被模具挤压伤至末节断离，疼痛、出血 1.5 小时入院。体格检查：一般情况良好，生命体征平稳，右手环指甲根部完全断离，骨折端外露，创缘不齐，缺损创面出血，其余手指血运正常。急诊在麻醉下清创再植术，手术顺利，放松止血带，观察指体红润，张力适中，无菌棉纱包扎固定，再植指周围碎棉纱膨松填塞，安返病房。术后给予预防感染，抗血管痉挛、抗血栓等常规再植治疗，术后 10 天再植指顺利成活，6~8 周拔除克氏针指导功能锻炼，定期随访，外形功能良好（图 2-3-1）。

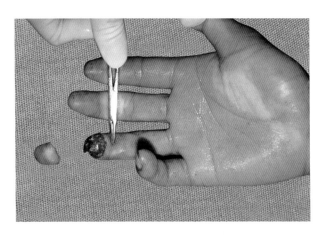
右手环指末节离断掌侧观

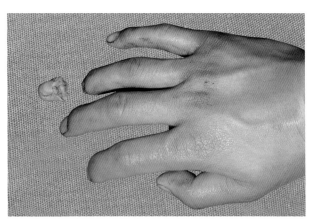
右手环指末节离断背侧观

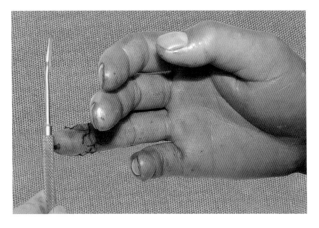
术中再植通血后掌侧情况

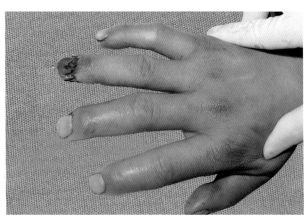
术中再植通血后背侧情况

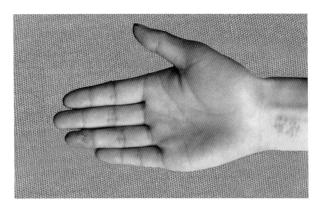
再植术后 8 个月外观

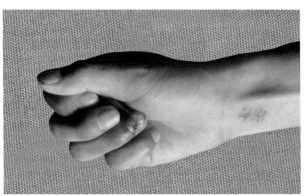
术后 8 个月握拳功能

图 2-3-1 右手环指末节离断再植

【病例2】　患者，男，33岁，因左手车床伤至中、环指末节离体，疼痛、出血2小时入院。体格检查：一般情况良好，生命体征平稳，左手中、环指末节完全离体，骨折端外露，缺损创面出血，余手指血运正常。在麻醉下清创再植术，手术顺利，放松止血带，观察指体红润，张力适中，无菌棉纱包扎固定，再植指周围碎棉纱膨松填塞，安返病房。术后给予预防感染、抗血管痉挛、抗血栓等常规再植治疗，术后10天再植指顺利成活，6~8周拔除克氏针，指导功能锻炼，定期随访，外形功能良好（图2-3-2）。

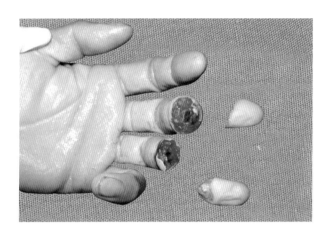
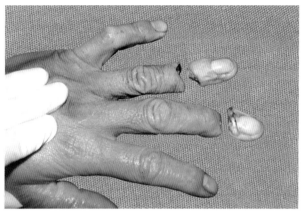

左手中、环指离断伤掌侧情况　　　　　　　　　左手中、环指离断伤背侧情况

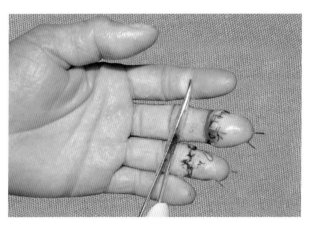
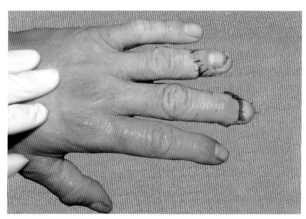

术中再植成功后掌侧情况　　　　　　　　　　　术中再植成功后背侧情况

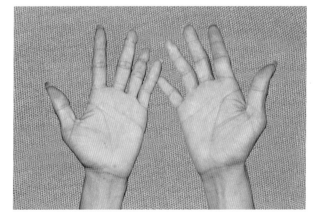
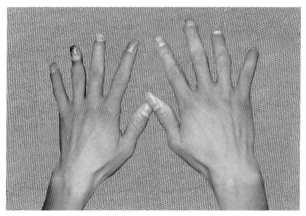

术后13个月功能和外形（掌侧）　　　　　　　　术后13个月功能和外形（背侧）

图2-3-2　左手中、环指末节离断再植

【病例3】　患者，女，19岁，因左手示指末节电锯伤至离体，疼痛、出血1小时入院。体格检查：一般情况良好，生命体征平稳，左手示指末节横斜行创面，缺损创面出血，骨折端外露，远端离体。余手指血运正常。在麻醉下清创再植术，手术顺利，放松止血带，观察指体红润，张力适中，无菌棉纱包扎固定，再植指周围碎棉纱膨松填塞，安返病房。术后给予预防感染，抗血管痉挛、抗血栓等常规再植治疗，术后2周再植指顺利成活，6~8周拔除克氏针指导功能锻炼，定期随访，外形功能良好（图2-3-3）。

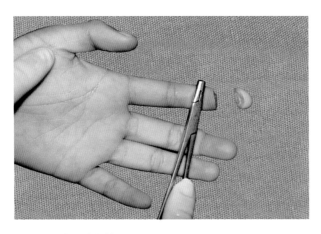
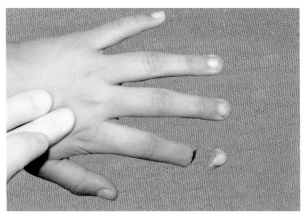

左手示指离断掌侧情况　　　　　　　　　　　　　　左手示指离断背侧情况

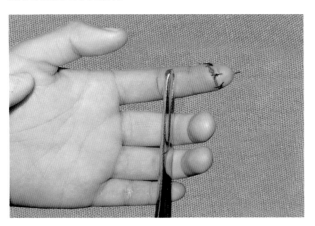
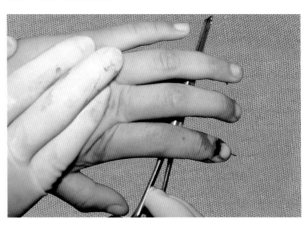

术中再植成功后掌侧情况　　　　　　　　　　　　　术中再植成功后背侧情况

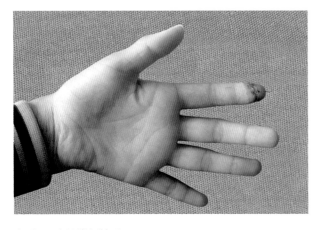
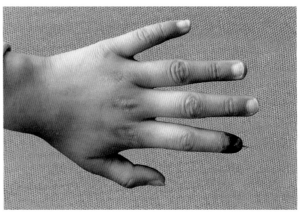

术后15个月掌侧情况　　　　　　　　　　　　　　术后15个月背侧情况

图2-3-3　左手示指末节离断再植术

【**病例4**】 患者，女，36岁，因机床伤致左手示、中指末节离体，疼痛、出血1.5小时入院。体格检查：一般情况良好，生命体征平稳，左手示指、中指中末节横形创面，缺损创面出血，骨折端外露，左手示、中指末节完全离体，余手指血运正常。在麻醉下清创再植术，手术顺利，放松止血带，观察指体红润，张力适中，无菌棉纱包扎固定，再植指周围碎棉纱膨松填塞，安返病房，术后给予预防感染，抗血管痉挛、抗血栓等常规再植治疗，术后10天再植指顺利成活，6~8周拔除克氏针指导功能锻炼，定期随访，外形功能良好，患者及家属满意（图2-3-4）。

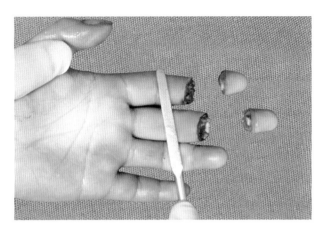

左手示、中指末节离断掌侧面

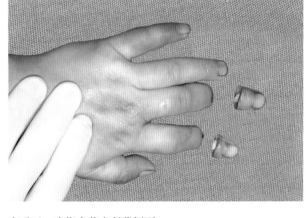

左手示、中指末节离断背侧面

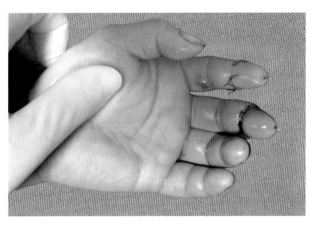

再植成功后掌侧血运情况

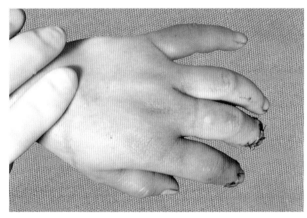

再植成功后背侧血运情况

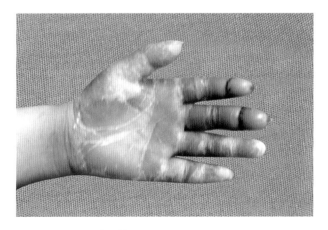

再植术后2个月掌侧情况

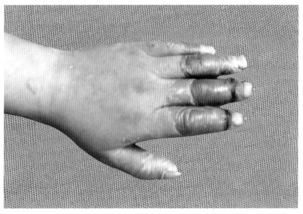

再植术后2个月背侧情况

图2-3-4 左手示、中指末节离断再植术

　　【病例5】　患者，男，23岁，因双手电锯伤至左、右手示、中指末节对称性离断，疼痛、出血1.5小时入院。体格检查：一般情况良好，生命体征平稳，双手示指、中指末节横形创面，缺损创面出血，双手示、中指末节完全离体，骨折端外露，余手指血运正常。在全身麻醉下清创再植术，手术顺利，放松止血带，观察指体红润，张力适中，无菌棉纱包扎固定，再植指周围碎棉纱膨松填塞，安返病房。术后给予预防感染、抗血管痉挛、抗血栓等常规再植治疗，术后2周再植指顺利成活，6~8周拔除克氏针指导功能锻炼，定期随访，外形功能良好，患者及家属满意（图2-3-5）。

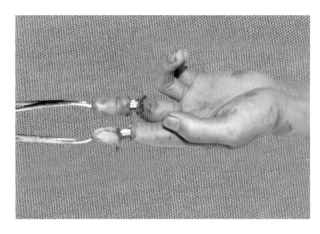

左手示、中指离断掌侧情况

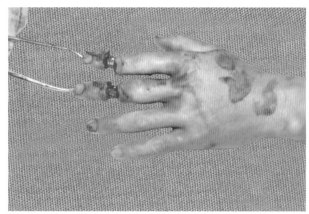

左手示、中指离断背侧情况

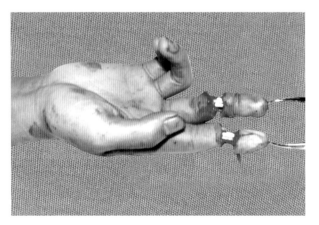

右手示、中指离断掌侧情况

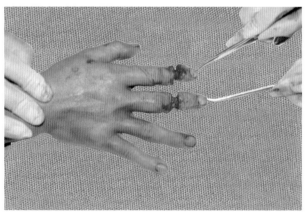

右手示、中指离断背侧情况

图2-3-5　双手示、中指末节离断再植

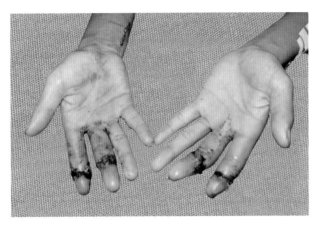

再植术后 2 周掌侧情况

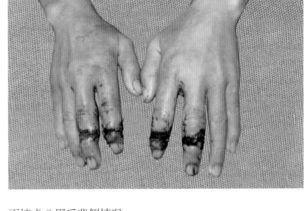

再植术 2 周后背侧情况

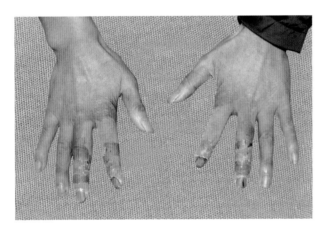

术后 6 个月伸指掌侧情况

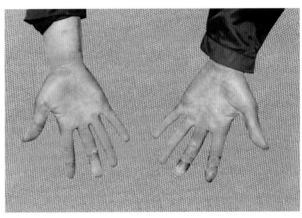

术后 6 个月伸指背侧情况

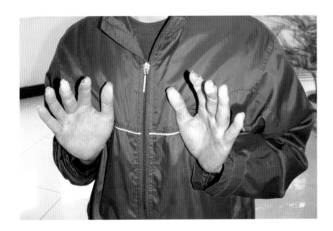

术后 6 个月功能情况

图 2-3-5 双手示、中指末节离断再植（续）

二、手术方案设计

手指末节离断再植，要求术者首先有过硬的显微外科小血管吻合技术和高度的责任感，术后对医护人员观察和对症处理的管理要求较高，否则，手术成功，手指失败。这类断指再植，骨骼处理比较简单，多数不需要处理肌腱，关键寻找和吻合血管，一旦手术成功，其后期功能和外形都能获得满意的结果。临床遇到这类断指，不管一个手指还是几个手指，不管是刀切伤还是挤压或者冲压伤，只要远端能寻找到可供吻合的血管，哪怕只能找到一根静脉或动脉进行吻合，都有再植成功的可能。当然，吻合血管越多越好，术后处置越简单，多数病例手术中动静脉吻合达不到最佳比例（1∶1或1∶2），有的找不到可供吻合动脉，尤其是远端指体，首先行动静脉短路（远端静脉，近端动脉）；有的找不到可供吻合静脉，尤其是远端指体，首先吻合动脉；如条件允许再行动静脉短路（远端动脉，近端静脉），如远端找不到可吻合静脉血管，术后小切口或甲床放血替代静脉回流。

三、手术要点

1. 显微镜下由浅入深彻底清创，在指腹两侧各做一皮肤切口，在10倍显微镜下锐性分离皮下组织，横断纤维纵隔，掀起皮瓣显露指尖的动脉弓及其分支和指神经终末支。在掀起的指腹皮瓣内解剖出指腹静脉。再解剖出近端的指动脉、神经及指腹静脉。用显微线标记断指两侧神经、动脉，掌侧及侧方静脉。

2. 指骨短缩1~2mm，1枚指骨克氏针固定指骨，11-0或12-0无损伤线缝合指动脉及静脉和神经，闭合皮肤伤口。

3. 手术中，根据离断平面动、静脉残留情况不同，除常规血管吻合外，还可采用动脉静脉化（末节离断远端缺乏可吻合的静脉时，可考虑应用非优势侧动脉与近端指掌侧或侧方静脉吻合），静脉动脉化（末节如动脉不可吻合，而有足够大小管径的静脉时，可考虑将远端静脉与近端动脉吻合）、甲床渗血、指腹小切口、髓腔扩大引流等方法解决血运问题。

4. 末节静脉较细，寻找较为困难，可以通过以下3种方式寻找：①清创时在断指掌侧或侧方顺出血点直接找到掌侧或侧方静脉。注意静脉分布规律，即拇、示指桡侧粗大，而环、小指尺侧粗大，但指尖部拇、示、中、环指以尺侧较粗大，而小指则以桡侧较粗大；近节指骨间关节以近侧方静脉少，而远节指骨间关节和侧方静脉较多。②上止血带后用环切法切开掌侧或侧方真皮，经仔细辨认找到充盈发紫的静脉。③再植时先吻合动脉后即可给予断指少量通血，据皮下出血点寻找静脉。

5. 吻合血管时，边距、针距要准确，以掌握稳、准、轻、巧的手法为标准争取一次成功。如需要游离血管移植时，有目的地带上血管侧支，远、近断端管径相差3倍时选择侧支吻合，是安全、可靠、便捷的手段。

6. 末节断指再植作为一种特殊的再植手术，预防血管危象的发生对于提高再植指成活率有重要意义。再植指损伤较重可以将100mg低分子肝素钠加入500ml生理盐水中24小时静脉滴注，维持持续抗凝。

四、注意事项

1. 远节指骨间关节以远断指对指背静脉缺损多或找不到时应首先考虑掌侧静脉和侧方静脉。

2. 由于指掌侧和侧方静脉相对细小，管壁薄弱，一般不用血管夹，而在指根部上橡皮筋止血带，橡皮筋下垫2~3层纱布，这样控制出血，以减少对血管壁的损伤，同时视野清晰。

3. 末节再植术中，有时在吻合血管松止血带后可见患指末梢针刺出血良好，但很快末梢针刺无出血，如吻合的血管质量没问题，则考虑为血管痉挛引起，不需行血管探查，尤其是指尖再植，行解痉、灯烤保暖等处理后大多可以好转。

4. 术后拔除指甲或在非吻合侧指腹侧方小切口，低分子肝素钠稀释液棉球持续湿敷甲床或小切口，有利于提高末节再植成活率。

5. 术中在行血管吻合时发现显微镊等器械上的血液易凝固者，考虑血液高凝状态，对此类患者术后积极应用抗凝药物，并对血液凝固系统进行监测。

6. 对于未吻合静脉的末节再植，放血过程中要注意保持再植指的制动，避免划痕时移动患指刺激血管痉挛，影响再植指的存活。

7. 多指同时放血者，要警惕失血性休克的发生。

8. 多指末节离断再植，因损伤手指多，再植时间较长，医师要有良好的心理素质和耐力。不能为了缩短手术时间而简化手术操作，甚至侥幸靠拔甲、切口放血等方法维持指体成活，导致再植质量不佳。

9. 伴有末节手指多段离断，增加了指体的创伤反应，增加了血管的吻合数量，也增加了术后血管危象的发生率。再植要点是中间节段为桥接的各种组织，再植不仅要使中间节段成活，而且要通过中间的桥接，使近端和远侧断指也得以成活。神经修复也非常重要，以免术后指腹萎缩影响美观。

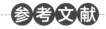

1. Imaizumi A，Ishida K，Arashiro K，et al. Validity of exploration for suitable vessels for replantation in the distal fingertip amputation in early childhood：replantation or composite graft.J Plast Surg Hand Surg，2013，47（4）：258-262.

2. Yoshimatsu H，Yamamoto T，Seki Y，et al. A new device expanding operability of fingertip replantation：subzone 1 fingertip replantation assisted by non-enhanced angiography in a 2-year-old boy.Plast Reconstr Surg 2012，65（11）：1592-1594.

3. Chen YC，Chan FC，Hsu CC，et al. Fingertip replantation without venous anastomosis. Ann Plast Surg，2013，70（3）：284-288.

4. Venkatramani H，Sabapathy SR.Fingertip replantation：Technical considerations and outcome analysis of 24 consecutive fingertip replantations. Indian J Plast Surg，2011，44（2）：237-245.

5. Scheker LR，Becker GW. Distal finger replantation. J Hand Surg Am，2011，36（3）：521-528.

6. 陈铭锐，陶利，邵岩，等. 末节指神经血管显微解剖及临床意义. 中华创伤骨科杂志，2005.7（11）：52-54.

7. 李世民，张长清，周艳玲，等.手指末节指甲半月线以远完全离断的再植.中华手外科杂志，2003，19（3）：145-146.

8. 李春江，冯晓娜，王斌，等.改良动脉静脉转流术在末节断指再植中的应用.中华手外科杂志，2009，25（2）：125-126.

9. 陈光，施海峰，芮永军，等.一种改良的非生理性手指末节离断再植的临床研究.中华手外科杂志，2012，28（2）：88-89.

10. 王群，夏青，金华，等.指动脉反转交叉吻合再植治疗动脉缺损的末节断指25例.中华创伤杂志，2007，23（5）：392-393.

11. 王群，金华，杨冬，等.髓腔扩大回流再植小儿Ⅱ型末节断指.中华小儿外科杂志，2007，28（3）：167-168.

12. 陈忠羡，梁胜根，陈元庄，等.单纯吻合指动脉的末节断指再植.中华显微外科杂志，2002，25（4）：306-307.

13. 王群.指动脉替代回流在静脉缺损的末节断指再植中的应用分析.中华创伤骨科杂志，2006，8（06）：583-584.

14. 田万成，潘希贵，卢全中，等.指尖离断分型与再植.中华创伤骨科杂志，2000，2（3）：197-198.

15. 宋会江，梁剑聪，姚隽，等.指动脉分支在指尖离断再植中的应用.北华大学学报：自然科学版，2005，6（3）：236-237.

16. 徐晖，李杰文，肖立军.甲根以远的断指再植临床体会.中华显微外科杂志，2005，28（1）：73.

17. 臧成五，赵睿，张航，等.不同术式在指尖离断再植中的临床应用.中华手外科杂志，2013，29（3）：185-186.

18. 滕晓峰，陈宏，王欣，等.980例末节断指再植疗效分析.实用手外科杂志，2003，17（1）：29-30.

第四节　手指多段面离断再植

手指在其纵轴上有两个平面以上的离断，称为多段面离断，也有人称之为多平面离断或多节离断。手指多段面离断再植是断指再植中最为严重的断指特殊类型之一。多节段断指再植不是单一平面断指再植的累加，需要在同一指体内吻合多个吻合口，主干血管多个吻合口中任一吻合口栓塞均可导致再植指部分或全部坏死，大大地增加了血管危象的发生概率。这种损伤临床上比较少见，主要是工人操作各种切割机或冲床时，因控制程序或机器失灵发生快速连切所致。由于工作操作的手在机器下的位置、刀具及连切的速度不同，可造成不同形式、不同部位的多段离断。多段离断再植是在单指单段再植基础上发展起来的，是再植外科的新发展。其创伤重、伤情复杂、手术部位多、再植难度大、技术要求高，手术时间相对长，是手外科手术的难点。在显微技术力量不足的情况下，往往难以完成再植。大多数情况下，予以残端处理，对手指外形、功能影响大。在显微外科较为发达的今天，只要离断组织块较为完整，应予积极再植。

一、病例介绍

【病例1】　患者，女，35岁，因右手示指不慎被冲床冲伤，疼痛、出血2.5小时入院。体格检查：一般情况良好，生命体征平稳，右手示指近节近端和中节远端完全离断，皮肤软组织撕挫较重，骨折端，肌腱、血管、神经断端外露，创缘不规则，近节近端缺损创面出血，双节离体指体无血运。急诊在麻醉下清创双节离断指体再植术，手术顺利，放松止血带，观察指体红润，张力适中，无菌棉纱包扎固定，再植指周围碎棉纱膨松填塞，安返病房。术后给予预防感染、抗痉挛、抗栓塞等常规再植治疗，术后2周再植指顺利成活拆线，指导功能康复锻炼，定期随访，患者对再植手指外形、捏持功能满意（图2-4-1）。

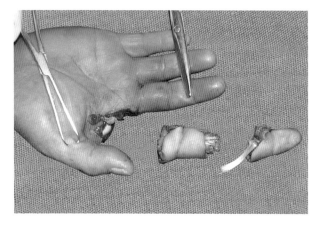
右示指离断掌侧观

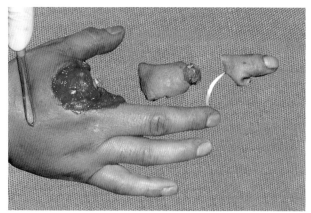
右示指离断背侧观

图2-4-1　右手示指多段离断再植

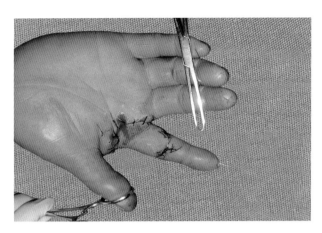

再植成功后掌侧情况

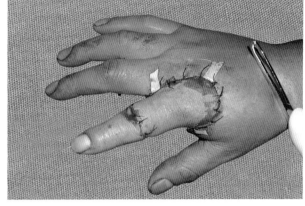

再植成功背侧情况

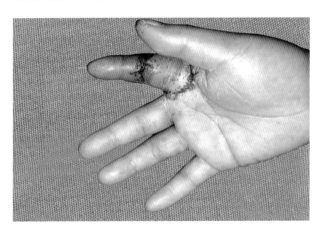

术后2周掌侧情况

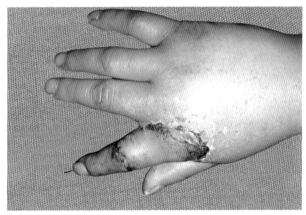

术后2周背侧情况

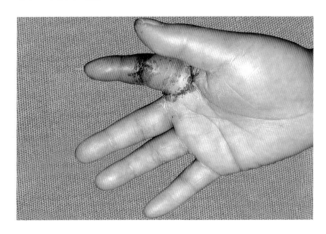

术后6周掌侧情况

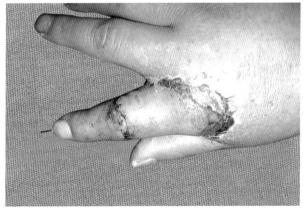

术后6周背侧情况

图2-4-1 右手示指多段离断再植（续）

【**病例2**】 患者，男，31岁，因左手示指不慎被注塑机挤压伤，疼痛、出血1.5小时入院。体格检查：一般情况良好，生命体征平稳，左手示指近节近端和中节远端离断，仅有桡侧宽度为0.5cm的皮肤相连，残留在指体皮肤软组织挫伤较重，骨折端、肌腱、血管、神经断端外露，创缘撕裂不规则，近节近端缺损创面出血，双节离体指体无血运。急诊在麻醉下清创双节离断指体再植术，手术顺利，放松止血带，观察指体红润，张力适中，无菌棉纱包扎固定，再植指周围碎棉纱膨松填塞，安返病房。术后给予预防感染、抗痉挛、抗栓塞等常规再植治疗，术后2周再植指顺利成活拆线，指导功能康复锻炼，定期随访，患者对再植手指外形、捏持功能满意（图2-4-2）。

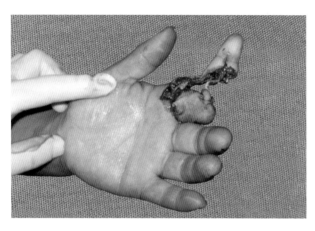

左手示指离断掌侧观

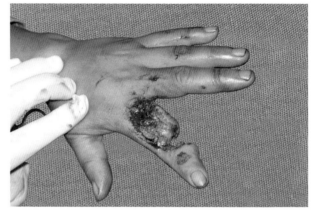

左手示指离断背侧观

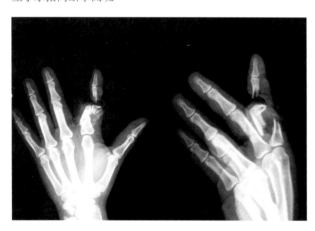

术前X线片情况

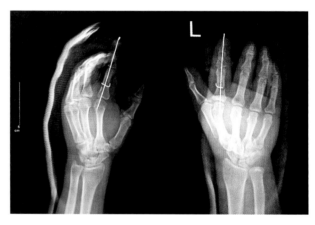

术后X线片情况

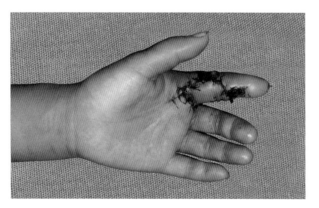

再植术后2周掌侧情况

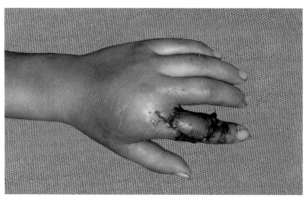

再植术后2周背侧情况

图2-4-2 左手示指多段离断再植

【病例3】　患者,女性,18岁,因右手裁刀机切割伤致手掌及5指呈6平面17节离断3小时急诊入院。**体格检查**:右手拇指自甲根、近节远端及近节3段完全离断,示指自中节、近节远端及近端离断,中指自甲根部、中节、近节中段及近端完全离断,环指自甲根部、近指间关节远端及近端完全离断,小指自中节、近节中段完全离断。手掌2~5掌骨自远端、中段及近端离断,其中,手掌部中段仅掌侧约2cm宽皮肤相连,近端背侧横行裂开深达掌骨,创缘整齐。在臂丛麻醉下行断指再植术,手术分4组进行,第1组、第2组分别在手术显微镜下行示指、中指、拇指、环指、小指离断各指节无血状态下彻底清创,游离寻找血管、神经和肌腱并标记,根据血管清创情况部分指节做0.3~0.5cm指骨短缩,用克氏针贯穿各指各节固定,依次缝合伸指肌腱、屈指深肌腱、每节段吻合指背静脉2~3条、指动脉1~2条,近端采用10-0无创缝合线,拇指、中指、环指末节采用12-0无创缝合线,用9-0无创伤缝合线缝合指神经进行1~5指组合再植;第3组对手部多段断掌进行再植,清创后用克氏针将2~5掌骨纵行贯穿固定在一起,找出屈指肌腱U字和伸指肌腱“8”字缝合,镜下清创相对应的手背静脉,指总动脉血管及神经并进行吻合,一次通血成功。第4组医师再将1~5指按拇指→示指→中指→环指→小指的顺序与掌部缝接再植,术中示指近节及中指中节指动脉吻合后血栓形成,探查指动脉缺损,行前臂掌侧浅静脉移植再次吻合,观察右手再植指色泽红润,张力适中。血液循环均建立。手术历经21小时,共吻合指总动脉3条及指固有动脉10条,共26个吻合口,吻合掌背静脉4条、指背静脉10条及指掌侧静脉4条,33个吻合口,吻合神经27条。术后无菌碎纱包扎,石膏托外固定,“三抗”药物治疗,特级护理,血循环监护,术后1周再植全部成活,指导患者经康复锻炼。经5年随访,患手外形满意,能从事一般工作及日常活动(图2-4-3)。

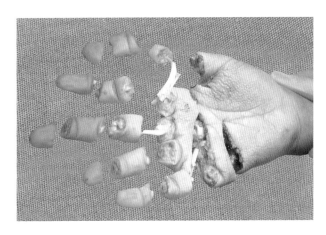

右手离断掌侧情况

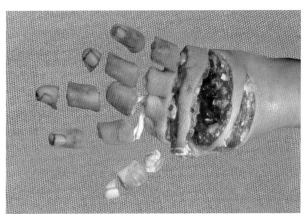

右手离断背侧情况

图2-4-3　手部多平面多节段离断再植

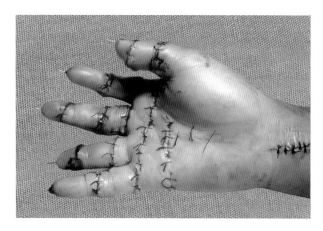

右手再植成功掌侧情况

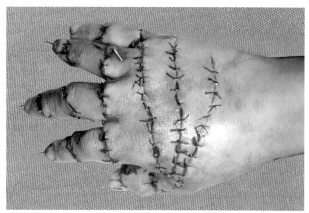

右手再植成功背侧情况

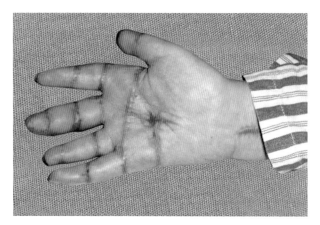

再植术后 3 个月情况

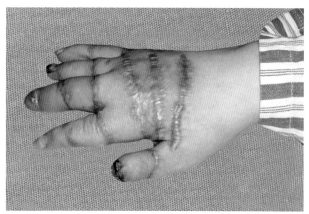

再植术后 3 个月情况

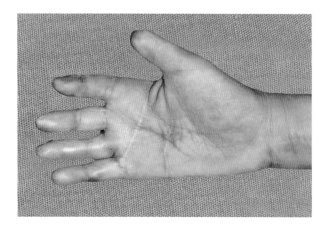

再植术后 12 个月情况

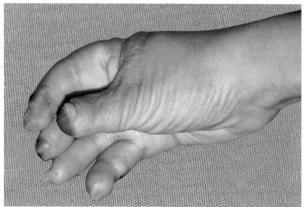

再植术后 24 个月情况

图 2-4-3 手部多平面多节段离断再植（续）

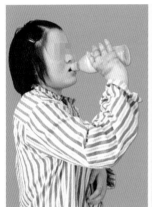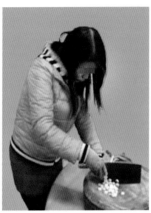

再植术后握力功能

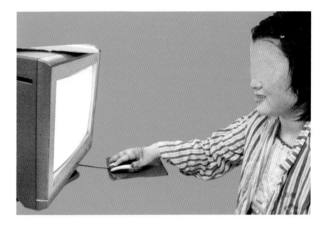

再植术后拿物功能

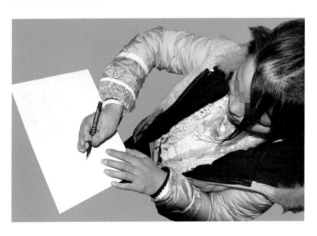

再植术后捏力功能

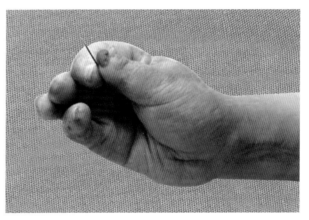

再植术后精细动作

图 2-4-3 手部多平面多节段离断再植（续）

【**病例4**】 患者，女，38岁，因绞肉机绞伤致左示指离断伤，中指桡侧指动脉、指神经断裂，疼痛、出血2.5小时入院。体格检查：一般情况良好，生命体征平稳，左手示指近节近端和中节远端完全离断，断面为横斜形。中指近节桡掌侧皮肤软组织缺损，骨折端、肌腱、血管、神经断端外露，创缘撕裂不规则，近节近端缺损创面出血，双节离体指体无血运。急诊在麻醉下清创双节离断指体再植术，手术顺利，放松止血带，观察指体红润，张力适中，无菌棉纱包扎固定，再植指周围碎棉纱膨松填塞，安返病房。术后给予预防感染、抗痉挛、抗栓塞等常规再植治疗，术后2周再植指顺利成活拆线，指导功能康复锻炼，定期随访，患者对再植手指外形、捏持功能满意（图2-4-4）。

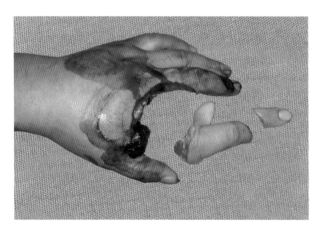

患手损伤背侧外观

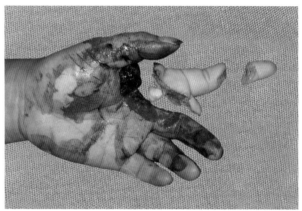

患手损伤掌侧外观

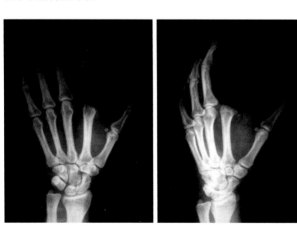

术前患指X线片

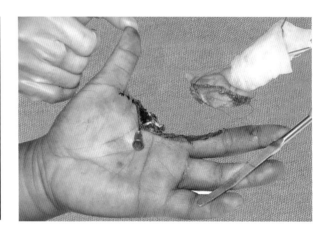

术中掌侧观

图2-4-4 手指多段离断再植

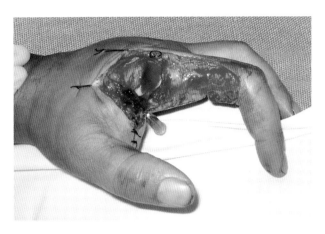

术中背侧观

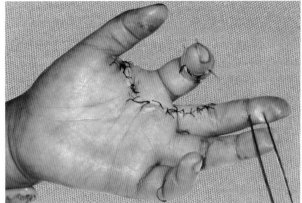

术后情况

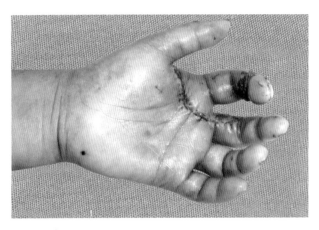

术后患指外观

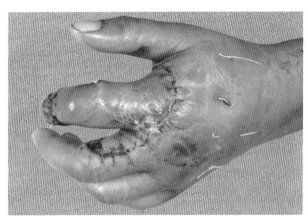

术后患指屈曲功能

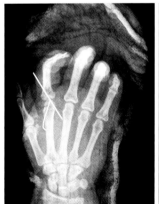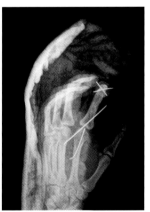

术后患指 X 线片

图 2-4-4 手指多段离断再植（续）

二、手术方案设计

手指多段离断再植能够顺利成活，仍然要求术者有过硬的显微外科小血管吻合技术，还要有高度的责任感和优秀的团队。虽说一个手指多段离断，断面不同，而手术操作方法和难易程度亦不同，但是一组人员可以完成。根据伤情选择断面再植顺序，常规先远端后近端，将离断的远端两断面指体进行骨骼固定、肌腱缝合、吻合血管神经，再将再植的远端部分进行再植；也有为了防止指体缺血时间过长，可以按固定手指骨骼－缝合掌侧肌腱－吻合动脉－指体背侧肌腱－吻合静脉。而多指多段离断再植的手术工程就不是多段单指那么简单，手术吻合口多，手术工作量大，手术时间长，必须争分夺秒，减少离断手指热缺血时间，有的需要几组人员协同进行，责任明确，避免指体张冠李戴。只有这样，才能避免手术工程量大、吻合口多、手指热缺血时间长，导致术后极易发生血管危象，甚至手术失败。

三、手术要点

1. 合理组织手术人员并进行分组手术，这样可以缩短肢（指）体缺血时间，保证手术人员精力旺盛、体力充沛。多段离断创伤重、再植手指节段多、技术要求高、手术时间长，故手术人员要优化搭配。

2. 由近到远吻合修复血管，先行断指近段两侧指动脉吻合，同时将两侧邻近之指神经缝合，而后吻合远段断指，血管夹仍在近段断面节吻合口以近指动脉上，放夹通血冲洗近段断节指动脉后行远节段指动脉物合。这样可避免近节段吻合口血栓形成。

3. 由远到近吻合修复血管，血管吻合的数量和质量是再植成活的关键，吻合时采用先对远端与中间节段于"无血状态"下吻合。再将中间段与近端吻合。使各节段指体同时通血，同步灌注。两种方法各有优缺点，但目前缺乏循证医学证据证明两种方法的优劣。

4. 重视指体节段的取舍，离断中间段指体起到承上启下的作用。若中间段较短（< 1.5cm），可予以舍弃，将远、近端对接修复，以减少血管、神经与肌腱的吻合口，有利于防止血管危象的发生和术后功能恢复，并缩短手术时间。

5. 保护好已再植的指体。多手指、多节段再植时动作应轻柔，随时注意保护已修复的指体。

6. 指肌腱修复时注意调整肌腱，特别是侧腱束张力，术后包扎或外固定时及时调整力线，亦有效地克服了断指旋转，恢复功能。

7. 多平面断指再植是一项严格、精确的显微外科手术技术。手术医师娴熟的显微外科基本功及对手指局部显微解剖与功能的充分了解是手术成功的基础。

8. 离断中间段的伸屈肌腱如断端较为整齐，可予一期修复。多平面指体离断往往会造成伸屈肌腱的部分缺失。中间段伸肌腱 <0.5cm，屈肌腱 <1.5cm 可将远、近端直接缝合。伸肌腱缺损 >0.5cm，屈肌腱 >1.5cm。可予暂时旷置，留待指体成活后再予二期移植修复。

四、注意事项

1. 指体个数较多时，远端先放于 4℃冰箱冷藏再逐个手术。对骨折端进行适当地短缩，使各骨折端略短于皮缘 2~3mm。

2. 多指多段离断再植时，以一指为再植单元，按示指、中指、环指、小指顺序再植。术中根据断端情况进行分组清创，缩短手术时间；将尚未清创的肢体冷藏保存。

3. 必须了解受伤机制和创面情况，预先在显微镜下观察、判断离断手指是否有再植条件。

4. 手指多段离断为一种特殊类型断指，损伤严重，成功率低，不需进行详细的术前谈话、沟通和宣教。

5. 重视离断中间段指体组织的处理，是多段再植成活及术后功能的重要环节。

6. 多手指、多节段断指，由于离断指体指节多，术前应对断指做好标记，防止错接。

7. 多节段再植手术时间长，术中应严格掌握止血带的使用时间和压力，避免术后出现止血带损伤。

8. 多节段断指（肢）再植需要吻合多个吻合口，主干血管多个吻合口中任一吻合口栓塞均可导致再植指（肢）部分或全部坏死。因此，术后严密观察再植手指远端血运，防止血管危象。

9. 严密观察患者全身情况及生命体征变化，注意创口出血。

10. 对于青壮年、特别年轻妇女，手部外形的完整与其功能同样重要，应尽可能地予以再植。反之，对全身情况差、局部创面损伤重、年龄偏大则禁忌再植，单纯环指、小指多段切割性离断则为相对禁忌证。

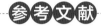

参考文献

1. Cheng TJ, Cheng NC, Tang YB. Restoration of basic hand function by double transpositional digital replantation in five-digit amputations. J Reconstr Microsurg, 2004, 20（3）：201-205.

2. Arata J, Ishikawa K, Soeda H, et al. Replantation of multi-level fingertip amputation using the pocket principle（palmar pocket method）. Br J Plast Surg, 2003, 56（5）：504-508.

3. 袁艺，赵海，王运平，等. 多节段断指再植26例临床疗效分析. 武警后勤学院学报（医学版），2013，22（09）：825-826.

4. 郭建，李宝山，章雪松，等. 手指末节多段断指再植. 实用手外科杂志，2003，17（1）：28.

5. 谢振荣，梁敏，尹烈. 双手十指断指再植成功一例. 中华显微外科杂志，1998，21（4）：247.

6. 李飞. 婴幼儿多段断指再植术13例围术期护理. 齐鲁护理杂志，2008，14（18）：105-106.

7. 郭建，李宝山，杨飞，等. 末节多段断指再植. 临床军医杂志，2002，30（6）：100-101.

8. 马立峰，刘良燚，杨延军，等. 多节段断指再植手术方法的探讨. 实用医学杂志，2008.24（16）：2841-2842.

9. 梁艳华. 多节段断指（肢）再植术后护理体会. 第四军医大学学报，2004，25（12）：1146.

10. 黄剑，王胜伟，田敏涛，等. 多平面离断指体再植术的回顾性研究. 现代实用医学，2012，24（11）：1219-1220.

11. 沈美华，张伟，祈多宝，等. 铡草机致多指、多节段指体离断的再植. 实用手外科杂志，2011，25（1）：10-11.

12. 宋海涛，田万成，卢全中，等. 多手指多节段离断再植. 中华创伤骨科杂志，2003，5（1）：41-44.

13. 梁艳华. 多节段断指（肢）再植术后护理体会. 第四军医大学学报，2004，25（12）：1146.

14. 朱映雪. 多节段断指再植术后护理. 中国医疗美容，2015，5（1）：180-181.

15. 黄东，吴伟炽，张惠茹，等. 一手四指八段离断再植成功一例. 中华显微外科杂志，2004，27（3）：199.

16. 程国良. 特殊类型断指再植回顾与展望. 中华显微外科杂志，2000，23（1）：19-20.

17. 谢昌平，侯建玺，谢书强，等. 单手多平面17节段离断再植成功一例. 中华显微外科杂志，2009，32（3）：244-245.

18. 程国良，潘达德. 断指再植十年回顾. 中华显微外科杂志，1989，12（4）：193-196.

19. 刘毅，王允彦. 手指多段离断再植三例报道. 手外科杂志，1989，4（4）：220.

20. 宋海涛，田万成，王建苓，等. 一手四指八段离断再植成功一例. 中华显微外科杂志，2003，26（1）：30.

21. 裴国献，魏宽海. 手部多平面离断再植. 中国现代手术学杂志，2000，4（3）：169-172.

第五节 多手指离断再植

多手指离断是指两个或两个以上手指的离断，是一种较为复杂的特殊类型再植，既可以发生在手的单侧，也可以发生在双侧。多数是机械性损伤，少数患者系生活中刀切伤或其他锐器性损伤。在手部外伤中，多指离断比较常见，与单指再植相比较，其特点：①创伤更重，伤情复杂，失血更多，更可能累及血容量、血液成分和血流动力学改变，而激活全身代偿性血管收缩改变；②手术时间长、难度大，不仅需要花费医师的大量精力和体力，还需要严格的麻醉和围术期处理；③显微技术要求高，术中需要争分夺秒，尽可能地减少离断手指缺血时间，需要经验丰富的显微外科团队完成；④术后需要密切观察各指局部血运，同时维持全身情况平稳，既要防止高凝状态，又要防止过度出血。

20 世纪 70 年代，随着显微技术的改进和发展，手指微血管吻合和再植的技术逐步提高，为多指离断再植、小儿断指和末节断指再植提供了技术可能，由单手多指、双手多指到 10 指离断再植完全成活，技术逐渐成熟。至 20015 年全球共有 29 例十指离断进行成功再植的报道，我国就有 26 例。近年来，随着显微外科技术不断发展及器械设备的进步，再植技术日臻成熟，断指再植适应证不断扩展，复杂的多指离断再植、多平面离断再植等成功病例报道越来越多，且取得较高的成功率，体现了再植技术的成熟和发展，标志着断指再植技术又跨上了新台阶。

一、病例介绍

【病例1】　患者，男，28 岁，因左手不慎被模具机挤压伤，疼痛、出血 1 小时入院。体格检查：一般情况良好，生命体征平稳，左手掌指关节指蹼以远离断，第 2~5 指近节指骨骨折端，肌腱、血管、神经断端外露，创缘不规则，近端创面出血，远端指体完全离体，无血运，拇指结构完整。在麻醉下清创再植术，手术顺利，放松止血带，观察指体红润，张力适中，无菌棉纱包扎固定，再植指周围碎棉纱膨松填塞，安返病房。术后给予预防感染、抗血管痉挛、抗凝血等常规再植治疗，术后 2 周再植指顺利成活，指导功能锻炼，定期随访，患者对再植手指外形、捏持功能满意（图 2-5-1）。

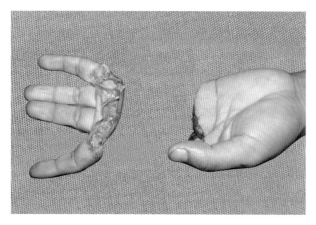

左手第 2~5 指离断伤掌侧情况

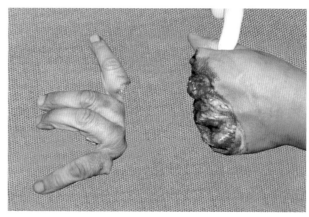

左手第 2~5 指离断伤背侧情况

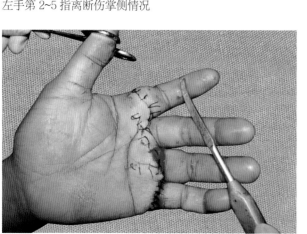

再植成功后掌侧血循环情况

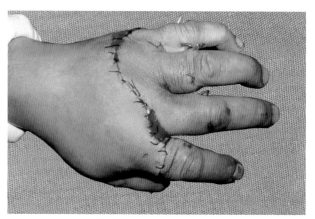

再植成功后背侧血循环情况

图 2-5-1　左手第 2~5 指近节离断再植

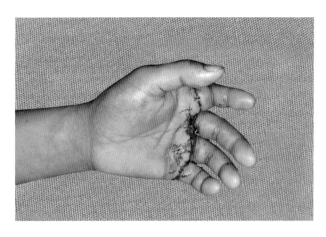

再植术后 4 周成活掌侧情况

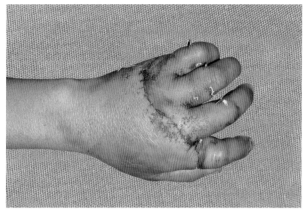

再植术后 4 周成活背侧情况

图 2-5-1　左手第 2~5 指近节离断再植（续）

【病例2】　患者，男，25 岁，因双手车床伤，疼痛、出血 1 小时急诊入院。体格检查：一般情况良好，生命体征平稳，左手中、环指末节断离，离断的指体远端结构相对完整，无血运。近端创面可见骨折端，肌腱、血管、神经断端，创缘较规则，出血。右手中指、环指、小指末节断离，离断的中、环指远端指体结构相对完整，无血运。小指在指尖处离断，离断指体组织较小无可供吻合血管；右手中指、环指、小指离断的近端创面可见骨折端，肌腱、血管、神经断端，创缘较规则，出血。急诊在麻醉下清创双手中、环指再植、右小指残端修整术，手术顺利，放松止血带，观察指体红润，张力适中，无菌棉纱包扎固定，再植指周围碎棉纱膨松填塞，安返病房。术后给予预防感染、抗凝、抗血管痉挛等常规再植治疗，术后 2 周再植指顺利成活，指导功能锻炼，定期随访，患者对再植手指外形、捏持功能满意（图 2-5-2）。

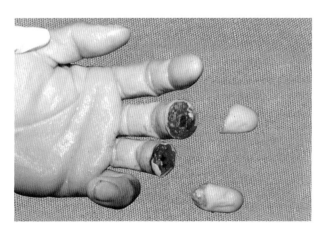

左手指离断掌侧情况

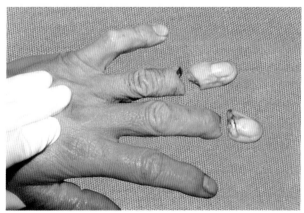

左手指离断背侧情况

图 2-5-2　双手多指末节离断再植

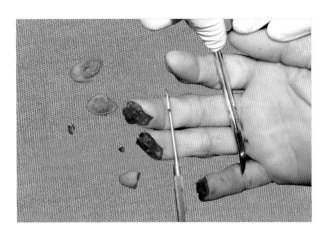

右手指离断掌侧情况

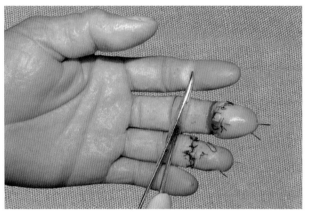

左手指离断再植掌侧情况

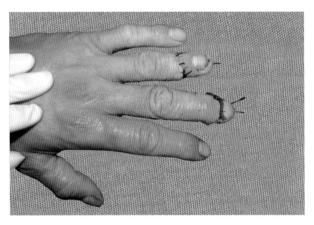

左手指离断再植背侧情况

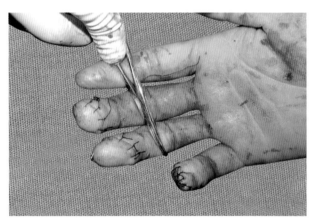

右手指离断再植掌侧情况

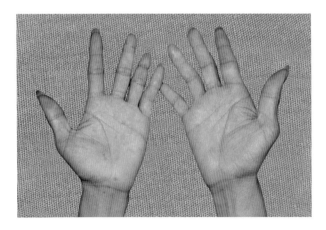

双手断指再植术后18个月掌侧情况

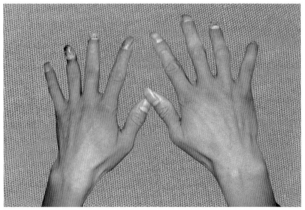

双手断指再植术后18个月背侧情况

图 2-5-2　双手多指末节离断再植（续）

【**病例3**】　患者，男，41岁，因左手电锯伤疼痛、出血1.5小时急诊入院。体格检查：一般情况良好，生命体征平稳，左手示指、中指、环指末节完全离断，示指指尖离断，中指、环指末节断离，离断指体较完整，无血运。伤口创面内可见骨折端、肌腱、血管、神经断端，创缘不规则，近端创面出血。急诊在麻醉下清创再植术，手术顺利，放松止血带，观察指体红润，张力适中，无菌棉纱包扎固定，再植指周围碎棉纱膨松填塞，安返病房。术后给予常规再植治疗，术后再植指顺利成活，定期随访，指导功能锻炼，患者对再植手指外形、捏持功能满意（图2-5-3）。

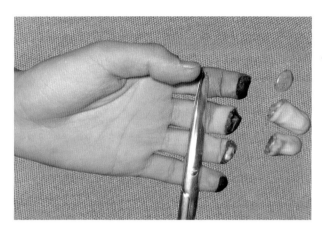

左手多指离断掌侧情况

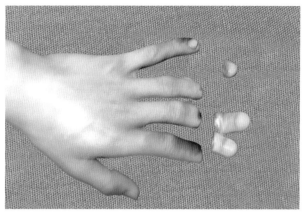

左手多指离断背侧情况

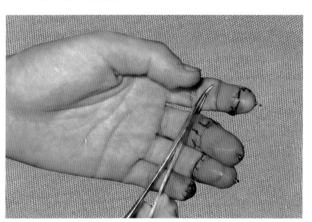

左手多指离断再植术后掌侧情况

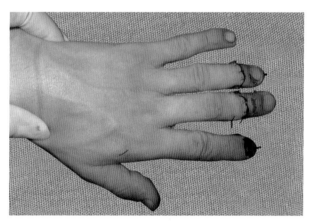

左手多指离断再植术后背侧情况

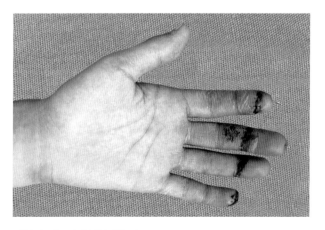

再植术后1个月掌侧情况

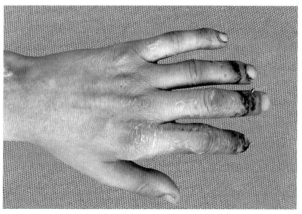

再植术后1个月背侧情况

图2-5-3　左手多指末节离断再植

【**病例4**】 患者，男，20岁，因双手不慎被裁纸机切割伤，疼痛、出血5小时急诊入院。体格检查: 一般情况良好，生命体征平稳，双手5指近节不同平面完全离断，断面较齐，创缘不规则，创面出血，离断指体无血运。在双侧臂丛麻醉下行10指离断再植术。手术由12名医师分5组进行同步再植。共吻合静脉34条，指动脉18条，指神经20条。再植手术时间共21小时，术中输血1000ml，输液3000ml。手术顺利，放松止血带，观察指体红润，张力适中，无菌棉纱包扎固定，再植指周围碎棉纱膨松填塞，安返病房，术后常规"三抗"治疗，采用血循环自动监护仪监测再植指血循环状况，1周后再植10指全部顺利成活。术后4周拔除克氏针，开始主动功能康复训练。术后6周，进行被动功能康复锻炼治疗。定期随访,1年后感觉恢复达S3+，末节指腹两点辨别觉9~10mm，可完成持筷吃饭、解穿衣扣等日常活动，患者对再植手指外形、捏持等功能满意（图2-5-4）。

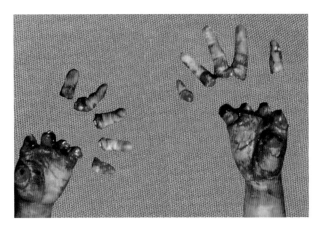

术前10指离断情况

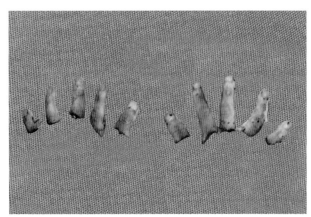

术前10指离断远端情况

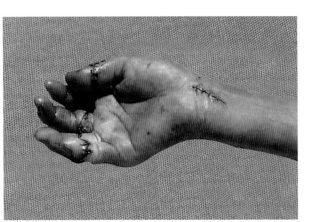

术后10天右手再植全部成活

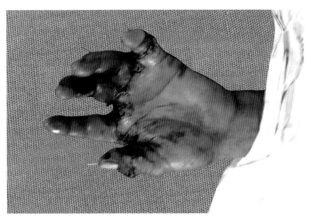

术后10天左手再植全部成活

图2-5-4 双手10指离断再植

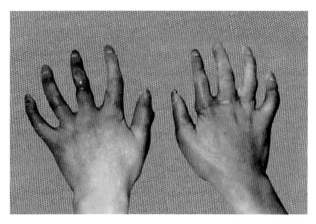

术后 360 天伸指功能

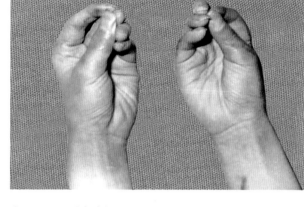

术后 360 天对掌功能

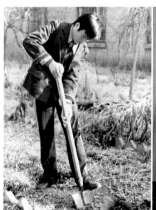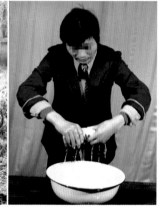

再植 3 年后劳动情况

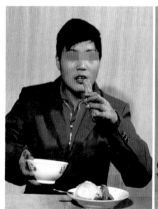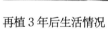

再植 3 年后生活情况

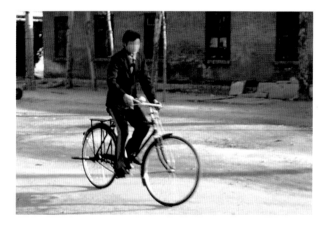

再植 3 年后生活情况

图 2-5-4　双手 10 指离断再植（续）

【病例 5】　患者，男，39 岁，因切纸机切伤致双手 1~5 指离断，出血 1 小时余入院。体格检查：一般情况良好，生命体征平稳。双手 10 指完全离断，左 1~5 指离断平面：拇指近节、示指中节、中指近节、环指近节、小指近节。右 1~5 指离断平面：拇指近节、示指中节、中指近节、环指近节、小指中节。离断指体完整，创缘尚齐，指体苍白，皮温张力低，皮下少量瘀斑。患者双侧臂丛麻醉后，3 组手术人员对双手 1~5 指同时行再植术，手术时间 9 小时 15 分钟。清创术后，用克氏针先固定指骨，然后修复屈肌腱，再修复伸肌腱。接着依次吻合双手 1~5 指双侧指动脉，再吻合静脉。放松止血带观察指体色转红润，皮温张力回升，予无菌纱布蓬松包扎，安返病房。予断指再植术后常规治疗，卧床观察 1 周，再植指体成活良好，转康复科进一步治疗。随访指导功能锻炼，术后 1 年，外观满意，双手抓握及捏持功能恢复良好（图 2-5-5）。

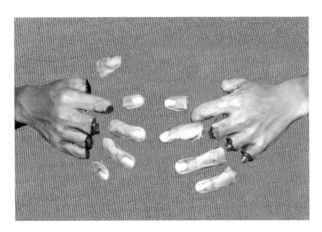

术前双手情况

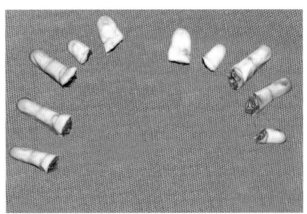

断指情况

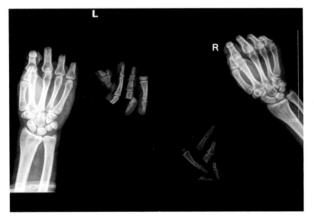

术前 X 线片

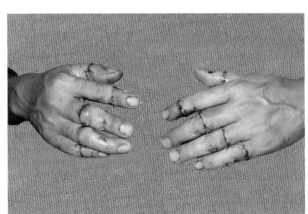

再植术后情况

图 2-5-5　双手 10 指离断再植

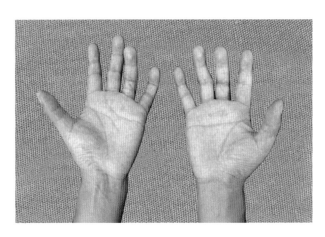

术后 1 年双手伸指（掌侧观）

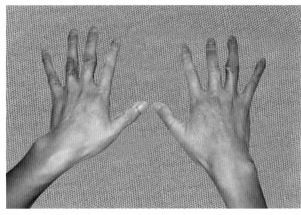

术后 1 年双手伸指（背侧观）

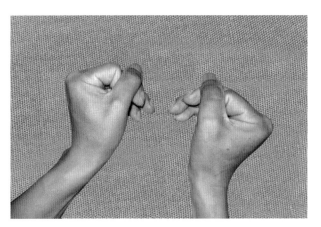

术后 1 年双手握拳

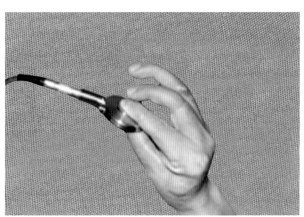

术后 1 年右手捏持功能

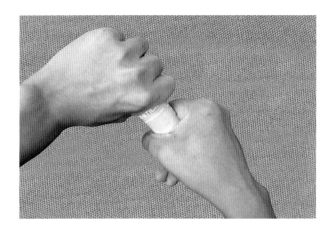

术后 1 年双手拧握

图 2-5-5　双手 10 指离断再植（续）

二、手术方案设计

多手指离断再植，同样要求术者要具备过硬的显微外科小血管吻合技术，因为手指多，手术时间长，手术操作工程量大，必须争分夺秒，减少离断手指热缺血时间，提高再植成功率。其实，多一个手指的手术工作量不是"1+2=3"，哪怕是同一手的几个手指，损伤程度多数是不一样的，尤其是双手多指离断，不仅技术要求高，而且还要有优秀的显微外科专业团队的互相协同配合。术前必须要有科学手术方案设计规划，规范分组，任务明确，执行任务主次分明，先再植功能主要手指，再次要手指。最好先吻合动脉，降低缺血时间，优先考虑离断指体较完整、损伤较轻的手指再植，更应该选择简单骨骼固定方法。典型病例2-5-4，当时显微外科设备条件如此落后，都能获得如此意外结果，可以看出敬业精神、专业团队密切协同配合及术前科学手术方案设计。由于多手指离断吻合口多、病人心理创伤负担重等原因，术后极易发生血管危象，导致手指不能够全部成活，术后需给予特级护理等处理及时有效处置，还要根据损伤和手术情况，术后量身制定功能康复计划。

三、手术要点

1. 患者入院后，经过术前再植条件评估后将断指分别标记，无菌纱布包裹，放入2~4℃冰箱内有效冷藏，术中逐个取出再植。

2. 手术中由技术全面的高年资医师指导协调手术，分组进行远、近端清创，了解每个断指血管、神经及骨关节损伤情况。

3. 多指离断再植原则上由拇指向小指逐个进行，术中根据手指功能的重要性和损伤情况灵活掌握来选择优先断指再植。如将条件好、功能不重要的手指，应移位再植重建功能更重要的手指，最大限度恢复手的功能。

4. 对于涉及双手的多指再植，两组或两组以上人员在两侧同时进行再植，提高再植成功率。

5. 尽量采取单克氏针斜行固定或指骨髓内固定骨骼，并且依次缝合指屈深肌腱和指伸肌腱，这样可以明显短缩手术时间。

6. 各伤指在不同平面离断时，先再植近断端残留较少的手指，然后再植近断端残留较长的手指。

四、注意事项

1. 在进行多指再植时，吻合血管和神经较多，吻合质量要求高，术者需具备熟练的显微外科基本功，高质量血管吻合技术是保证断指再植成败的关键。

2. 多指断离，特别是断面损伤较重的断指，术中须行指骨短缩，应注意保持各指的相对长度，尽可能地保留关节，特别是掌指关节和近侧指骨间关节。

3. 多指再植应注意各手指间的解剖关系，防止手指再植后出现旋转、内外翻和前后成角等；同时，还要注意各指屈、伸指肌腱张力的调整。

4. 对于5指以上离断的病例，组织人员分组进行、轮流手术，有利于减轻医师的负担，提高再植成活率。

5. 多手指离断往往合并手其他部位损伤，伤情较重，失血较多，严重者也可出现失血性休克，手术当中应补足血容量，纠正休克，使伤指有足够的血氧含量，提高再植的成活率。

6. 对多指多平面离断，伤情更复杂，内固定时间长，功能恢复较单一手指离断恢复差。术后4周拔除内固定的克氏针，指导患者积极、主动进行再植指的屈伸锻炼。

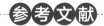

1. Pei GX，Zhao DS，Xie CP，et al. Replantation of multi-level hand severances.Injury，1998，29（5）：357-361.

2. Yousif NJ，Muoneke V，Sanger JR，et al. Hand replantation following three-level amputation： a case report.J Hand Surg Am，1992，17（2）：220-225.

3. Cheng TJ，Cheng NC，Tang YB. Restoration of basic hand function by double transpositional digital replantation in five-digit amputations.J Reconstr Microsurg，2004，20（3）：201-205.

4. Arata J，Ishikawa K，Soeda H，et al.Replantation of multi-level fingertip amputation using the pocket principle （palmar pocket method）.Br J Plast Surg，2003，56（5）：504-508.

5. Arata J，Ishikawa K，Soeda H.Replantation of fingertip amputation by palmar pocket method in children.Plast Reconstr Surg，2011，127（3）：78e-80e.

6. Belsky MR，Ruby LK.Double level amputation： should it be replanted. J Reconstr Microsurg，1986，2（3）：159.

7. Cai J，Cao X，Pan J，et al.Replantation of a multiple digit and circular palm amputation: a case report.Microsurgery，1993，14（3）：221-224.

8. Yu H，Wei L，Liang B，et al.Nonsurgical factors of digital replantation and survival rate：A metaanalysis. Indian J Orthop，2015，49（3）：265-271.

9. Beris AE，Lykissas MG，Korompilias AV，et al.Digit and hand replantation.Arch Orthop Trauma Surg，2010，130（9）：1141-1147.

10. Davis Sears E，Chung KC.Replantation of finger avulsion injuries：a systematic review of survival and functional outcomes. Hand Surg Am，2011，36（4）：686-694.

11. Sebastin SJ，Chung KC. A Systematic review of the outcomes of replantation of distal digital amputation.Plast Reconstr Surg，2011，128（3）：723-737.

12. 黄东，吴伟炽，伍庆松，等.多指离断再植的探讨.中华显微外科杂志，2002，25（1）：28-30.

13. 魏长月，范启申，郭德亮.多指断离再植.中国修复重建外科杂志，2000，14（1）：55.

14. 施小柯，黎斌，李东平，等.多指多平面压砸性离断再植的处理.中华手外科杂志，2006，22（6）：382-383.

15. 杨中华，周必光，彭正人，等.多指节段性毁损性离断再植.中国修复重建外科杂志，2001，15（6）：370-372.

16. 程国良.特殊类型断指再植回顾与展望.中华显微外科杂志，2000，23（1）：19-20.

17. 周明武，赵东升，杨润功，等.双手10指11节段完全离断再植一例.中华显微外科杂志，2000，23（3）：176.

18. 吴焯鹏，谢国均，余碧兰，等.多指毁损性离断的指体在重建手功能中的应用.实用手外科杂志，2005，19（1）：45.

19. 赵维彦，李炳万，郝永胜，等.影响多指离断伤再植存活因素分析.北华大学学报：自然科学版，2008，9（1）：56-57.

20. 张长清，韦加宁，田光磊，等.多手指离断再植术207指临床分析.中华医学杂志，2001，81（3）：182-183.

第六节　伴软组织缺损手指离断再植

随着工业和农业的发展，自动化机械的多样化，出现了许多复杂的断指类型，其中伴有软组织缺损的断指也不少见，软组织的缺损包括皮肤、血管、神经的缺损。再植手术复杂，伤情多样化，组织修复的方法种类很多，缺乏固定模式的修复方法。需要术者具有熟练的显微外科技术和丰富的皮瓣知识，根据损伤类型及缺损的程度、部位和范围选用合适的组织瓣转移或移植进行再植。20 世纪 80 年代曾被列为再植禁忌证，传统常采用缩短骨骼的方法进行再植，再植指虽然成活，但功能和外形往往不能令人满意；有时为保全关节和手指长度而姑息清创，术后易因感染、皮肤坏死、血管条件差而影响再植成活，即使勉强成活，再植手指短，皮肤感觉差，肌腱粘连重，关节僵硬等，严重影响手部的功能。随着显微技术进步和各种组织瓣转移、移植的成熟，采用血管、肌腱、皮瓣等组织或复合组织瓣移植或转移修复断指的组织缺损，既减少术后血管危象，提高再植成活率，又能扩大再植适应证。

软组织修复方法很多，尚无同一分法。根据供区组织位置，可分为带蒂皮瓣和游离皮瓣。根据组织瓣血供形式可分为动脉皮瓣和静脉皮瓣；根据受区组织缺损修复需要可以设计携带不同组织，如肌腱、神经、深筋膜、跖趾关节、趾骨间关节等。还可以设计邻指皮瓣、邻指筋膜瓣、邻指指动脉岛状皮瓣、邻指背侧静脉岛状皮瓣、掌背动脉逆行岛状皮瓣、示指背侧岛状皮瓣、指固有动脉背侧支岛状皮瓣、游离静脉皮瓣、第 2 趾复合组织瓣等方法进行软组织缺损的修复，获得再植的成功。

1983 年 Soutar 等首次介绍了 flow-through 皮瓣在肢（指）体重建血供的良好效果后，静脉 - 动脉化、flow-through 皮瓣成为桥接断指软组织缺损重建血供较理想的术式，认为其具有设计方便、切取简单、血供肯定等优点，而后徐亚非等对动脉化静脉皮瓣进行了改良，提高了皮瓣成活率。为此类伤情修复重建开创了新的思路。

一、病例介绍

【病例 1】　患者，男，27 岁，因左手拇指冲床冲压伤，疼痛、出血 1 小时急诊入院。体格检查：一般情况良好，生命体征平稳，左手拇指指骨间关节以远血肉模糊，皮肤软组织撕脱缺损，拇指近节以远指体组织结构改变，部分腱性组织相连，末端血运较差，污染较重。创面内可见多块骨折端，肌腱、血管、神经断端，缺损创面出血。急诊在麻醉下清创再植示指背侧皮瓣 + 第 1 掌背皮瓣移位修复拇指掌、背侧缺损创面。手术顺利，放松止血带，观察指体和皮瓣红润，张力适中，无菌棉纱包扎固定，再植指周围碎棉纱膨松填塞，安返病房。术后给予常规再植治疗，术后 2 周再植指和皮瓣顺利成活，定期随访，指导功能锻炼，患者对再植手指和皮瓣外形、捏持功能满意（图 2-6-1）。

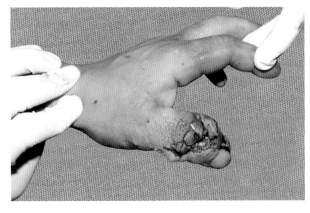

左手拇指离断伤背侧情况

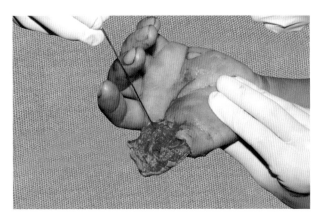

左手拇指离断伤掌侧情况

图 2-6-1　左拇指离断伴软组织缺损再植 + 皮瓣修复

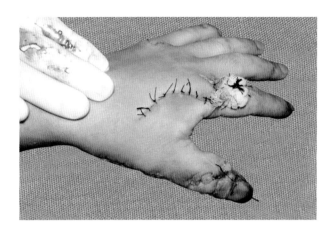

再植及皮瓣移植修复术中情况

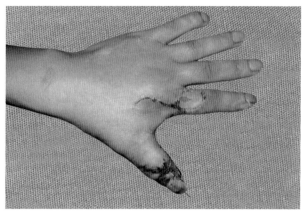

术后 2 周手指和皮瓣成活

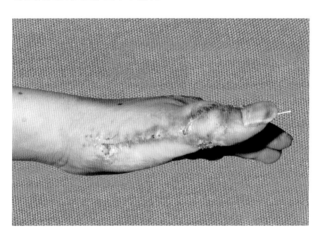

术后 6 周克氏针取除前

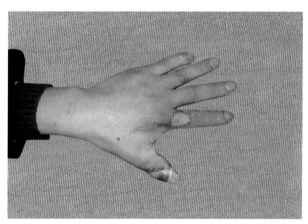

术后 8 个月拇指背侧外形

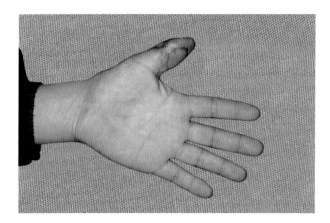

术后 8 个月拇指掌侧外形

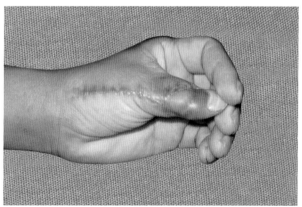

术后 8 个月拇指对掌功能

图 2-6-1　左拇指离断伴软组织缺损再植＋皮瓣修复（续）

【病例2】 患者，男，56岁，因左手冲床伤疼痛、出血至血肉模糊3小时急诊入院。体格检查：体温37.4℃，脉搏86次/分，呼吸17次/分，血压136/76mmHg。一般情况正常，心、肺、肝、脾未见异常。可见左手腕关节以远血肉模糊，指体结构变形，皮肤软组织广泛撕脱，创面不规整，手指无感觉、苍白，布满油污垢，不能活动。急诊在麻醉下行清创再植修复术，手术顺利。术后再植部位用60W烤灯24小时照射，预防感染、预防血栓、活血、对症等治疗7~10天，隔日换药，伤口2周拆线，手部掌背侧皮肤小部分坏死，术后3周给予手掌坏死组织清除取前臂尺动脉腕上穿支皮瓣修复创面术。术后皮瓣完全成活，创面Ⅰ期愈合。经20个月随访，回植皮肤色泽接近正常，患者对手部外形和功能满意（图2-6-2）。

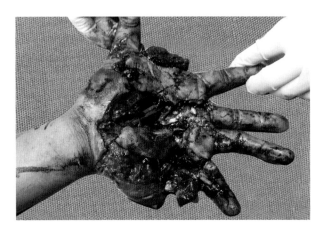
左手掌侧伤情

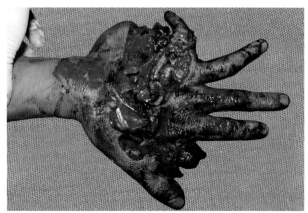
左手背侧伤情

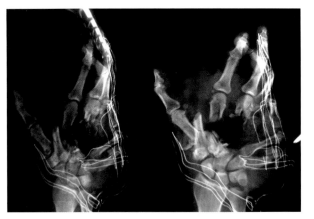
术前X线片情况

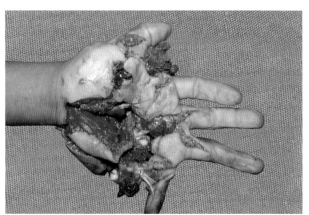
左手清创后掌侧伤情

图2-6-2 左手毁损性离断再植+皮瓣修复重建术

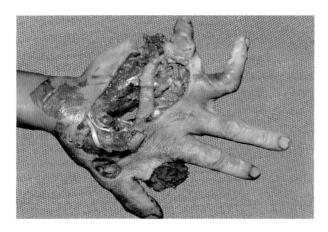

左手清创后背侧伤情

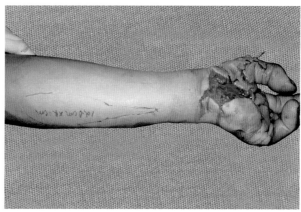

术中设计皮瓣修复掌侧创面

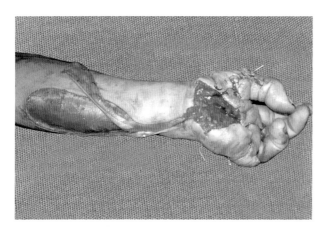

术中皮瓣切取

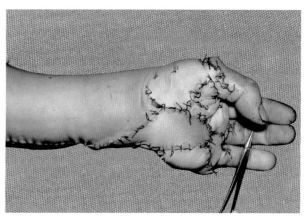

皮瓣转位修复创面后血运

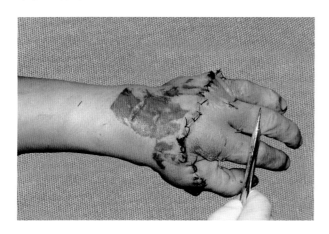

术中手背情况

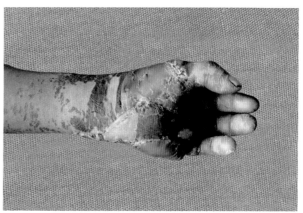

术后 4 周左手掌侧情况

图 2-6-2　左手毁损性离断再植 + 皮瓣修复重建术（续）

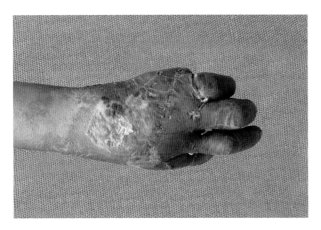

术后 4 周左手背侧情况

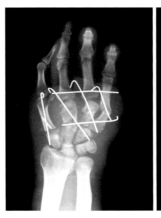

术后 4 周 X 线片情况

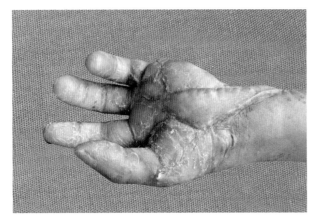

术后 7 周手部和皮瓣外形

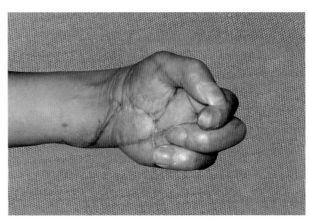

术后 20 个月屈指功能

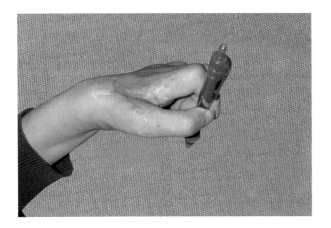

术后 20 个月捏持功能

图 2-6-2　左手毁损性离断再植＋皮瓣修复重建术（续）

【病例3】　患者，男，41岁，因机器挤伤致右手示指断离，中指疼痛、流血2小时入院。体格检查：一般情况良好，生命体征平稳，右手环指自近指间关节完全离断，断端软组织挫伤严重，部分皮肤软组织缺损。臂丛麻醉下清创离断远近端创面，近指间关节缺失，于显微镜下分离远近端血管神经，自同侧第二足趾近趾间关节设计复合组织瓣，携带关节、胫侧趾固有血管神经束及趾背皮肤移植于受区，保留第二足趾腓侧血管神经束。用1.2mm克氏针贯穿固定断指及移植的复合组织瓣，修复屈伸肌腱，吻合桡侧的血管神经束及指（趾）背静脉。放松止血带后见再植指端及移植组织色红润，张力适中。缝合周围皮缘。右足剩余第二足趾部分短缩后贯穿固定。术后再植指及复合组织瓣成活良好，外形及功能恢复满意。供区第二足趾外观功能好（图2-6-3）。

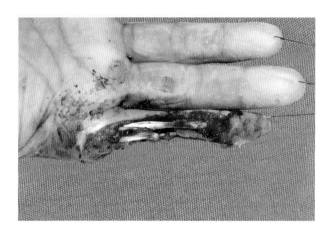

右手损伤掌侧外观

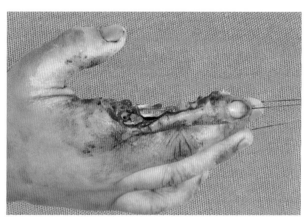

右手损伤背侧外观

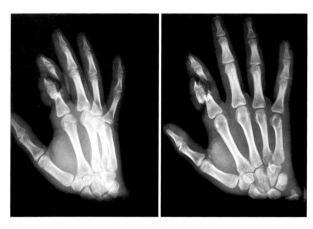

术前X线片

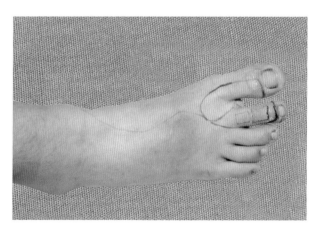

复合组织瓣供区设计

图2-6-3　右手示指复合组织缺损性离断再植＋趾间关节移植修复指间关节

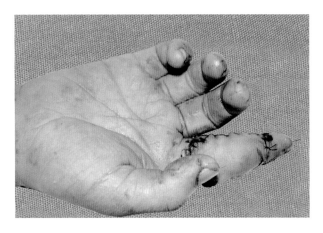

术中皮瓣移植掌侧情况

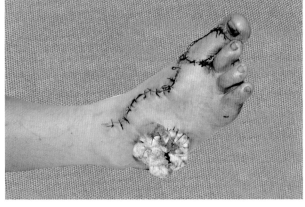

供区情况创面修复情况

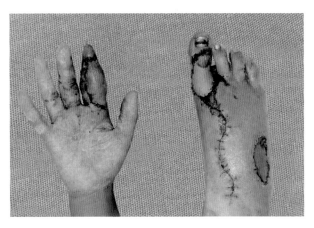

术后 2 周供、受区情况

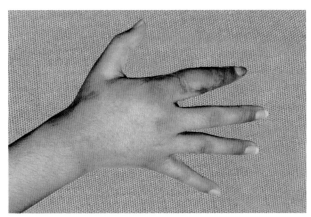

术后 12 个月手指背侧情况

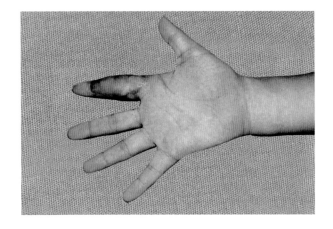

术后 12 个月手指掌侧情况

图 2-6-3　右手示指复合组织缺损性离断再植＋趾间关节移植修复指间关节（续）

【病例4】 患者，男，41岁，因机器挤伤致右手患指断离，中指疼痛、流血2小时入院。体格检查：一般情况良好，生命体征平稳，右手环指自近指间关节完全离断，断端软组织挫伤严重，部分皮肤软组织缺损。臂丛麻醉下清创离断远近端创面，近指间关节缺失，于显微镜下分离远近端血管神经，自同侧第二足趾近趾间关节设计复合组织瓣，携带关节、胫侧趾固有血管神经束及趾背皮肤移植于受区，保留第二足趾腓侧血管神经束。用1.2mm克氏针贯穿固定断指及移植的复合组织瓣，修复屈伸肌腱，吻合桡侧的血管神经束及指（趾）背静脉。放松止血带后见再植指端及移植组织色红润，张力适中。缝合周围皮缘。右足剩余第二足趾部分短缩后贯穿固定。术后再植指及复合组织瓣成活良好，外形及功能恢复满意。供区第二足趾外观功能好（图2-6-4）。

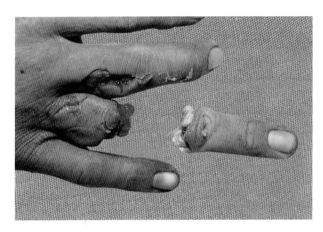

患手损伤背侧外观

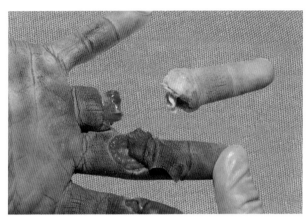

患手损伤掌侧外观

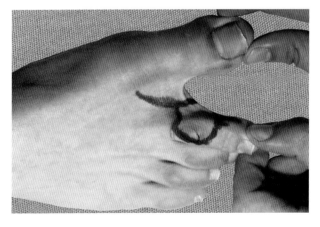

供区复合组织瓣设计

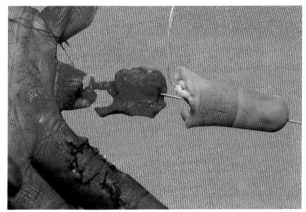

术中组织移植掌侧观

图2-6-4 右手环指复合组织缺损性断指再植＋趾间关节移植修复指间关节

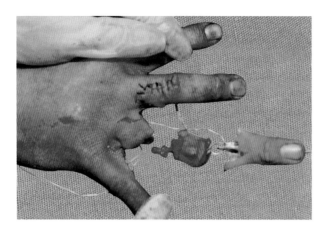

术中组织移植供区观

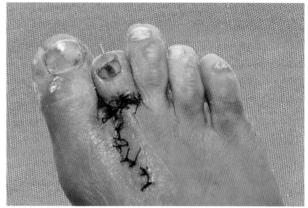

术后供区情况

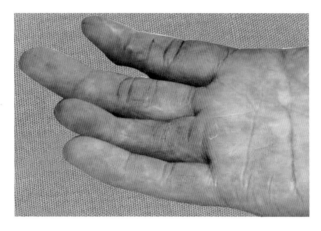

术后患指外观

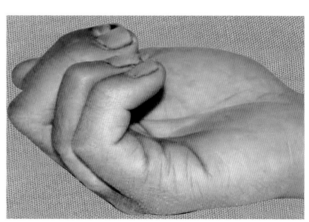

术后患指屈曲功能

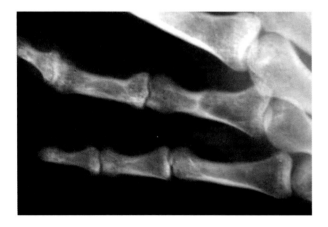

术后患指 X 线片

图 2-6-4 右手环指复合组织缺损性断指再植 + 趾间关节移植修复指间关节（续）

【病例5】 患者，女，35岁，因机器挤伤致左手疼痛、流血、活动受限3小时入院。体格检查：一般情况良好，生命体征平稳，左手示指连同第二掌骨远端完全毁损，中指自掌骨颈处离断，指体结构完整，虎口区皮肤缺损。臂丛麻醉下清创离断远近端创面，并于显微镜下分离远近端血管神经，1.2mm克氏针贯穿固定中指，吻合血管神经肌腱。放松止血带后见中指指端色红润，张力适中。于鼻烟窝处分离桡动脉备用。按创面大小于同侧足背部设计并切取足背皮瓣，移植于虎口区，桡动脉足背动脉端端吻合，见皮瓣边缘渗血明显，丝线关闭伤口并放置引流。皮瓣供区植全厚皮片加压包扎。术后再植指及皮瓣成活良好，外形及功能恢复满意。供区植皮成活良好（图2-6-5）。

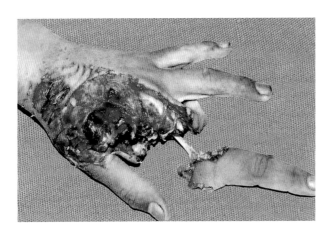

左手损伤背侧外观

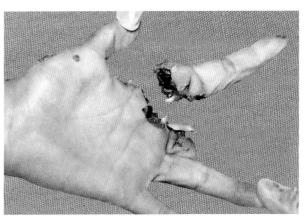

左手损伤掌侧外观

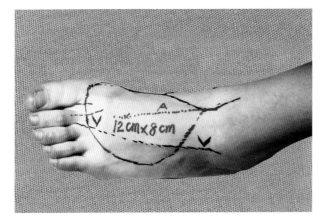

术中皮瓣设计

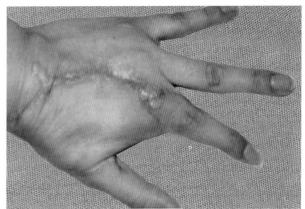

术后患手背侧外观

图2-6-5 左手软组织缺损性断指足背皮瓣修复再植

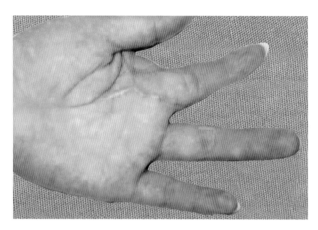

术后患手掌侧外观

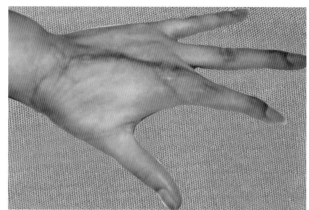

术后再植指伸指功能

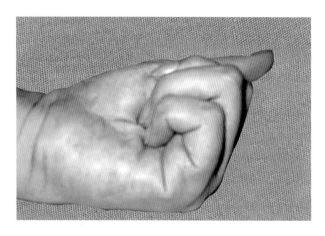

术后再植指屈曲功能

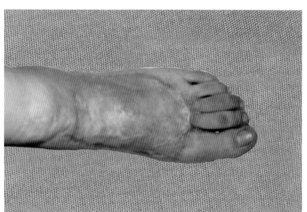

术后供区外观

图 2-6-5 左手软组织缺损性断指足背皮瓣修复再植（续）

二、手术方案设计

手指离断伴软组织缺损再植不同于一般手指离断再植，不仅仅给予离断手指再植，还要修复缺损，重建功能和外形。对于这类断指合并不同皮肤组织缺损，不同的范围缺损，选择供区、选择组织和修复方法也不同，获得重建的效果也不同。因此，在制定手术方案时，要充分全面思考，衡量利弊，优选方案，尤其是皮瓣供区的选择。不同的病例选择不同，有手部掌侧缺损首选前臂桡动脉穿支皮瓣；创面靠近尺侧也可选择尺动脉穿支皮瓣；手背皮肤缺损选择骨间背侧动脉穿支皮瓣；有的创面伴有血管神经缺损断指，这时要考虑用带血管神经皮瓣桥接重建血循环和手指感觉功能，供区可选前臂局部皮瓣，也可选择其他部位游离皮瓣，注意血管的匹配情况。最终目的是离断手指成功再植、缺损创面获得修复、功能得到重建和外形重塑。

三、手术要点

1. 按常规再植的方法进行骨骼内固定及修复指掌或背侧能修复的组织，最后根据组织缺损的部位、范围和缺损程度选择组织瓣移植或转移修复组织缺损供区方法。

2. 在严重的多指断离，重要手指有皮肤、血管、神经、肌腱、指骨等缺损，而一些断指的骨支架破坏，软组织通血后能成活，可采废弃指制成复合组织瓣游离移植嵌入组织缺损部位，保存手指的大部分功能，效果良好。肌腱缺损可取患指屈指浅肌腱或静脉皮瓣带掌长肌腱一期移植修复，神经缺损可取桡神经浅支的分支或断指近节指固有神经背侧支一期移植修复，也可选择腓肠神经移植修复。

3. 指固有动脉岛状皮瓣主要用于修复邻近的断指掌侧皮肤、动脉、神经缺损者。该皮瓣切取容易，血管吻合口少，既覆盖了创面，又桥接了指固有动脉、指固有神经。

4. 静脉皮瓣移植，该皮瓣为非生理性皮瓣，血液循环主要由静脉管道系统承担，可分为动脉血营养的静脉皮瓣和静脉血营养的静脉皮瓣。动脉血营养的静脉皮瓣主要用于修复伴掌侧皮肤动脉缺损的断指再植。皮瓣术后肿胀较剧，皮瓣呈紫红色。静脉血营养的静脉皮瓣主要用于修复指背皮肤及静脉同时缺损的断指。静脉皮瓣随意性强，皮瓣成活后质量欠佳，不牺牲主要血管，解剖容易，损伤小，切取后供区可直接缝合。特别是在关节部位及其他活动度较大的部位，尽量不要选用静脉皮瓣。

5. 对于伴有环形组织缺损的断指再植，根据足踇指腓侧皮瓣与其相对的第二足趾胫侧皮瓣同属于第一跖底动脉供血，其两侧皮瓣近、远侧均有较好的浅静脉的解剖特点，将两皮瓣并列"瓦合"后包绕覆盖完全离断指的环形组织缺损创面。

6. 伴有大面积皮肤软组织缺损的手指离断再植，常规的带蒂和游离小皮瓣无法修复时，可选用足背皮瓣来修复创面和重建再植手指血运，只是对术者的技术要求较高。

四、注意事项

1. 严格掌握断指再植适应证，手术前要充分估计再植后的功能，估计无功能者不宜再植。

2. 指固有动脉岛状皮瓣尽可能在侧方设计，切口应符合原则，防止瘢痕挛缩影响功能。

3. 带蒂皮瓣若走暗道，皮下隧道应足够宽松，其标准为岛状皮瓣转移时能顺利通过，防止皮瓣转移后血管蒂受压导致手术失败。

4. 精确测量组织缺损的长度或面积，尤其在伴骨、关节、皮肤缺损时，需要精确测量，并做到精确修复各种组织。

5. 静脉皮瓣修复指掌侧皮肤及动脉缺损时，皮瓣应倒置，使近断端、远断端分别与指固有动脉的远端、近端吻合。静脉皮瓣随意性强，不牺牲主要血管，解剖容易，损伤小，切取后供区可直接缝合。

6. 内固定尽量不要穿关节固定，要选择既有利于骨愈合，又能够早期锻炼的固定方法。

7. 供区皮瓣移植，将皮瓣倒置后移植于受区，将皮瓣内一条静脉远端与再植指体近端动脉吻合，完成了静脉动脉化皮瓣的供血，倒置后的静脉分别与手指掌侧或背侧静脉远、近端分别吻合，建立皮瓣静脉的双向回流模式，如果皮瓣包含有 3 条以上静脉尽可能吻合 2 条静脉，回流更为通畅，通血后皮瓣颜色呈现淡紫色，毛细血管反应缓慢，为动静脉血短路的结果。

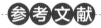

1. 巨积辉，侯瑞兴，刘跃飞，等.伴复合组织缺损的断指再植.实用手外科杂志，2007，21（1）：46.

2. 吴学建，崔永光，贺长清.伴软组织缺损的断指再植.中华显微外科杂志，2004，27（1）：65-66.

3. 何旭，屈志刚，王德明，等.伴有软组织缺损的小儿断指再植.中华急诊医学杂志，2006，15（6）：565-567.

4. 侯晓进，杨晓荣，杨锁平，等.掌侧软组织合并血管和（或）神经缺损的断指再植.实用手外科杂志，2014，28（3）：311-313.

5. 孙中建，徐鹏，袁常欣，等.足部复合组织瓣桥接再植节段毁损型断指.中华显微外科杂志，2015，38（1）：48-51.

6. 刘俊，唐举玉，谢松林，等.合并组织缺损的断指再植48例54指报告.湘南学院学报（医学版），2006，8（1）：8-10.

7. 申东彦，崔永光，任有成，等.皮肤软组织缺损性断指再植.中国修复重建外科杂志，2006，20（7）：766-767.

8. 高娜，张植生，赵建勇，等.趾腓侧皮瓣与趾侧方皮瓣修复环形组织缺损性断指.实用手外科杂志，2008，22（2）：118.

9. 刘光军，王成琪，谭琪，等.足背皮瓣修复大面积皮肤软组织缺损性断指.中华创伤杂志，2013，29（1）：65-66.

10. 黄东，张惠茹，吴伟炽，等.小型皮瓣在断指伴有软组织缺损修复中的应用.中华显微外科杂志，2005，28（4）：365-366.

11. 崔永光，任有成，芦囊，等.软组织缺损性断指再植349指.郑州大学学报（医学版），2003，38（4）：615-616.

12. 黄东，张惠茹，吴伟炽，等.小型皮瓣在断指伴有软组织缺损修复中的应用.中华显微外科杂志，2005，28（4）：365-366.

13. 肖强，吴月欣，张基仁，等.双微型皮瓣移植在拇指近节离断伴皮肤缺损断指再植中的应用.中华手外科杂志，2005，21（4）：207-208.

14. 刘刚义，席志峰，朱修文，等.第二足趾节段桥接移植修复手指中间节段缺损.中华手外科杂志，2013，29（5）：293-295.

15. 徐亚非，伍美艺，张德军，等.应用改良动脉化静脉皮瓣修复指部软组织缺损.中华显微外科杂志，2011，34（4）：321-322.

16. 李涛，陈振兵，丛晓斌，等.邻指指动脉 Flow-through 皮瓣桥接断指血运的临床应用.中华显微外科杂志，2014，37（1）：10-13.

17. Soutar DS，Scheker LR，Tanner NSB，et al.The radial forearm flap：a versatile method for intra-oral reconstruction. Bri J Plastic Surg，1983，36（1）：1-8.

18. Kawakatsu M，Ishikawa K，Sawabe K. Free arterialised flow-through venous flap with venous anastomosis as the outflow（A-A-V flap）for reconstruction after severe finger injuries. J Plastic Surg Hand Surg，2013，47（1）：66-69.

19. Lin YT，Henry SL，Lin CH，et al.The shunt-restricted arterialized venous flap for hand/digit reconstruction：enhanced perfusion，decreased congestion，and improved reliability.J Trauma，2010，69（2）：399.

20. Yan H，Brooks D，Ladner R，et al. Arterialized venous flaps：a review of the literature.Microsurgery，2010，30（6）：472-478.

第七节 超时性断指再植

在 20~25℃下（简称常温下），肌肉缺血 6 小时后将发生不可逆的坏死，因此，对于常温下离断组织尽可能地在 6 小时内完成再植，恢复离断指体血运。在冷藏条件下（4℃），离断组织坏死发生的时间延长，坏死速度减慢，再植时间可以延长到 12 小时。而作为无肌肉的手指离断再植，常温下缺血时间可以延长到 8 小时，在冷藏条件下，手指缺血时间可延长到 24 小时。如果指体断离后热缺血时间超过这一理论时限，进行断指再植，就称为超时性再植。超时再植虽说没有绝对的时间界限，一般而言，离断手指常温下超过 12 小时，或冷藏条件下超过 24 小时，可认为超时再植。关于超时再植成功的文献非常少，多数为个案报道，目前缺乏超时再植的成活率权威数据。

组织耐受缺血的时限，迄今为止尚无定论。据动物实验观察，离断的肢体温缺血 10 小时，组织呈轻度分解变性。10~15 小时，断肢组织内糖原明显下降，乳酸急骤增高，组织呈中度至重度变形。潘达德等（1991 年）通过组化方法检查断指各种组织和手内在肌中碱性磷酸酶（ALP）、琥珀酸脱氢酶（SDH）、腺苷三磷酸酶（ATPase）三种酶的活性，企图从新陈代谢角度观察 4℃冷藏对组织的保护作用，认为经过冷藏保护的断指和肌肉，再植时限分别为 7 天和 2 天，可以争取的再植时限分别为 12 天和 11 天。随着缺血时间延长，再植成活率会降低。由于手指组织仅为皮肤、皮下组织、肌腱、骨骼等，对缺血、缺氧的耐受力相对较强，故再植时限也相对较长。常温下，断肢再植通常在伤后 6~8 小时内恢复断肢的血供，对于缺少肌肉的断指再植，最佳时间为 12 小时以内。

季节的变化对再植时限有很大影响，在寒冷季节、缺血时间可相对延长，而在盛夏及高温环境下，组织新陈代谢旺盛，变性较快，缺血时限必然缩短。热缺血超过 12 小时，作为断指再植的相对适应证。夏季离断指体未冷藏者应慎重再植，冬季可适当延长再植时限，但不能无限延长。

临床上，已有伤后长达 96 小时能再植成活的报道。虽然伤后断指经妥善保存可延长再植时限，但临床上仍应尽快再植。只要皮肤软组织完整，挫伤不十分严重，在显微镜视下观察血管情况，条件允许的都可实行再植。

一、病例介绍

【病例 1】 患者，女，50 岁，因右手示指不慎被车床挤压伤，疼痛、出血，中末节离断外院残端修整手术后 18 小时（伤后 22 小时）急诊入院。体格检查：一般情况良好，生命体征平稳；右手示指敷料包扎，渗血；打开包扎可见右手示指中节远端术后缝线，少量出血，离断手指一次性塑料袋包装（未经其他保管处理），创面为横斜行创缘不规则。急诊在麻醉下扩创再植术，手术顺利，放松止血带，观察指体红润，张力适中，无菌棉纱包扎固定，再植指周围碎棉纱膨松填塞，安返病房。术后给予常规再植治疗，术后 2 周再植指顺利成活，定期随访，指导功能锻炼，患者对再植手指外形、捏持功能满意（图 2-7-1）。

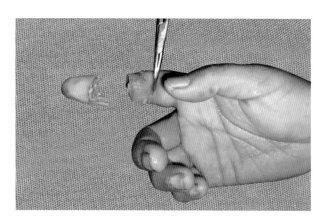

右手示指离断指体掌侧情况

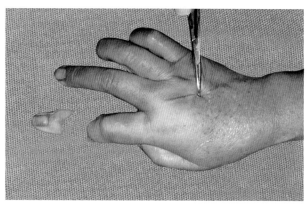

右手示指离断指体背侧情况

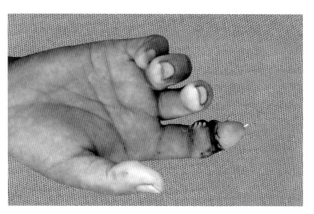

再植成功后掌侧情况

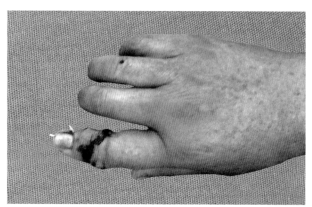

再植成功后背侧情况

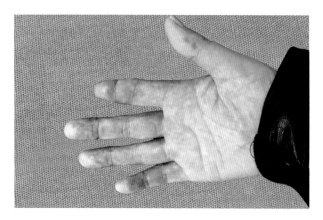

术后9个月掌侧情况

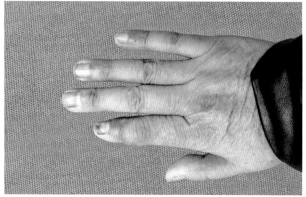

术后9个月背侧情况

图 2-7-1　右手示指中末节离断 22 小时再植

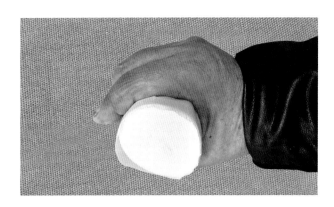

术后 9 个月功能情况

图 2-7-1 右手示指中末节离断 22 小时再植（续）

【**病例 2**】 患者，女，23 岁，因机器切割伤至右示指离断，疼痛、出血伴活动受限 16 小时入院。体格检查：患者一般情况良好，生命体征平稳，右示指自远侧指骨间关节处离断，断端不规整，残端骨断端、肌腱断端外露，离断指体色苍白，无血运及感觉。入院后在臂丛麻醉下清创后，融合远侧指骨间关节，使用 1 枚直径 1.0mm 克氏针固定远侧指骨间关节，显微镜下分别吻合指两侧指固有动脉及指背三条较粗的指背静脉。手术顺利，松止血带，观指体红润，张力适中，无菌纱布包扎固定，再植指体周围碎棉纱膨松填塞，安返病房。术后给予常规再植治疗，术后 2 周再植指体顺利成活，定期随访，指导功能锻炼，再植指体外形、捏持功能良好（图 2-7-2）。

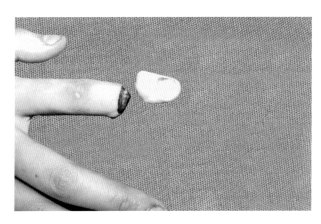

右手示指冲压伤性离断背侧伤情

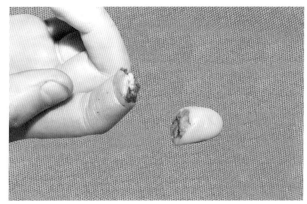

右手示指冲压伤性离断掌侧伤情

图 2-7-2 右手示指末节离断 16 小时再植

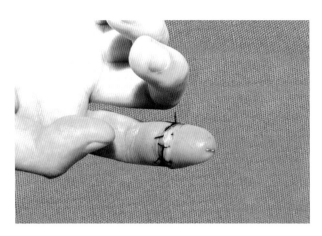

术中再植指腹色泽红润

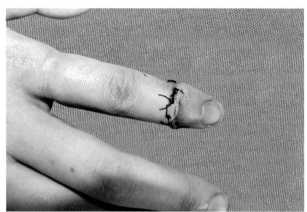

术中再植指甲色泽红润

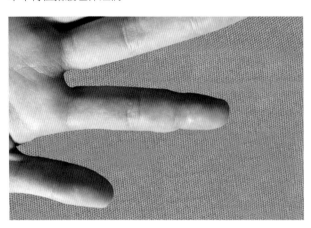

再植术后 15 个月掌侧情况

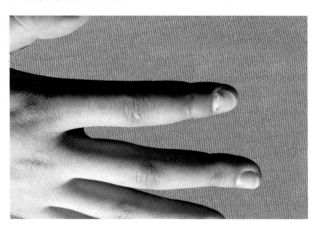

再植术后 15 个月背侧情况

图 2-7-2 右手示指末节离断 16 小时再植（续）

【**病例3**】 患儿，女性，6岁，因机器绞伤至右手示指旋转性撕脱离体25小时入院。体格检查：一般情况良好，生命体征平稳。右手示指在近指节中段离断，近端于当地医院已行清创、残端修整术；远端手指创缘不整齐，伴指深屈肌腱大段抽出，长约13cm。在全身麻醉下行再次清创、断指再植术。手术过程顺利，术后放松止血带，见再植示指红润饱满，张力适中，无菌棉纱膨松包扎，安返温馨病房。术后保温保暖，绝对禁烟，密切观察断指血运，给予常规小儿再植术后治疗。术后第2天再植手指开始出现水疱，第3天出现血疱，均用小针头刺破排液，避免张力形成；术后7天逐渐平稳成活。术后定期随访，指导功能锻炼。术后随访患儿示指长度较对侧稍短，表面残留色素沉着逐渐褪去，屈伸功能满意，再植示指发育良好，患儿家长满意（图2-7-3）。

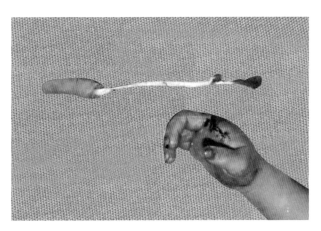

右手示指旋转撕脱性离断伤情

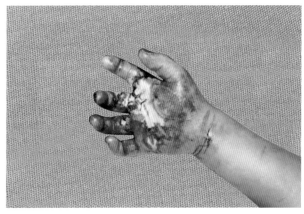

超时断指再植术后血运情况

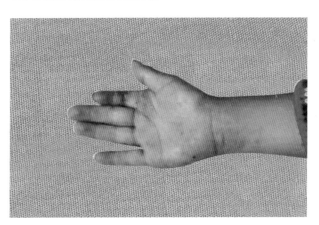

术后3个月掌侧面情况

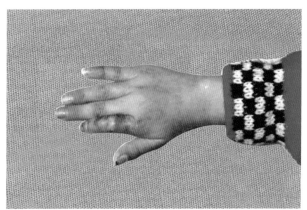

术后3个月伸指背侧情况

图2-7-3 小儿右手示指撕脱性离断25小时再植

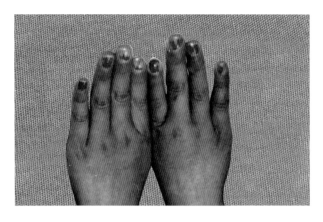

术后 3 个月双手对比情况

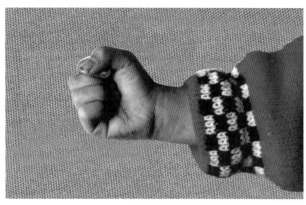

术后 3 个月握拳情况

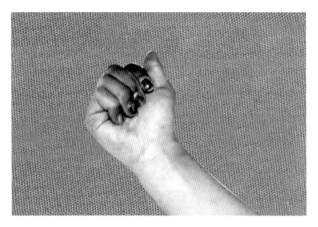

术后 12 个月握拳情况

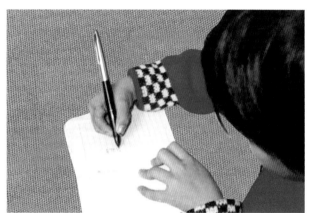

术后 12 个月功能情况

图 2-7-3　小儿右手示指撕脱性离断 25 小时再植（续）

二、手术方案设计

手指离断超时再植主要指手指离断后由于多种原因在常温下（离断指体未做特殊处理）超出常规再植热缺血时限（6~8 小时）后，患者和家属强烈要求下进行再植。按照再植时限理论数值（6~8 小时），一般学者认为，如果离断指体缺血时间超过再植时限，且未做特殊处理而进行再植，多数会导致指体组织变性坏死，感染至再植指体部分或全部坏死，以手术失败而告终。手指离断超时再植失败与当时气温不同，离断指体部位、缺血时间不同，手术成功率也不同；离断指体越大、当时气温越高，缺血时间越长，再植成功希望就越小。所以，术者术前对缺血后指体组织活性仔细观察，鉴别判断缺血离断指体组织颜色、组织结构形状、气味、弹性等决定是否计划再植和相关处置。根据以上情况选择手指离断超时再植，在术中血管吻合前必须用稀释的低分子肝素钠进行血管灌注冲洗 2~3 遍，先吻合侧动脉和伴行静脉、指背静脉，通血后观察 30~60 分钟，再植指皮色为如紫红色，再吻合一根静脉即可，如果一侧动脉有损伤或吻合质量等不确定因素，需要再吻合另一侧动脉，术程中避免热源接触离断指体，加速组织变性。

三、手术要点

1. 快速清创，将污染的异物和失去活力的组织清除，对于多指离断，采用相同的操作同步进行，同时清创、骨折固定并修复指伸、屈肌腱。

2. 简单快捷的骨固定，骨折以交叉克氏针固定，通过指骨短缩可以简化手术程序。一般以中指不短于示指、环指不短于小指为原则。儿童断指应注意保留骨骺。

3. 断离的骨质建立骨支架后，首先吻合优势侧指固有动脉、神经及指掌侧浅静脉，使离断指体尽早恢复血供，缩短热缺血时间，降低组织坏死率。

4. 断指离体时间较长，通血后组织反应水肿可能较重，吻合血管时，应注意精细操作，争取一次通血成功。

5. 术中在一侧断离的指固有动脉血管断端插入无损伤皮试注射针头，将地塞米松 10mg 和低分子肝素钠 12 500U 混合液血管内灌注，减少缺血/再灌注损伤。

四、注意事项

1. 彻底清创是超时断指再植手术的基础，可以切除断面因污染、超时而加重损伤的组织，清创后形成的外科切口样断面，不仅为再植提供了方案，也为侧支循环的建立创造了条件。

2. 术前给予低分子右旋糖酐静脉滴注，保持血液处于低凝状态，可改善动脉痉挛。予足够的静脉补液，保持充足的血容量，也可改善动脉痉挛。超时再植手指暴露时间更长，细菌概率明显增大，术后需要有效、足量抗生素治疗。

3. 在内固定中，可以采用纵向贯穿关节的内固定方法，其具有取材方便、操作简单、成本低的优点，为克服旋转，可以采取双针纵向贯穿固定方法。不利的方面，对术中肌腱张力的调节及术后的功能锻炼有影响。

4. 术中最好吻合双侧指固有动脉，增加指体供血，避免术后出现指温低，影响远端骨、肌腱及神经的恢复与再生。

5. 离断手指长时间缺血，部分组织出现不可逆坏死，术后再植手指常常出现肿胀、水疱、血疱、表皮脱落等，术后需要密切观察，及时处理，防止再植手指形成环形卡压。

6. 术后常规抗凝、解痉治疗，术后 3 天可少量应用甾体类药物，减轻组织变性和坏死反应。对于缺血在 6 小时以内，一次通血成功的断指，术后按常规"三抗"治疗，对于缺血大于 6 小时的断指，除常规治疗外，加用低分子肝素钠和激素治疗，但必须注意监测凝血时间。低分子肝素钠与激素的应用有改善微循环、防止血栓形成的作用。

参考文献

1. 吴昊，程天庆，王增涛，等.断指热缺血时间≥12h 的患者断指再植手术效果观察.山东医药，2010，50（51）：75-76.

2. 牟宇科，孙波.海水浸泡断指 10 小时再植成活一例.中国修复重建外科杂志，2001，24（2）：77.

3. 智丰，滕云升，郭永明，等.长时限断指再植 15 例.中华手外科杂志，2009，25（1）：63.

4. 马亮，丁晟.离体 10 小时以上的断指再植.浙江临床医学，2002，4（12）：926.

5. Yabe T，Tsuda T，Hirose S，et al. Treatment of fingertip amputation：comparison of results between microsurgical replantation and pocket principle. Plast Reconstr Microsurg，2012，28（4）：221.

6. Zhang GL，Chen KM，Zhang JH，et al. Hand reconstruction using heterotopic replantation of amputated index and little fingers. Ch J Traumatol，2011，14（5）：316.

7. Syrko M，Jabłecki J. Quality of life-oriented evaluation of late functional results of hand replantation.Ortop Traumatol Rehabil，2010，12（1）：19.

8. Green N E，Allen B L. Vascular injuries associated with dislocation of the knee.J Bone Joint Surg Ame Vol，1977，59（2）：236-9.

9. 何雨生，石武祥，翁雨雄，等.断指再植成活率影响因素的 Logistic 回归分析.中华手外科杂志，2015，31（5）：369-372.

10. Vanderwilde RS，Wood MB，Zeng S. Hand replantation after 54 hours of cold ischemia：a case report.J Hand Surg，1992，17（2）：217-20.

11. 何明武，赵猛，严永祥，等.术后功能训练对超时限肢（指）体离断再植术后的康复作用.中国组织工程研究，2003，7（14）：2114.

第八节 自残性手指离断再植

自残性手指离断是指患者情绪失控、抑郁或醉酒时，用锐器将自己的手指切断。其特点是：①主要发生在性格暴躁的青年，男性居多。②损伤手指多数为左手小指中、末节。③手指断面较整齐规则，血管、神经组织等在同一平面离断，组织多无挫伤，多无其他合并伤，再植手术本身难度不大。④患者伤后甚至术后很长一段时间内情绪不稳定，容易激动，常有一种愤怒的情感，甚至打人、骂人，对治疗采取消极态度，其心理状态特别复杂，存在懊悔、愤恨、失眠、内疚等不良情绪，不配合治疗。⑤自残性手指离断再植手术操作较其他断指再植简单，由于患者术前对手术缺乏了解，担心手术效果、惧怕疼痛等原因，承受了巨大的心理压力，更容易产生不良心理感受，继而出现躯体化症状，人际关系敏感、焦虑、抑郁、恐惧、精神病性等各种心理症状，术后治疗及护理较其他断指再植困难，部分患者术后难以配合治疗。

心理应激是自残性断指再植成活率较低主要原因，可能的机制如下：①心理创伤与手术，特别是指体离断，对患者都是一种强烈刺激，机体出现应激；②患者产生抑郁、焦虑、敌对、自卑等负性心理因素；③这些负性心理因素使断指再植成活率降低。通过心理 – 神经内分泌调节轴的作用，人体血液中肾上腺素，儿茶酚胺等缩血管物质水平显著升高，血液黏度升高，凝血机制启动，导致血管痉挛或栓塞；④焦虑可使患者痛觉阈值降低，疼痛感增强，导致血管痉挛，诱发血管危象。

手指自残性离断再植手术较容易进行，但术后因疼痛、情绪不稳、血液高凝状态等因素，易发生血管危象，成活率较单纯的断指离断再植要低。2004 年，林涧等报道了 14 例自残性手指离断再植，成活12 例，成活率85.7%。针对导致此类断指再植术后血管危象高发的精神因素，术后镇静处理可有效提高成活率。宿晓雷等报道了术后未镇静组 30 例，成活率为 83.3%，术后冬眠疗法镇静组 50 例，成活率达到 94%。王玉芬等报道术后的心理干预也可以有效的稳定患者的情绪，提高手术成功率。

一、病例介绍

【病例1】 患者，女，28 岁，因与家人吵架，饮酒后自己用菜刀砍断左手示指，疼痛、出血 2 小时急诊入院。体格检查：一般情况良好，意识清醒，生命体征平稳，左手示指末节甲根部离断，创面内可见骨折端，肌腱、血管、神经断端，创缘较规则，缺损创面出血。急诊在麻醉下清创再植术，手术顺利，放松止血带，观察指体红润，张力适中，无菌棉纱包扎固定，再植指周围碎棉纱膨松填塞，安返病房。术后给予常规再植治疗，术后 2 周再植指顺利成活，定期随访，指导功能锻炼，患者对再植手指外形、捏持功能满意（图 2-8-1）。

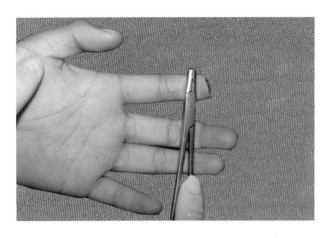

左手示指离断掌侧情况

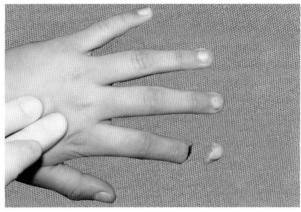

左手示指离断背侧情况

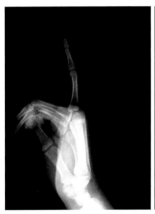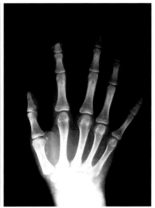

术前 X 线片

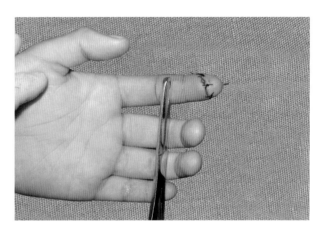

再植成功后掌侧情况

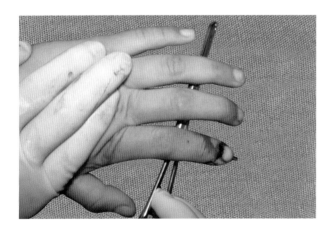

再植成功后背侧情况

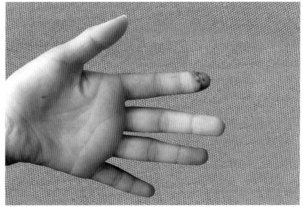

术后 17 个月掌侧情况

图 2-8-1　左手示指末节自残性离断再植

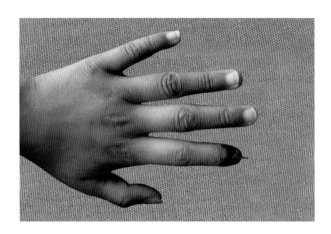

术后 17 个月背侧情况

图 2-8-1 左手示指末节自残性离断再植（续）

【病例2】 患者，男，21岁，因与爱人吵架自己用菜刀砍断左手小指，疼痛、出血3小时急诊入院。体格检查：一般情况良好，意识清醒，生命体征平稳，左手小指末节甲根部离断，创面内可见骨折端、肌腱、血管、神经断端，创缘较规则，缺损创面出血。急诊在麻醉下清创再植术，手术顺利，放松止血带，观察指体红润，张力适中，无菌棉纱包扎固定，再植指周围碎棉纱膨松填塞，安返病房。术后给予常规再植治疗，术后2周再植指顺利成活，定期随访，指导功能锻炼，患者对再植手指外形、捏持功能满意（图 2-8-2）。

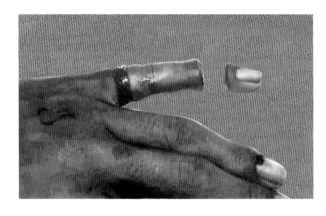

左手小指离断背侧伤情

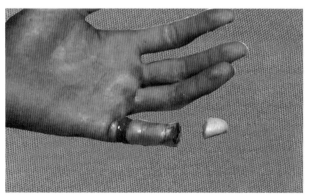

左手小指离断掌侧伤情

图 2-8-2 左手小指末节自残性离断再植

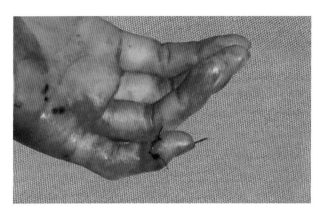

再植成功后情况

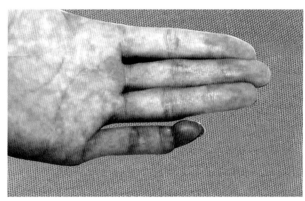

术后 4 个月掌侧情况

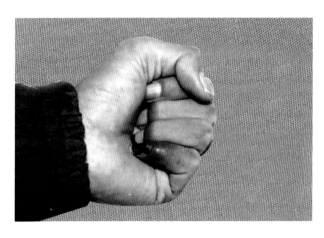

术后 4 个月功能情况

图 2-8-2 左手小指末节自残性离断再植（续）

【病例 3】 患者，男，31 岁，因与女朋友吵架饮酒后自己用水果刀砍断左手示指，疼痛、出血 1.5 小时急诊入院。体格检查：一般情况良好，意识清醒，生命体征平稳，左手示指末节甲根部离断，创面内可见骨折端、肌腱、血管、神经断端，创缘较规则，缺损创面出血。急诊在麻醉下清创再植术，手术顺利，放松止血带，观察指体红润，张力适中，无菌棉纱包扎固定，再植指周围碎棉纱膨松填塞，安返病房。术后给予常规再植治疗，术后 2 周再植指顺利成活，定期随访，指导功能锻炼，患者对再植手指外形、捏持功能满意（图 2-8-3）。

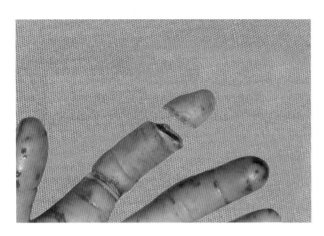

左手示指离断掌侧情况

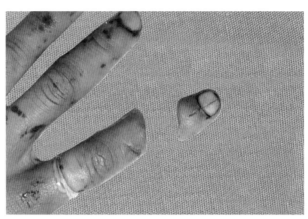

左手示指离断背侧情况

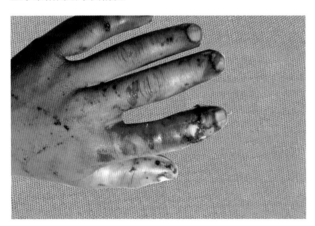

再植成功后背侧情况

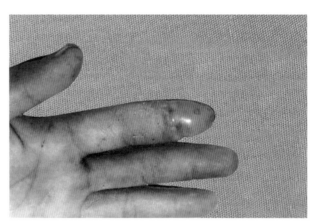

再植术后 15 个月掌侧情况

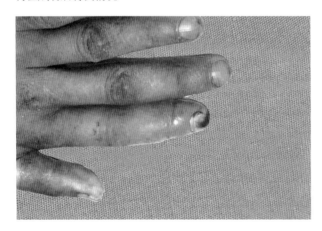

再植术后 15 个月背侧情况

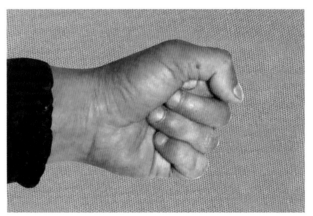

再植术后 15 个月功能情况

图 2-8-3 左手示指末节自残性离断再植

【病例4】 患者，男，22岁，因失恋后自行菜刀砍断左示指、中指、环指和小指，疼痛、出血2.5小时急诊入院。体格检查：一般情况良好，意识清醒，生命体征平稳，左手示指、中指、环指、小指末节完全离断，伤口边缘整齐，污染轻。创面内可见骨折端、肌腱、血管、神经断端，创缘较规则，近端缺损创面出血。急诊在臂丛麻醉下行左手2~5指末节再植术。手术顺利，放松止血带，观察指体红润，张力适中，无菌棉纱包扎固定，再植指周围碎棉纱膨松填塞，安返病房。术后给予常规再植治疗，术后2周再植指顺利成活，定期随访，指导功能锻炼，患者对再植手指外形、捏持功能满意（图2-8-4）。

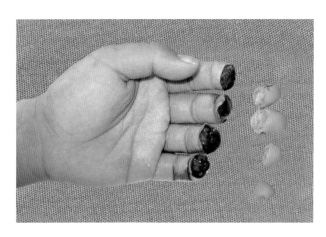

左手2~5指损伤掌侧外观

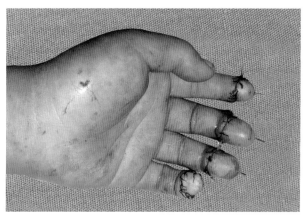

左手2~5指再植术后外观

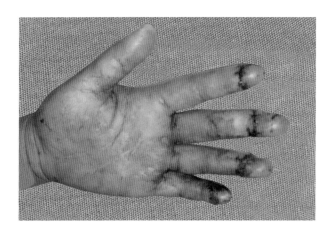

左手2~5指再植术后外观

图2-8-4 左手多指自残性离断再植

二、手术方案设计

手指自残性离断是由于患者情绪失控后自行刀具砍断自己的手指，临床以左小指末节为多见，而拇指少见，多指离断更不多见。本节将多年收集的临床病例，就不同的指别病例展现给读者参考。手指自残性离断再植技术和常规再植没有明显差别，并不困难。这类再植特殊性在于致伤因素是患者自己，心理因素比较典型。另外，这类断指再植术后管理较困难，多数患者不配合再植治疗，有的最终导致手术失败，如果想获得再植成功关键如何取得患者和家属术后积极配合治疗，常常需要请精神科医师会诊给予相关的心理干预协助治疗。否则，放弃再植手术方案。

三、手术要点

1. 自残性断指再植手术较简单，值得注意的是，此类断指往往在末节或指尖离断，离体组织少，再植时指背已无静脉可供吻合，宜采用逆行法再植，先吻合掌侧指腹静脉。

2. 术中解剖清楚，操作仔细，动作轻柔，避免血管、神经的损伤，尽量多吻合血管及神经，这样可使再植指外形和功能恢复得更好。

3. 术中严密止血，否则因局部出血产生血肿压迫血管及感染等导致手术失败。

4. 术中切勿将低分子肝素钠针剂在指腹表皮下注射，以免形成血肿，引起感染等导致手术失败。

四、注意事项

1. 对于自残性手指离断，再植手术适用于能控制的暂时性心理障碍。术前需进行严格的心理评估，排除精神性疾病，如精神分裂症、躁狂抑郁症、偏执性精神病、药物或毒品依赖性精神病等。

2. 自残性患者的心理变化复杂，情绪易波动，我们除了常规的显微外科护理外，更应重视对患者的心理护理，减少血管危象发生，提高再植指的成活率。

3. 术后如出现顽固性血管痉挛应及时果断做出二次手术探查等处理方案，尤其是要有效地疏导治疗心理障碍，有利于手术成功，必要时邀请心理医师指导治疗。

4. 心理干预过程中，只有以高度的同情心及责任感对待伤者，取得他们的信任，才能建立良好的医护氛围，心理干预才能取得事半功倍的效果。效果不佳患者，可采用冬眠疗法：前3天，给予冬眠Ⅰ号治疗（哌替啶50mg，氯丙嗪25mg，异丙嗪25mg）肌内注射，一天4次；3天后，改用氯丙嗪25mg，异丙嗪25mg肌内注射，一天4次，连用4天。

5. 冬眠疗法一般连续应用7天，第7天药物减半，第8天停药，防止出现失眠、兴奋等药物依赖现象及停药引起的断指血管危象。

6. 自残性断指患者自卑心理较重，同室病友或陪护的言谈有时也能引起患者的心理波动，故有条件最好将其安排在单人房。

7. 如遇到家属要求再植，但难以取得患者本人配合，术后往往会因患者精神因素等引起血管危象导致手术失败而告终，遇到这类情况，不必勉强行再植手术。

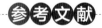

1. 张莉丽．自残性断指（肢）再植患者的心理分析及心理护理．实用手外科杂志，2012，26（1）：85-86.

2. 宿晓雷，杜志国，丁明斌，等．冬眠疗法在自残性断指再植术后应用的疗效观察．中华手外科杂志，2013，29（1）：62.

3. 张文静，张文龙，刘亚静，等．自残性断指再植患者的术后护理．护士进修杂志，2013，28（8）：703-704.

4. 金今玉，李丽欣，翟萍．自残性断指再植手术前后的心理护理．解放军护理杂志，2000，17（1）：35.

5. 张宗光，张玉玉，刘萍.自残性断指再植术后的治疗体会.中国医学创新，2009，6（27）：190.

6. 刘勇，单健.自残患者断指再植的治疗与护理.中华临床医药杂志（北京）.2002.3（19）：87.

7. 王五洲，郭德亮，王剑利，等.冬眠疗法在自残性断指再植中的应用.实用手外科杂志，2006，20（3）：186.

8. 宿晓雷，王金榜，陈广先，等.安神解郁方在自残性断指再植术后的应用.中国中西医结合外科杂志，2013（2）：173-175.

9. 宿晓雷，杜志国，武倩，等.神经安定镇痛术结合腱鞘内给药在自残性断指再植术后的应用.实用手外科杂志，2013，27（2）：423-424.

10. 吴英.自残性断指再植患者的术后心理护理.实用中西医结合临床，2008，8（3）：54.

11. 陈晓峰.心理干预对自残性断指再植成活率的影响.中国实用护理杂志，2009，25（21）：75-76.

12. 林涧，余云兰.自残性手指离断再植14例报告.实用手外科杂志，2004，18（3）：176-177.

第九节 老年人断指再植

老年人断指再植是指对年龄在60岁以上的手指离断患者给予再植治疗。随着断指再植基础及临床研究的不断深入，目前对老年人断指再植的适应证也在随之相应扩大，年龄不是手术的禁忌证，针对老年性断指，在断指的伤情基本条件允许时，首先要判断患者的身体状况是否可耐受再植手术及避免出现严重的并发症，其次要根据患者的再植愿望和断指成活后的功能做综合分析。只有那些离断指体相对完整，缺血时间较短，同时身体状况良好，且伴有可控制的相关内科疾病，预计再植后可恢复指体大部分功能的情况方可考虑再植治疗。由于老年人其自身的特殊性，老年人断指再植一直是临床一大挑战，但老年人再植成功的年龄也在不断增加。1990年，中国人民解放军第153医院为一例74岁拇指离断患者实施再植并取得成功；1991年，中国人民解放军第八十九医院报道了一例72岁断指再植成功案例；2010年，顾玉东、王澍寰和侍德主编的《手外科手术学》收录了一例79岁老年患者断指再植成功案例。

当人进入老年期，由于生理功能代谢及形态结构均发生不同程度的变化，全身各系统生理功能均存在不同程度的老化，常同时患有各种疾病，同一脏器易发生多种病变。老年人生理功能出现退行性改变，进行断指再植手术时，除遵循一般断指再植的相关要求外，更要注意因老年人生理特点的变化而需要特殊的处理。由于血管内皮细胞功能的改变、血流动力学的变化等原因，断指再植手术能否成功，除了对手术技术的要求，还依赖于手术后密切的观察和精心的护理。老年人血管壁弹性蛋白减少，胶原蛋白增加，且有钙质沉积，易造成血管硬化，管腔变窄，弹性下降，血管阻力增加，尤其是动脉，表现为血管内膜层增厚，并伴有不同程度动脉粥样硬化，以致血管口径较小，肌层较薄，有些内膜与肌层明显分离。同时，血管弹性差，脆性大，容易形成血栓，注意防范。

一、病例介绍

【病例1】 患者，男，66岁，因右手不慎被切割机所伤，致中指、环指末节离断，疼痛、出血1小时急诊入院。体格检查：一般情况良好，生命体征平稳，右手中、环指末节完全离断，近端创面可见骨折端，血管、神经断端、出血，创缘不规则，离断手指无组织相连，无血运。急诊在麻醉下清创再植术，手术顺利，放松止血带，观察指体红润，张力适中，无菌棉纱包扎固定，再植指周围碎棉纱膨松填塞，安返病房。术后给予常规再植治疗，术后2周再植指顺利成活，定期随访，指导功能锻炼，患者对再植手指外形、捏持功能满意（图2-9-1）。

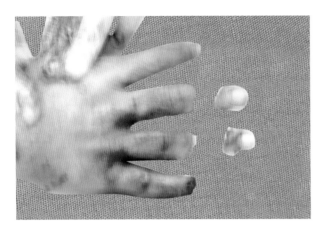

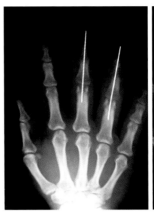

右手指离断情况

再植术后 4 周 X 线片

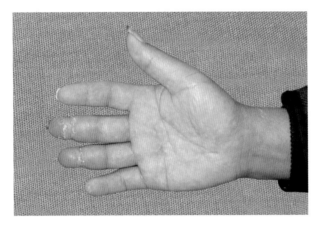

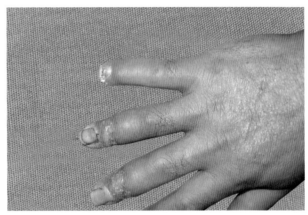

再植术后 6 周掌侧情况

再植术后 6 周背侧情况

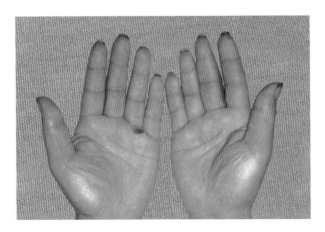

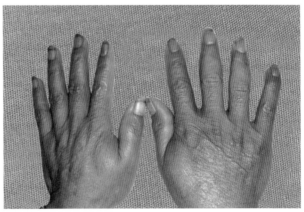

再植术后 13 个月掌侧情况

再植术后 13 个月背侧情况

图 2-9-1 老年人右手中指、环指末节离断再植

【病例2】 患者，男，67岁，因双手不慎被剪板机所伤，致双手拇指、示指离断，疼痛、出血1.5小时急诊入院。体格检查：一般情况良好，生命体征平稳，双手拇指、示指近节对称性离断，拇指仅有屈指肌腱相连，远端无血运，近端创面可见骨折端、肌腱、血管、神经，创缘不规则，近端创面出血；示指近中节撕脱性离断，掌侧创面可见骨质、肌腱、血管、神经断端，创缘不规则，近端创面出血，手指远端血运差，双手均可见开放性创面。急诊在麻醉下清创双手拇指、示指再植掌背修复缝合术，手术顺利，放松止血带，观察指体红润，张力适中，无菌棉纱包扎固定，再植指周围碎棉纱膨松填塞，安返病房。术后给予常规再植治疗，术后2周再植指顺利成活，定期随访，指导功能锻炼，患者对再植手指外形、捏持功能满意（图2-9-2）。

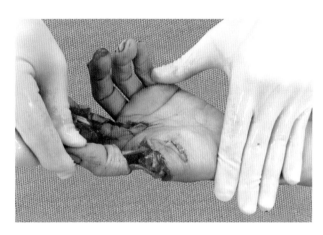

左手指离断伤掌侧情况

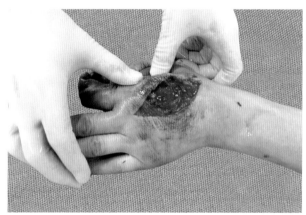

左手指离断伤背侧情况

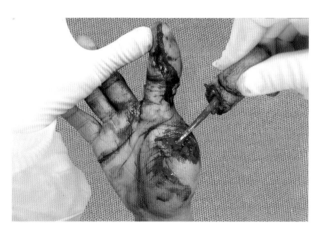

右手指离断伤掌侧情况

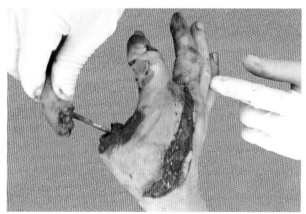

右手指离断伤背侧情况

图2-9-2 老年人双手多指离断再植

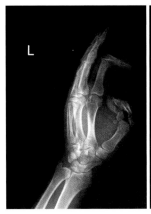
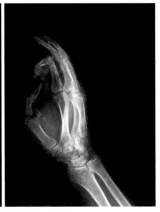

术前 X 线片

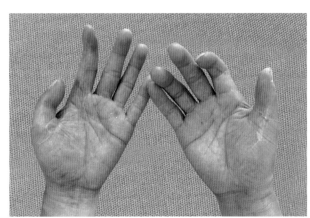

左手指再植成功后情况

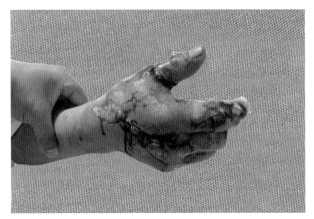

右手指再植成功后情况

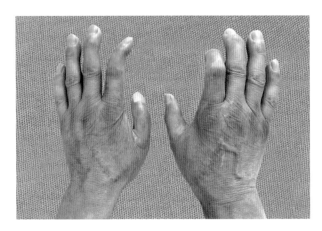

再植术后 34 个月掌侧情况

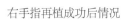

再植术后 34 个月背侧情况

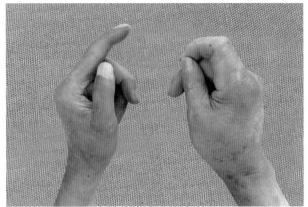

双手术后 34 个月功能情况

图 2-9-2　老年人双手多指离断再植（续）

【**病例3**】 患者，男，69岁，因机器皮带绞伤右拇指致末节离断，出血、疼痛2小时由外地医院急诊转入我院。体格检查：右拇指自指骨间关节处撕脱性完全离断，创面不规整，指骨间关节面外露。患者自述有高血压、糖尿病病史4年余，口服降压药物、皮下注射胰岛素控制血压、血糖控制接近正常。考虑到患者为单一指体离断，拇指为重要指体，指体尚较完整，且患者主观要求再植，给予行再植手术。清创后融合拇指指骨间关节，显微镜下重建指体血运，指固有动脉血管撕脱短缩，取腕部浅静脉桥接修复。术后抗感染、控制血压、血糖等对症处理，再植指成活。术后13个月随访，再植拇指功能、外形良好，患者满意（图2-9-3）。

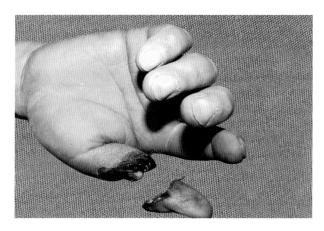

右手拇指近节离断掌侧情况

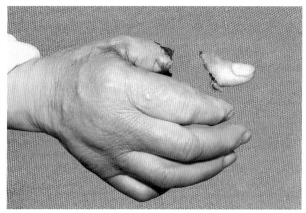

右手拇指近节离断背侧情况

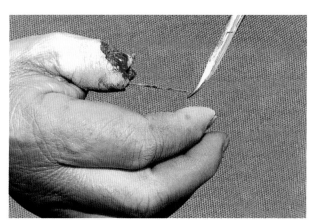

指神经撕脱情况

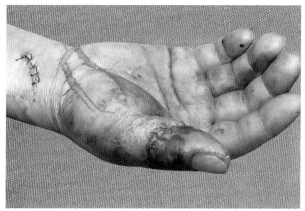

再植术后2周掌侧情况

图2-9-3 老年人右手拇指离断再植

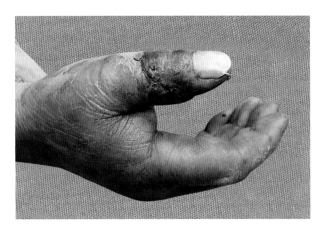

再植术后2周背侧情况

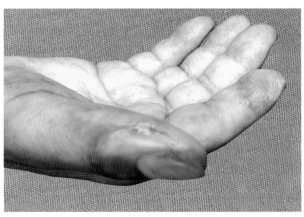

术后13个月掌侧情况

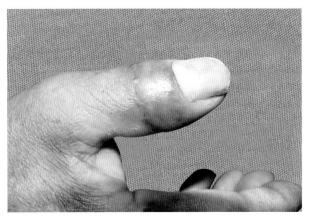

术后13个月背侧情况

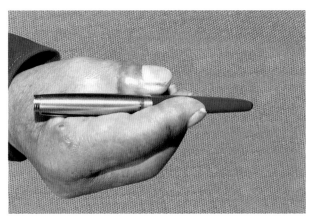

术后13个月功能情况

图 2-9-3 老年人右手拇指离断再植（续）

二、手术方案设计

对于老年人这一特殊人群，手指离断再植我们必须谨慎，他们全身多器官、多组织都有不同程度"老化"，无论是手术操作，还是术后的治疗都与常人有所不同，术中多数患者血管内膜脱落，血管管壁弹性较差，吻合、通畅困难，术后常发生血管栓塞等危象；住院期间随时都有意想不到情况发生，轻者将导致手术失败，重者还会引起严重的多器官功能障碍等。因此，术前不但重视技术操作，而且更注重围术期处置管理，不可忽视。老年拇指、单手多指离断再植和双手多指离断再植都是显微外科综合技术挑战，其损伤本身就比较复杂，再加老年人这个特殊人群，再植获得成功体现了我们临床医学综合水平和术前手术方案科学设计。

三、手术要点

1. 术中采用显微镜下"地毯式"彻底清创，同时应仔细对合骨骼、肌腱等组织，防止出现因老年人骨质生长缓慢导致骨折不愈合。在清创过程中寻找可供吻合的血管、神经等，并做一标记待用。

2. 根据骨折及患指损伤情况，可选择彻底清创后直接缩短单枚 1.0~1.2mm 克氏针纵向固定，然后采用改良 Kessler 修复屈肌腱，"8"字缝合法修复指伸肌腱。

3. 术中尽可能地采用先吻合动脉后吻合静脉的顺序，可使离断指体尽早得到血供，进一步对指体血管床进行灌洗，扩张小血管和毛细血管网，冲出组织中积蓄的代谢产物，并可使断指回流静脉充盈便于吻合。

4. 考虑到老年人的血管弹性差、张力低、脆性大，适当地多保留血管或多游离部分血管，并尽量少分离血管外膜，有利于血管吻合。术中尽量少用血管夹，避免血管内膜损伤。

5. 术中遇见指固有动脉动脉管壁增厚变硬、失去弹性和管腔缩小，内膜积聚脂质易形成血栓，以及部分血管内膜与血管分离等动脉粥样硬化情况，吻合血管时将吻合口内膜有粥样硬化斑块的血管修剪至血管内膜相对光滑正常节段，并不断用低分子肝素钠氯化钠溶液反复冲洗管腔，防止血栓形成，操作时应稳、准、轻、巧，边距、针距均匀对称，针数适宜，褥式缝合使内膜外翻。

6. 如血管张力大，可直接取腕掌侧浅静脉做移植。因腕掌侧浅静脉移植具有位置恒定，直径适宜，取材方便等优点。

7. 吻合时应用镊子尖轻挑血管内膜，使缝针一次性穿过血管内膜、肌层和外膜之全层，防止将增厚的部分内膜遗漏形成活瓣，否则通血后必然易形成血栓。吻合血管后，应注意局部良好的皮肤覆盖，局部皮肤张力大时，应果断应用转移皮瓣覆盖。

四、注意事项

1. 术前必须详细了解老年患者手术的耐受情况，排除手术禁忌证。术中、术后的用药应避免与本身的内科疾病用药相冲突，必要时请相关内科医师做相应处理。

2. 老年患者围术期易出现恐惧、焦虑、紧张等情绪，注重宣教，消除其不良情绪，取得患者的信任及配合，能够有效减少并发症及提高再植成活率。

3. 断指再植患者术后，为防止血管危象的发生，一般要求严格卧床 5~7 天，然而老年患者术后不建议卧床，以防深静脉血栓形成等意外的发生。

4. 如果患者平素身体素质良好的话，应常规应用"三抗"治疗方案，即抗感染、抗痉挛及抗栓塞治疗。但多数老年人常伴有机体其他系统的疾病，在治疗上要根据患者的病情需要制订个性化的治疗方案。

5. 老年患者常伴有骨质疏松，骨折愈合慢，对于老年患者的克氏针拔出时间一般要延迟到 5 周以后，复查患指 X 线片后，根据骨折愈合情况，决定拔出克氏针。

6. 老年患者断指再植术后神经恢复速度较其他年龄段患者慢，且老年人本身肢体远端皮肤感觉也有所减退，因此在患指恢复过程中要注意防止烫伤、冻伤等意外的发生。

7. 术后给予常规的抗感染、抗凝、烤灯、镇静、镇痛等治疗，同时老年人因伴有相关内科疾病导致自身血流动力学改变，常规应用小剂量尿激酶 3~4 天，使血液处于低凝状态，减少血栓形成的概率。

8. 对于老年患者在保证生命体征平稳的情况下可适当补液，防止血液高凝和小血管痉挛，利于再植指存活。

9. 患者术后绝对卧床，应鼓励患者咳痰，预防坠积性肺炎、压力性溃疡等并发症。

参考文献

1. Komatsu S，Tamai S. Successful Replantation of A Completely Cut–Off Thumb. Plastic Reconstr Surg，1968，42（4）：374–377.

2. 陈中伟 . 创伤骨科与显微外科 . 上海：上海科学技术出版社，1995.

3. 王成琪 . 实用显微外科学 . 北京：人民军医出版社，1992.

4. 顾玉东，王澍寰，侍德，等 . 手外科手术学 . 上海：复旦大学出版社，2010：726–734.

5. 陆征峰，张全荣，寿奎水，等 .60 岁以上老年人断指再植体会（附 45 例报告）. 中国现代医学杂志，2010，20（19）：

2994-2996.

6. 陆锡平，易志坚，鲁胜武，等．老年人断指（肢）再植的特点及要求．实用骨科杂志，2001，7（5）：321-323.

7. 傅育红，高慧秋，徐敏．45例老年人断指再植的不利因素分析及护理．中华护理杂志，2012，47（1）：30-32.

8. 杨庆民，王晨霖，毕卫伟，等．老年断指再植临床体会．中国骨与关节损伤杂志，2008，23（11）：949-950.

9. Barzin A，Hernandez-Boussard T，Lee G K，et al. Adverse Events Following Digital Replantation in the Elderly. J Hand Surg，2011，36（5）：870-874.

10. 任喜明，王晓峰，毛利锋．伴指动脉粥样硬化改变的老年人断指再植6例报告．实用手外科杂志，2005，19（2）：112.

11. 陈淑琴．断指再植术后血管危象多因素分析及预防．中华护理杂志，2009，44（12）：1075-1077.

第十节 手部组织块离断再植

手部组织块离断亦称手部复合组织块离断，是指手部外伤时使指体某一部分的皮肤、皮下组织与指体连续性中断，中断部分常包括骨骼、关节、肌腱、血管、神经等复合组织，不进行血管吻合不能成活。不同于一般断指再植，其特点是：①组织块各种组织常有相互分离的情况；②组织块中不一定有知名血管、神经可供吻合，即使有知名血管、神经，也不一定有分支发出，而仅仅是"路过"组织块；③组织解剖层次不清，清创时组织块中的血管、神经等组织游离过长会损伤其分支影响组织块的血运和感觉。因而再植难度大，不易成功，对显微外科技术要求高，但再植成功后功能外形优良。

针对组织块离断有多种分型，有学者提出按照组织块内血管条件进行分型，分为：指固有动脉型、细小动脉型、全静脉型。有学者根据组织块离断部位将其分为末节、中近节指腹侧组织块和中近节指背侧组织块三型。也有学者根据组织块离断部位将手指组织块离断分为三型：Ⅰ型为指尖部不同形式组织块离断；Ⅱ型为手指近端或中部离断，远节指体有血运；Ⅲ型为手指近端或中部离断，远节指体无血运。这些分型对治疗均有一定的指导作用，就我们的临床经验认为，根据离断组织块指动脉损伤的程度及吻合血管的难易程度分型更为合理，对临床选择再植适应证具有指导意义，即分为四型。Ⅰ型：离断组织块内有动脉和静脉的，再植成功率高，且再植后外观、功能较满意；Ⅱ型：离断组织块内只有动脉的，采用一侧动脉与近端的动脉吻合另外一侧动脉静脉化或动脉吻合后采用疏松缝合创面渗血的方式；Ⅲ型：离断组织块内只有静脉的，将一侧指腹静脉与近端指动脉吻合，采用静脉动脉化的方式恢复血供；Ⅳ型：离断组织块内没有血管的，离断组织严重挫灭，无法进行再植，采用皮瓣修复创面。然而，随着显微技术的不断提高，指体较小的组织块断离再植成功报道也相继增多，这是显微外科技术发展的又一新成就。

一、病例介绍

【病例1】 患者，男，46岁，因右手铣床伤，疼痛、出血、多块指体皮肤组织离体1小时急诊入院。体格检查：一般情况良好，生命体征平稳，右手第2~5指中末节块状皮肤组织断离，离体的块状皮肤组织不规则，创面内可见骨、肌腱、血管、神经，创缘不规则，缺损创面出血，污染较重。急诊在麻醉下行清创再植术，手术顺利，放松止血带，观察块状皮肤组织红润，张力适中，无菌棉纱包扎固定，再植指周围碎棉纱膨松填塞，安返病房。术后给予常规再植治疗，术后2周再植组织块顺利成活，定期随访，指导功能锻炼，患者对再植手指外形、捏持功能满意（图2-10-1）。

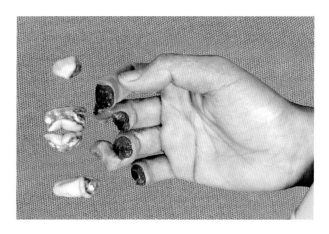

右手多指组织块离断掌侧观

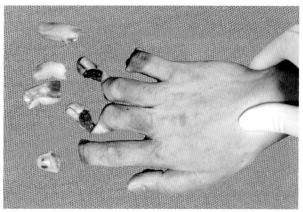

右手多指组织块离断背侧观

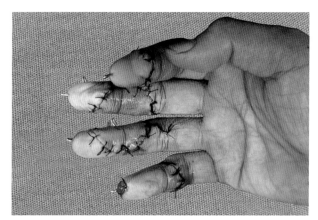

再植成功后掌侧情况

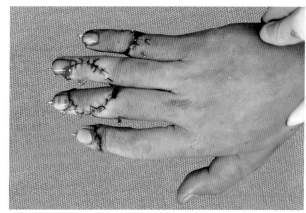

再植成功后背侧情况

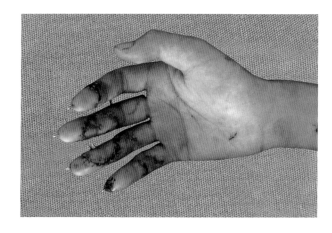

术后2周再植成活掌侧情况

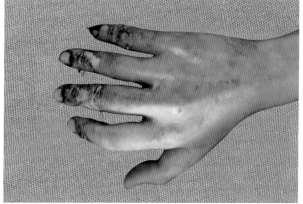

术后2周再植成活掌侧情况

图 2-10-1　右手多指块状组织离断再植

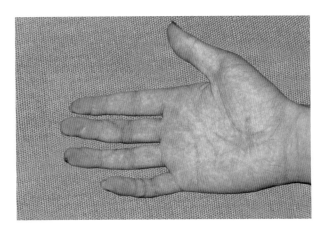

术后 3 年外形

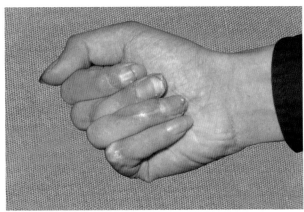

术后 3 年功能

图 2-10-1　右手多指块状组织离断再植（续）

【病例 2】　患者，男，48 岁，因左手拇指钻床绞拉伤，疼痛、出血、指腹组织块离体 2 小时急诊入院。体格检查：一般情况良好，生命体征平稳，左拇指指腹断离，离体的块状皮肤组织不规则，创面内可见指骨、肌腱、血管、神经，创缘不规则，缺损创面出血，污染较重。急诊在麻醉下行清创再植术，手术顺利，放松止血带，观察再植块状皮肤组织红润，张力适中，无菌棉纱包扎固定，再植指周围碎棉纱膨松填塞，安返病房，术后给予常规再植治疗，术后 2 周再植组织块顺利成活，定期随访，指导功能锻炼，患者对再植手指外形、捏持功能满意（图 2-10-2）。

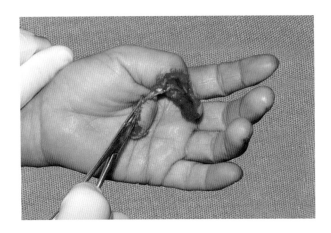

左手拇指指腹离断伤情况

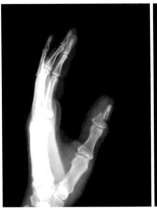

术前 X 线片

图 2-10-2　左手拇指指腹组织块离断再植

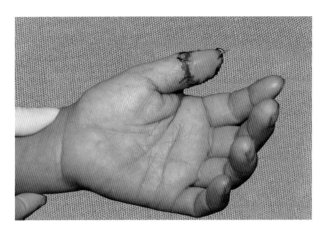

指腹再植成功

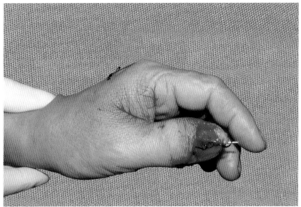

伤指背侧甲床修复

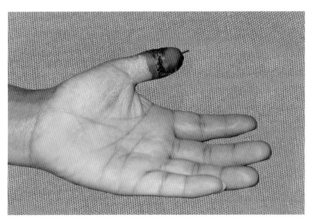

术后3周掌侧情况

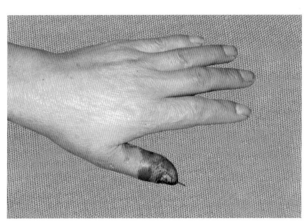

术后3周尺背侧情况

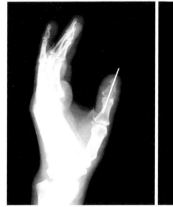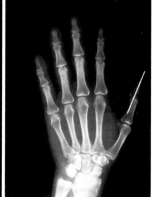

术后3周X线片

图2-10-2 左手拇指指腹组织块离断再植（续）

【病例3】 患者，男，41岁，因左手小指模具挤压伤，疼痛、出血、指腹离体2小时急诊入院。体格检查：一般情况良好，生命体征平稳，左手小指中节远端以远掌侧皮肤软组织完全离断，无血运。近端创面内可见骨质、肌腱、血管、神经外露，创缘不规则，出血。急诊在麻醉下清创再植术，手术顺利，放松止血带，观察指体红润，张力适中，无菌棉纱包扎固定，再植指周围碎棉纱膨松填塞，安返温馨病房。术后给予常规再植治疗，术后再植组织块指顺利成活，定期随访，指导功能锻炼，患者对再植手指外形、捏持功能满意（图2-10-3）。

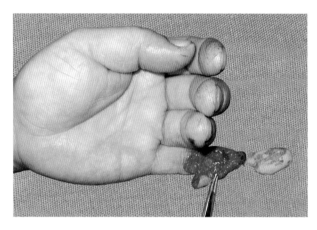
左手小指指腹离断掌侧伤情

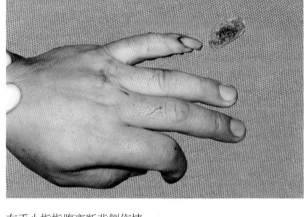
左手小指指腹离断背侧伤情

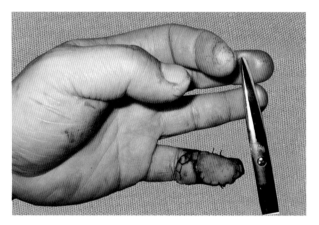
再植成功后情况

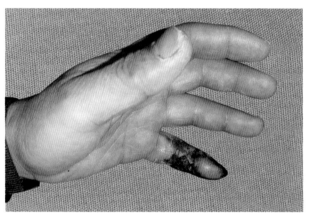
再植术后4周掌侧情况

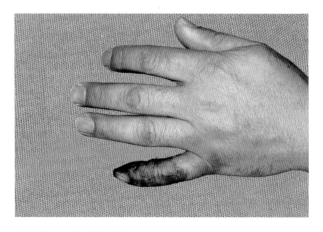
再植术后4周背侧情况

图2-10-3 左手小指指腹离断再植

【病例4】 患者，男，53岁，因右手拇指、示指车床伤疼痛、出血块状皮肤组织离断1小时急诊入院。体格检查：一般情况良好，生命体征平稳，右拇指甲根部2块皮肤组织完全离断，示指末节桡侧方块状皮肤组织完全断离，离断的组织块结构相对完整，不规则，污染较重，近端创面内可见骨、肌腱、血管、神经外露，创缘不规则，出血。急诊在麻醉下清创组织块再植术，手术顺利，放松止血带，观察指体红润，张力适中，无菌棉纱包扎固定，再植指周围碎棉纱膨松填塞，安返温馨病房。术后给予常规再植治疗，术后再植组织块顺利成活，定期随访，指导功能锻炼，患者对再植手部外形、捏持功能满意（图2-10-4）。

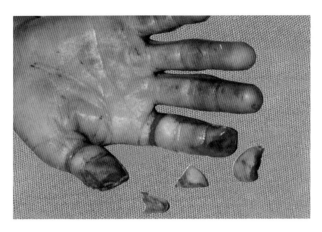
右手指组织块离断掌侧情况

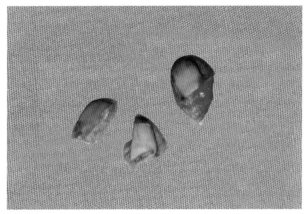
右手指离断的组织块背侧情况

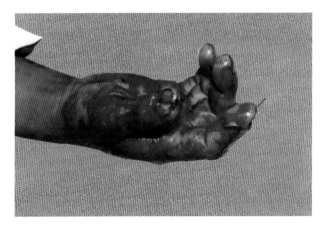
组织块再植成功情况

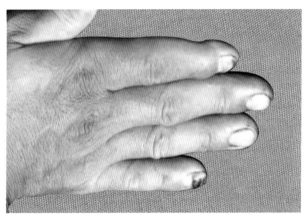
术后24个月示指背侧情况

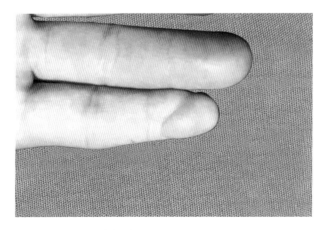
术后24个月示指掌侧情况

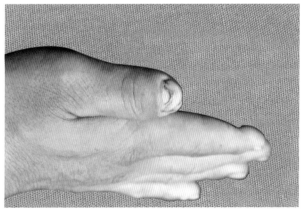
术后24个月示指背侧和拇指侧方情况

图2-10-4 右手拇指、示指组织块离断再植

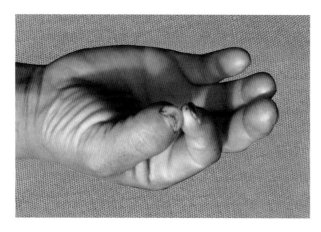

术后 24 个月拇指、示指功能情况

图 2-10-4　右手拇指、示指组织块离断再植（续）

【**病例 5**】　患者，男，26 岁，因右手车床伤，疼痛、出血、示指和中指远节皮肤组织块离断 2 小时急诊入院。体格检查：一般情况良好，生命体征平稳，右手示指尖完全断离，中指末节桡侧 1/2 皮肤组织块完全离断，离断的示、中指结构相对完整，近端创面内可见骨折端，肌腱、血管、神经外露，创缘较规则，出血。急诊在麻醉下清创再植术，手术顺利，放松止血带，观察指体红润，张力适中，无菌棉纱包扎固定，再植指周围碎棉纱膨松填塞，安返温馨病房。术后给予常规再植治疗，术后再植组织块顺利成活，定期随访，指导功能锻炼，患者对再植手部外形、捏持功能满意（图 2-10-5）。

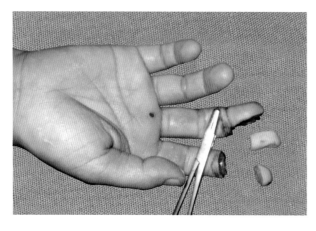

右手示指、中指离断掌侧伤情

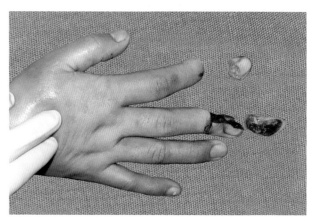

右手示指、中指离断背侧伤情

图 2-10-5　右手示指、中指组织块离断再植

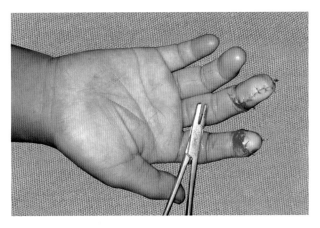

再植成功后掌侧情况

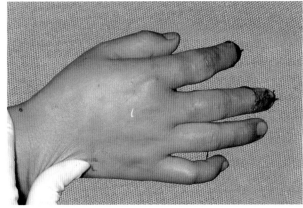

再植成功后背侧情况

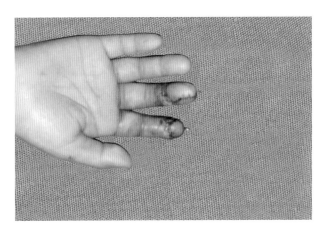

再植术后 8 周情况

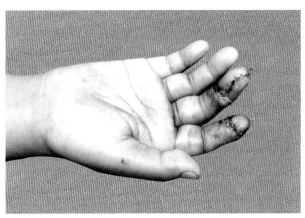

再植术后 6 个月掌侧情况

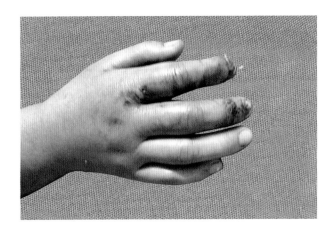

再植术后 6 个月背侧情况

图 2-10-5　右手示指、中指组织块离断再植（续）

【病例6】 患者，男，43岁，因右手车床伤，疼痛、出血，多指离断2小时急诊入院。体格检查：一般情况良好，生命体征平稳，右手拇指指尖完全断离；示指中末节离断，仅有屈肌腱相连，远端无血运；中指中节掌侧横形开放伤口，肌腱、血管、神经断裂，手指远端血运差；环指近节离断，仅有屈肌腱相连，远端无血运；小指指尖缺损，骨质外露。离断的指体结构相对完整，近端创面内可见骨折端、肌腱、血管、神经，创缘不规则，出血。急诊在麻醉下清创拇指组织块再植、示、环指再植、中指肌腱血管神经修复、小指残端修整术，手术顺利，放松止血带，观察指体红润，张力适中，无菌棉纱包扎固定，再植指周围碎棉纱膨松填塞，安返温馨病房。术后给予常规再植治疗，术后再植指顺利成活，定期随访，指导功能锻炼，患者对再植手部外形、捏持功能满意（图2-10-6）。

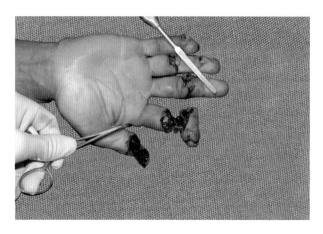

右手指离断掌侧情况

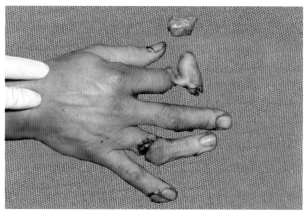

右手指离断背侧情况

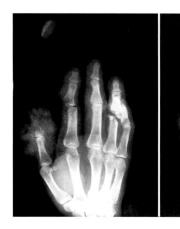

术前X线片

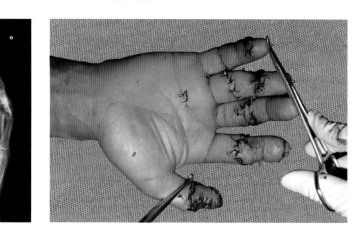

再植成功后掌侧情况

图2-10-6 右手多指组织块离断再植

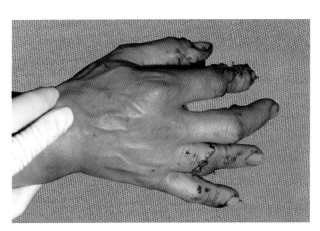

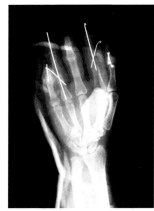

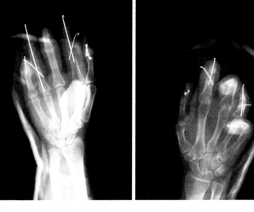

再植成功后背侧情况

再植术后 3 周 X 线片

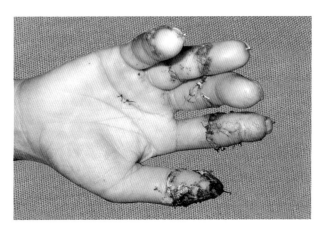

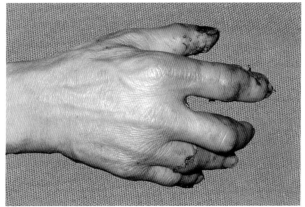

再植术后 6 周掌侧情况

再植术后 6 周背侧情况

图 2-10-6 右手多指组织块离断再植（续）

【病例7】　患者，男，29岁，因右手掌冲床伤，疼痛、出血，圆形组织块离断1小时急诊入院。体格检查：一般情况良好，生命体征平稳，右手掌圆形皮肤组织块断离，直径约为2.5cm，仅有少量筋膜组织相连，血运差，创缘不规则，出血。急诊在麻醉下清创组织块再植术，手术顺利，放松止血带，观察指体红润，张力适中，无菌棉纱包扎固定，再植组织块周围碎棉纱膨松填塞，安返病房。术后给予常规再植治疗，术后再植组织块顺利成活，定期随访，指导功能锻炼，患者对再植手部外形、捏持功能满意（图2-10-7）。

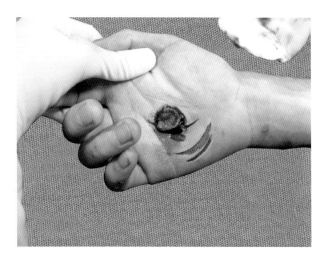

右手掌组织块离断情况

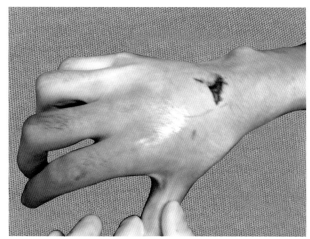

右手背侧损伤情况

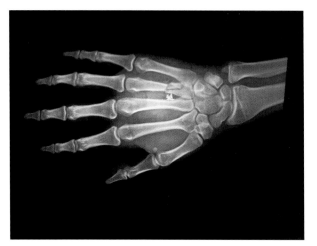

术前X线片

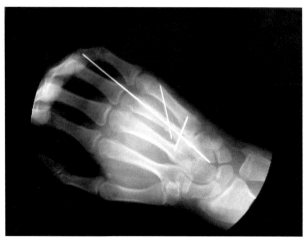

再植骨骼固定术后X线片

图2-10-7　右手掌组织块离断再植

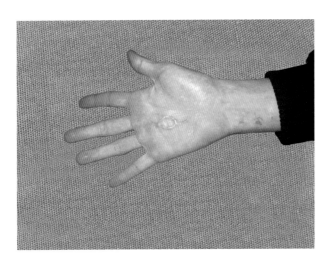

组织块再植术后 2 年掌侧情况

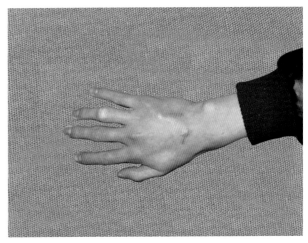

组织块再植术后 2 年背侧情况

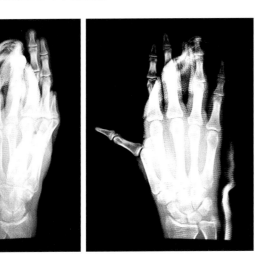

术后 9 个月 X 线片

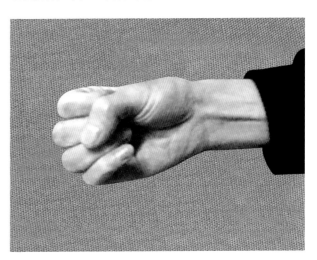

组织块再植术后 2 年功能情况

图 2-10-7　右手掌组织块离断再植（续）

二、手术方案设计

手部离断组织块血管非常细小，术中难以寻找到可供吻合的血管，即使找到血管，由于血管细小、血管分支较多，管壁菲薄，弹性较差，吻合难度也比较大。不同的区域离断的组织块、不同大小组织块和不同深浅平面的组织块、不同受伤因素所至组织块手术操作方法、难度也不尽相同，离断的组织块面积越小、越浅表血管可供吻合的质量越差，吻合难度越大，有的需要先吻合动脉、有的需要先吻合静脉、有的组织块仅能找到 1 根动脉可供吻合；有的组织块仅能找到 1 根静脉，给予动静脉短路或仅吻合一根静脉，术后给予相应的处置，结果也都顺利成活，但有个别病例前期皮肤色泽暗红、肿胀，甚至出现水泡。虽说这类再植成活难度大，手术成功率相对低，一旦再植成功，就可获得优良的功能和外形，所以，临床遇到此类离断我们首选再植手术方案。

三、手术要点

1. 手术显微镜下进行精细清创，在皮下筋膜组织中边切除皮缘边细致观察寻找组织块内的细小血管，发现条索状组织要特别细心检查判断动脉还是静脉，指端小静脉管径细小，组织辨认有一定的困难，是否可作为吻合，加以标记备用。

2. 手指指腹组织块离断往往伴有末节指骨粗隆部骨折、肌腱损伤，使用直径 0.8~10 mm 克氏针做骨支架固定、予以肌腱修复。

3. 将离断组织块掌侧皮肤向远端翻转缝合固定，以暴露指固有动脉及指腹静脉；必要时采用指体侧位充分暴露指固有动脉，并对动脉吻合口处进行修剪，低分子肝素钠盐水冲洗用 12-0 号无创缝合线精确吻合血管，一般吻合 3~4 针，防止血管扭曲、迂曲、过紧，避免发生血栓、组织块坏死。

4. 吻合动脉后去除止血带，根据远端出血点寻找指腹小静脉，用 12-0 号无创缝合线进行精确吻合，手指掌侧静脉位置表浅，发现血管断端后游离 3mm 左右，因为血管管壁薄，一般吻合 3~4 针即可。

四、注意事项

1. 术前对离断组织先评估能否实行再植，要求术者有娴熟的显微小血管吻合技术。

2. 先对离断组织块进行清创，在放大 10 倍甚至更高倍数显微镜下进行操作，避免肉眼清创时造成血管损伤，丧失可供吻合的血管。

3. 清创完毕后应用生理盐水冲洗，禁用消毒液，以免损伤血管。

4. 离断复合组织块中找不到知名指固有动脉、细小动脉或者动脉损伤严重无法利用时，采用静脉移植桥接重建血运。

5. 术重视神经精确吻合，恢复手指良好的感觉功能。

6. 如无静脉可供吻合时采用动脉静脉化或疏松吻合法，并放置皮片引流，局部生理盐水滴注，保持创面湿润。

7. 手指组织块离断伤情复杂，局部挫伤严重，精细的清创时既要彻底，又要珍惜每一毫米有活力的组织，如果组织切除过多，难以修复创面。

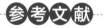

1. Barbary S，Dap F，Dautel G. Finger replantation：Surgical technique and indications. Chirurgie de la main，2013，32（6）：363-372.

2. Chihjen Lee，Ching-Yueh Wei. Fingertip Replantation Without Venous Anastomosis. Annals of Plastic Surgery，2014，73（4）：473-474.

3. Hui-Fu Huang，Eng-Kean Yeong. Surgical Treatment of Distal Digit Amputation：Success in Distal Digit Replantation Is NotDependent on Venous Anastomosis. Plast. Reconstr.Surg，2015，135（1）：174-178.

4. 吕建敏，吴建伟. 组织块再植术后应用罂粟碱的临床研究. 浙江创伤外科，2014，19（4）：588–589.

5. 冯伟，邢丹谋，任东，等. 手部复合组织块离断再植. 中华手外科杂志，2012，28（4）：227–229.

6. 章伟文，陈宏，王欣，等. 特殊类型的断指再植. 中华手外科杂志，2003，19（3）：135–138.

7. 曾剑文，边子虎，黄大江，等. 手指离体复合组织块再植. 中华手外科杂志，2003，19（1）：29–30.

8. 黄剑，陈宏，魏鹏. 手指复合组织块离断再植38例治疗体会. 现代实用医学，2004，16（10）：591–592.

9. 刘育杰，丁小珩，焦鸿生，等. 手指小组织块离断再植的临床体会. 中华显微外科杂志，2011，34（2）：109–112.

10. 朴凡玉，薛明宇，寿奎水，等. 手指腹部组织块离断的再植体会. 中华手外科杂志，2014，30（6）：209–211

11. 小芳，许亚军，芮永军，等. 指尖套脱性离断再植. 中华手外科杂志，2010，26（2）：104–106.

12. 周明武，李坤德，赵东升，等. 静脉动脉化在手指再植与再造中的应用. 中华手外科杂志，2006，22（2）：101–102.

13. 薛俊红，范华波. 手指末节离体复合组织块再植11例. 中华显微外科杂志，2004，27（3）：192–192.

14. 付彦春，张健，付忠田，等. 手指离体组织块再植治疗体会. 中国医药导报，2010，7（9）：166–167.

第十一节　离断手指异位寄养再植

手指离断时指体远端部分完整性较好，近端部分因损伤严重，或全身情况差而无条件原位再植时，可将离断的指体远端部分暂时异位寄养（再植）在身体其他部位，由该部位健康的动、静脉为离断的指体暂时提供稳定的血供营养，待全身情况和近端损伤创面改善后，再将异位寄养的指体回植到原来位置，通过修复指体的血管、神经、骨骼、肌腱等组织达到恢复指体外形和功能的目的。这种再植方法，称为手指离断寄养再植。

1986年，Godina提出了离断肢体近端条件不具备时，可以采用侧胸壁上部作为受区，远端肢体的血管与胸背动静脉吻合的方法进行修复。该方法给显微外科学者以启示，对于局部损伤重、全身情况差，不能一期进行断指再植的患者，可将离断的手指或手掌暂时寄养于患者的正常部位，建立血液循环，待再植条件成熟后再行再植。1990年，Chernofsky将1例前臂中段离断的肢体异位寄养于腹壁，11周后回植获得成功。1992年，Hallock提出上腹部血管可以用来保存单独手指。1992年，苗开喜等将有指蹼相连的2~5指离断异位寄养于足背，二期回植成功，1996年，高伟阳等将离断的手指寄养于腹股沟部，二期回植成功。这种重建手部功能术式方法无疑扩大了断指再植适应证范围，尽最大努力保存了手部分功能。

一、病例介绍

【病例1】　患者，女，34岁，因工作时不慎被高速运转的机器绞伤左拇指致完全离断，疼痛、出血8小时急诊入院。体格检查：生命体征平稳，一般情况可，心、肺等未见明显异常。左手敷料包扎，打开敷料见左拇指缺失，创面污染严重，缓慢渗血，拇指残端皮肤缺损并骨外露，皮肤缺损面积约3cm×4cm大小。离断手指以纱布包裹保存，指腹及指甲发黑，拇指近节皮肤软组织撕脱至指骨间关节处，指骨间关节粉碎性骨折，拇长屈肌腱及拇长伸肌腱撕脱约25cm，双侧指神经撕脱约8cm。双侧指固有动脉撕脱约4cm，且撕脱的血管、神经、肌腱均污染严重。入院后积极术前准备，急诊将离断拇指的近端创面行清创、VSD持续负压吸引术，离断的指体经清创后，串联于预先构制的股前外侧穿支皮瓣上，完成异位寄养，寄养拇指成活后二期在全身麻醉下行拇指—股前外侧复合组织瓣进行回植以修复拇指及软组织缺损。术后给予抗感染、活血、寄养手指保暖等治疗。术后拇指—股前外侧复合组织瓣顺利成活，指导功能锻炼。术后1年拇指感觉恢复，指背伸及外展轻度受限，屈曲及拇对掌功能良好，皮瓣外观无明显臃肿，寄养部位伤口愈合良好，患者及家属满意（图2-11-1）。

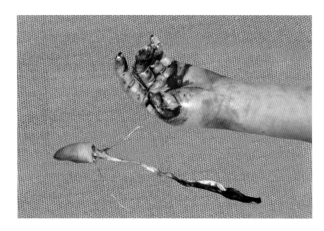

左手拇指离断伤情

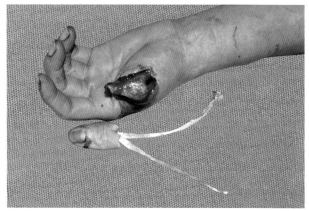

左手拇指离断伤清创后

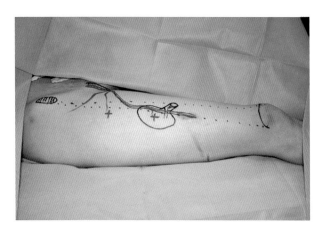

移位寄养同侧设计情况

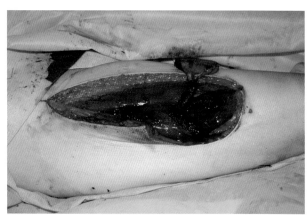

皮瓣切取和受区血管解剖游离

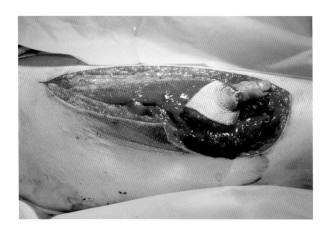

皮瓣修复左手拇指皮肤缺损

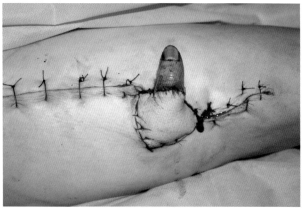

左手拇指寄养再植血供情况

图 2-11-1　左手拇指撕脱性离断异位寄养再植

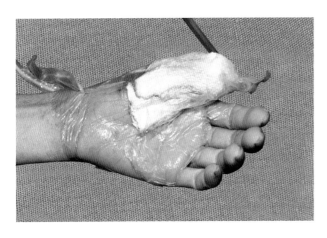

拇指近端创面处理

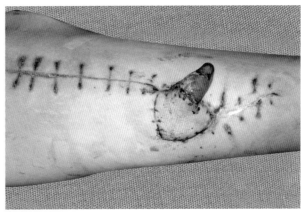

寄养再植术后 15 天

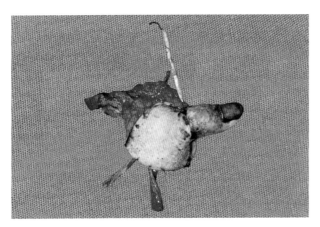

寄养手指切取

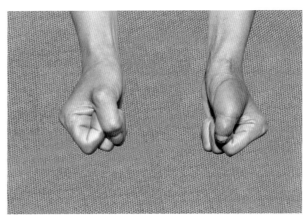

寄养再植术后 12 个月屈指和外形

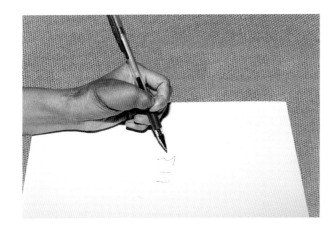

寄养再植术后 12 个月功能情况

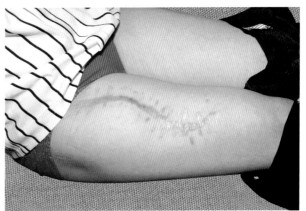

寄养再植术后 12 个月大腿愈合情况

图 2-11-1　左手拇指撕脱性离断异位寄养再植（续）

　　【病例2】　　患者，男，39岁，因机器绞伤致右手及腕部3小时急诊入院。体格检查：右前臂尺侧远端至手部自虎口皮肤软组织缺损，尺骨远端粉碎性骨折；右手拇指开放性骨折、背侧皮肤相对完好；右手示指、中指掌指关节处撕脱离断，远端指体相对完整并有指蹼相连，掌指关节毁损，第4、第5掌骨基底以远毁损，创面污染严重。急诊臂丛＋硬膜外麻醉下行清创，示、中指移位右足背寄养再植（示指、中指无条件原位再植）。根据指体残端皮肤情况，将示指、中指指骨用克氏针分别固定于足背第1、第2跖骨上，指静脉与足背静脉吻合，第2指总动脉与跖背动脉吻合，缝合皮肤。通血后寄养指色泽红润。右前臂及手部创面清创VSD覆盖创面。择期行游离股前外侧皮瓣移植修复前臂、手部创面，创面愈合后行寄养手指游离移植原位术，术中将示、中指移植手部固定第1、第2掌骨，以改良Kessler法缝合屈肌腱，伸肌腱用"8"字缝合法缝合，桡动脉与寄养指的跖背动脉吻合，大隐静脉与桡动脉伴行静脉。指固有神经分别与指总神经吻合。一次通血成功，缝合伤口，包扎，石膏托外固定，术后再植常规治疗，顺利成活。患者对功能及外形恢复比较满意（图2-11-2）。

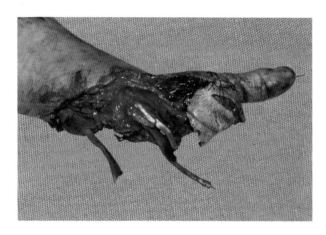
右手损伤情况

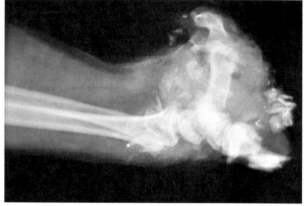
右手术前X线

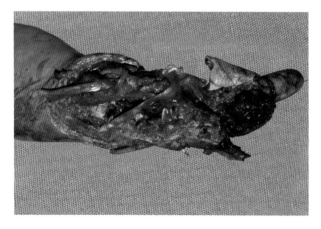
右手清创拇指修复后掌侧

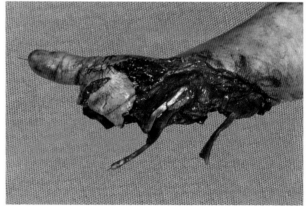
右手清创拇指修复后背侧观

图2-11-2　右手指寄养再植

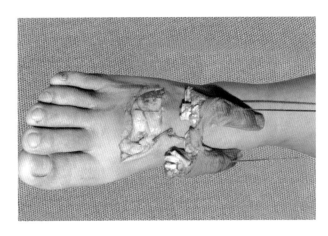

右手示指、中指清创寄养右足背部

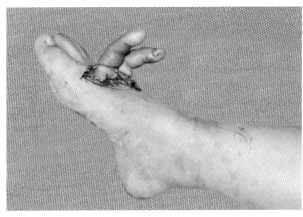

右手示指、中指移植寄养成功

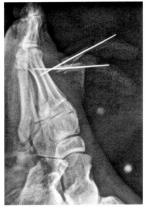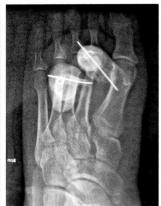

寄养术后 X 线片

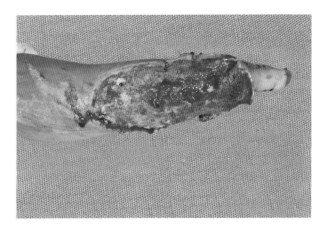

右手 VSD 治疗后创面

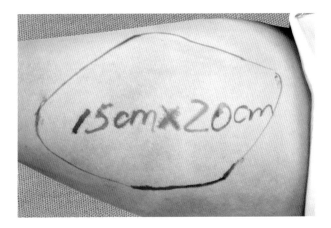

左股前外侧皮瓣设计

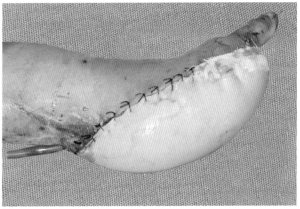

股前外侧皮瓣修复右手创面

图 2-11-2　右手指寄养再植（续）

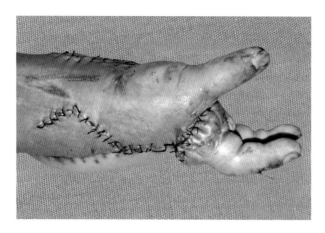

右示指、中指回植术

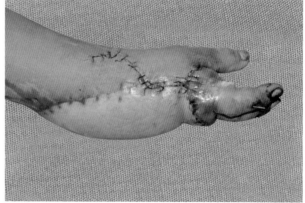

右手示、中指回植术后 12 天

图 2-11-2 右手指寄养再植（续）

【病例3】 患者，男，33岁，因左手机器挤压伤致皮肤软组织撕脱、拇指离断 7 小时入院。体格检查：左前臂下段以远端至手掌部掌指关节处皮肤软组织潜行剥离，捻挫、污染严重，手掌尺侧仅少部分皮肤与深层组织相连，拇指自掌指关节处撕脱离断，离断拇指较完整。由于损伤、污染严重，感染风险大，皮肤坏死概率很高，拇指无静脉吻合原位再植。采用双侧臂丛神经阻滞麻醉下，行左前臂及手部清创皮肤回植术、取同侧腹股沟带蒂皮瓣修复左手背及虎口部创面，拇指寄养在健侧示指再植术，缝合皮肤，闭合伤口，通血后寄养拇指色泽红润，1 周后，寄养手指顺利成活，4 周后行寄养手指断离移植原位再植术。术后再植常规治疗，经随访，左手外形及功能恢复较理想（图 2-11-3）。

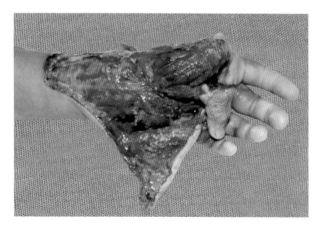

左手损伤掌侧情况

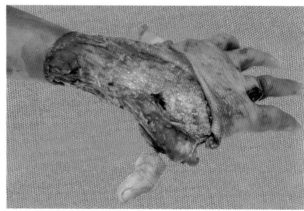

左手损伤背侧情况

图 2-11-3 左手拇指离断寄养再植

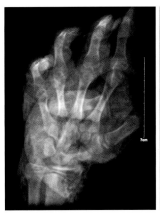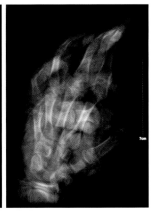

左手损伤术前 X 线片

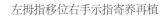

左拇指移位右手示指寄养再植

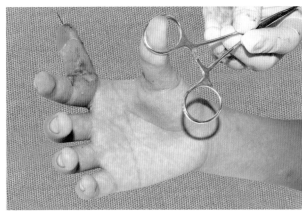

左手拇指寄养术后 2 周掌侧

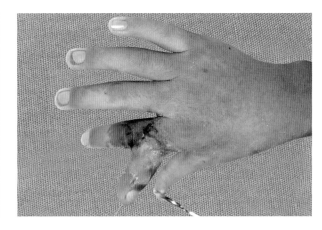

左手拇指寄养术后 2 周背侧

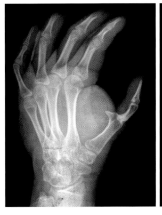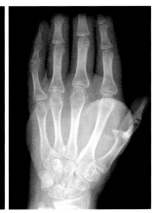

寄养指回植术后 X 线片

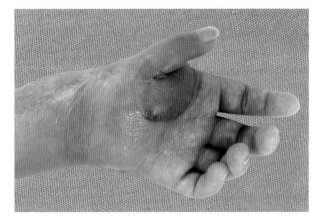

寄养指回植术后 3 个月掌侧情况

图 2-11-3　左手拇指离断寄养再植（续）

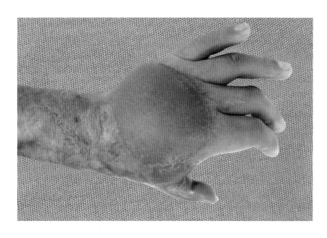

寄养指回植术后 3 个月背侧情况

图 2-11-3　左手拇指离断寄养再植（续）

二、手术方案设计

　　手指被机器冲压伤后，由于损伤和污染严重无条件急诊再植，为了挽救损伤后的手功能和外形，术前首先想到急诊将离断的指体通过吻合血管嫁接寄养在身体安全、方便、比较适合再植位置，获得离断指体暂时成活，待离断指体有原位再植条件后再将寄养指体移位到原处进行再植。术前根据离断指体不同，选择不同的寄养部位来制定手术方案，既要符合寄养再植条件，又要注重病人短期适应和接受，还要方便术者治疗，充分思考，衡量利弊，优选方案，不可随意。

三、手术要点

　　1. 手术分组进行，一组拇指近、远端创面清创及近端创面修复处理；另一组处理离体的指体寄养受区设计，可切取宿主部位皮瓣、复合组织瓣予以修复寄养指体残端创面等。

　　2. 血管吻合，选择血管管径与寄养指体的血管管径相当，且有足够长度可供移植的血管，与寄养指体的相应血管进行吻合。术中应在 8 倍手术显微镜下进行血管吻合。

　　3. 神经处理。一般断指二期回植时间短，可不吻合神经，二期解决神经功能恢复—吻合神经。

　　4. 将寄养的指体移位再植手部离断缺损部位，根据创面缺损程度，适当携带部分皮肤软组织，如果选择邻近组织瓣带蒂修复者，需行断蒂术，在指体近端残端设计切口，解剖出残端内血管、神经、肌腱、骨骼等组织备用。

　　5. 在寄养部位设计手术切口，然后解剖所要携带的动脉、静脉血管，根据受区所需长度，切取所要携带的相应长度的血管。血管吻合：按照动脉静脉 1∶2 原则，在显微镜下高质量地吻合血管。遇到血管缺损时可行血管移植。

　　6. 找出寄养指体内原有的神经断端，在寄养再植时已于宿主部位神经行端侧吻合，可在吻合处离断寄养指体的神经。

　　7. 皮肤修复回植时应尽量携带寄养宿主部位的皮瓣修复离断端创面缺损。

四、注意事项

　　1. 指体完全离断伤，伴有严重多发性复合伤或合并脑、心、肝、脾等重要脏器损伤急需处理，而不宜进行长时间的再植手术时，可将断指清创后，以最简单、快捷的方法暂时寄养于身体其他部位上，二期回植。

2. 手部重要手指完全离断，远断端指体相对完整，近断端呈毁损性损伤，伴广泛皮肤软组织缺损、骨关节损伤严重，两断端无法行原位缩短再植、移位再植者；或行原位缩短再植术后指体无功能者考选择虑寄养再植。

3. 宿主部位的选择原则：①部位隐蔽，术后对供区影响小。②便于寄养指体固定，宿主血管神经位置恒定，变异少，易于解剖，血管管径与寄养指体的血管管径相当，便于吻合，且有足够移植血管长度。能提供不影响肢体功能、可做移植的神经。③有可设计切取皮瓣、复合组织瓣修复寄养指体残端创面的供区，并可在二期回植时，能切取该部位皮瓣、复合组织瓣与寄养指体一同移植到断指近端，修复指体回植时组织缺损创面。④常用的部位有腹部、大腿、小腿等。

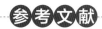

1. Godina M，Bajec J，Baraga A. Salvage of the mutilated upper extremity with temporary ectopic implantation of the undamaged part. Plast Reconstr Surg，1986，78（6）：295-299.

2. Chernofsky MA，Sauer PF. Temporary ectopic implantation. J Hand Surg，1990，15（6）：910-914.

3. Hallock GG. Transient single-digit ectopic implantation. J Reconstr Microsurg，1992，8（4）：309-311.

4. Matloub HS，Yousif NJ，Sanger JR. Temporary ectopic implantation of an amputated penis. Plast Reconstr Surg，1994，93（2）：408-412.

5. Graf P，Groner R，Horl W，et al. Temporary ectopic implantation for salvage of amputated digits. Br J Plast Surg，1996，49（3）：174-177.

6. Kayikcioglu A，Agaoglu G，Nasir S，et al. Crossover replantation and fillet flap coverage of the stump after ectopic implantation：a case of bilateral leg amputation. Plast Reconstr Surg，2000，106（4）：868-873.

7. Yeatts RP，Hoopes PC JR，Saunders SS. Eyelid replantation eight months after traumatic avulsion. Ophthal Plast Reconstr Surg，2004，20（5）：390-392.

8. Bakhach J，Oufqir AA，Baudet J，et al. Salvage of amputated digits by temporary ectopic implantation.Ann Chir Plast Esthet，2005，50（1）：35-42.

9. Bakhach J，Katrana F，Panconi B，et al. Temporary ectopic digital implantation：A clinical series of eight digits. J Hand Surg Eur Vol，2008，33（6）：717-722

10. Cavadas PC，Landin L，Navarro-Monzones A，et al. Salvage of impending replant failure by temporary ectopic replantation：a case report. J Hand Surg，2006，31（3）：463-467.

11. Tomlinson JE，Hassan MS，Kay SP. Temporary ectopic implantation of digits prior to reconstruction of a hand without metacarpals. J Plast Reconstr Aesthet Surg，2007，60（7）：856-860.

12. Ramdas S，Thomas A，Arun Kumar S. Temporary ectopic testicular replantation，refabrication and orthotopic transfer.J Plast Reconstr Aesthet Surg，2007，60（7）：700-703.

13. Li J，Ni GH，Guo Z，et al. Salvage of amputated thumbs by temporary ectopic implantation. Microsurgery，2008，28（7）：559-564.

14. 蒋纯志.全足寄养后移植再造全手.中华手外科杂志，2001，17（6）：78-80.

15. 苏维君.小儿特殊断指远端寄生再植一例.牡丹江医学院学报，1999，20（4）：69-70.

16. 胡剑秋.断掌远位寄养二期再植一例.中华显微外科杂志，1999，22（4）：313.

17. 王江宁.断足暂时性异位寄养再回植术的康复随访研究.中国修复重建外科杂志，2008，22（5）：551-553.

18. 王杰锋.离断拇指异位寄养二期回植1例报告.实用骨科杂志，2007，15（4）：253-254.

第十二节　旋转撕脱性手指离断再植

旋转撕脱性手指离断多发生在操作车床等带滚轴样快速旋转机器时，因指体被机器挤轧而患手猛烈回抽造成。由于这类断指有旋转与撕脱二种损伤机制同时并存，故称为旋转撕脱性离断。手指旋转撕脱性离断伤常见的损伤机制是：手指被卷入高速旋转的机器皮带轮、齿轮或钻床中，或被车床或重物压住，或车祸发生后瞬间物品被夹住，患者突然受惊，立即迅猛往回抽手，造成手指旋转撕脱性离断，多数患者发生于左手拇指。其特点是：①皮肤具有一定的弹性及韧性，在旋转及撕脱两种暴力作用后，皮肤与皮下组织一起剥脱，皮肤呈瓣状或脱套状撕脱损伤；②指静脉管壁薄，坚韧度较差，多从皮肤边缘处以近离断，指静脉抽出不长；③指固有动脉管壁较静脉厚，韧性比指静脉强，比指神经差，损伤时，指动脉比指神经先断，比指静脉后断，指固有动脉常抽出一定长度，伴内膜与肌层发生剥脱；④指神经纤维呈束状，具有较强的韧性，外力作用下被拉很长后才断，指神经常从近端抽出较长，且断端神经束参差不齐；⑤肌腱韧性强，指屈、伸肌腱常在肌腹移行时抽出。

在各类手指外伤性离断中，旋转撕脱性离断的伤情最为复杂，也是手外科难题之一。旋转撕脱性离断，能否或应否适应再植，随着时代与显微外科技术的发展而有不同的认识。为了使离断拇指获得满意的功能及外形，长期以来，众多学者曾尝试多种方法进行修复。1977年，Brien认为断指再植的适应证：撕脱伤存在一定的困难问题，只有很少能获得成功；只有拇指撕脱，可以试图再植，撕脱的手指如果血管撕脱太长，就不能再植。1978年，陈中伟认为：手指撕脱性离断，其伸、屈肌腱常在肌腱肌腹交界处撕断，指神经与血管也常常不在手指离断的平面撕断。血管撕裂损伤较长，超过3~4cm，因血管缺损太大，不宜行血管移植，手指缩短太多，再植手术常失去意义，从而认为这类断指不宜再植。由于血管、神经、肌腱均从近端抽出，也给晚期足趾移植再造拇指手术带来较大困难，所以有些学者采用一期骨移植并用皮管包埋，或把断指剥去皮肤，将指骨、肌腱、神经回植，再用皮管包埋法再造拇指。20世纪80年代又有采用带桡骨骨片的前臂复合皮瓣移植再造拇指的报道。但是依靠这种方法获得的拇指，不仅外观差，而且功能恢复微乎其微。随着显微外科技术的发展，目前不仅对外径为0.2~0.3mm的小血管吻合通畅率有很大提高，而且对小血管缺损的修复也有新的发展，血管移植或血管移位的应用，使因长段血管缺损而丧失再植条件的断指重获再植的可能。同样，神经移植或移位也为断指恢复感觉提供了新的方法。Pho于1979年报道了拇指撕脱性离断的病例，采用示指尺侧血管神经束，示指指背静脉及示指、中指背侧皮神经移位缝合的方法修复血管神经，拇长伸、屈肌腱在近端行腱固定，再植5例，成功3例、失败2例。我国自1978年起，程国良对拇指旋转撕脱性离断的病例逐步采用血管、神经、肌腱一期移位的方法施行再植，形成一套较完整的方法，至1984年止，其再植14例，成活13例。术后长期随访，再植拇指保持了原有完好的外形，重建了拇指的伸、屈及外展、对指功能，恢复了患者的痛、温、触觉及两点辨别觉，保存了拇指良好的外形与功能，为拇指旋转撕脱性离断的再植提供了一种崭新的再植方法，从而改禁忌证为适应证。在此基础上，有许多学者采用多种方法进行再植，均取得了良好的效果。

一、病例介绍

【病例1】　患者，男，48岁，因左手拇指不慎被台钻绞伤，疼痛、出血、指体离断1小时急诊入院。体格检查：一般情况良好，生命体征平稳，左手拇指近节以远完全离体，有约20cm撕脱肌腱相连，离断指体无血运，拇指近节皮肤软组织撕脱缺损，骨折端裸露，创缘不规则，缺损创面出血。急诊在麻醉下清创再植（重建动力和感觉）术。手术顺利，放松止血带，观察指体红润，张力适中，无菌棉纱包扎固定，再植指周围碎棉纱膨松填塞，安返病房。术后给予常规再植治疗，术后2周再植指顺利成活，定期随访，指导功能锻炼，患者对再植手指外形、捏持功能满意（图2-12-1）。

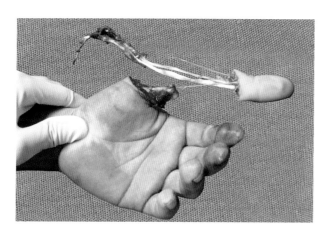

左手拇指离断伤掌侧情况

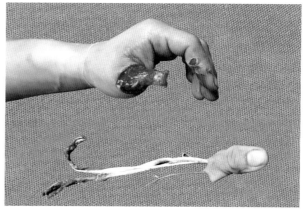

左手拇指离断伤背侧情况

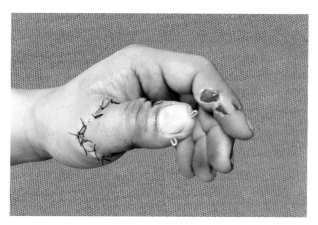

再植成功后背侧情况

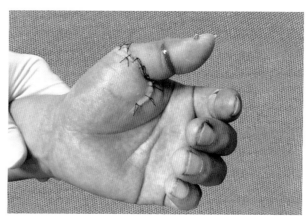

再植成功后掌侧情况

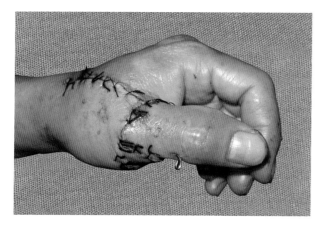

术后 2 周再植成活

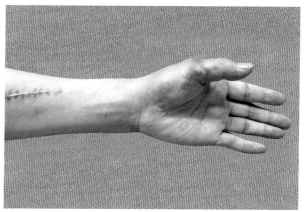

术后 15 个月掌侧情况

图 2-12-1 左手拇指旋转撕脱性离断再植

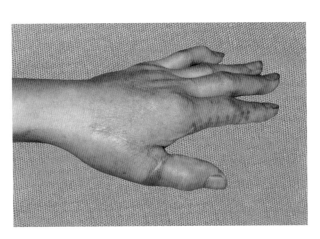

术后 15 个月背侧情况

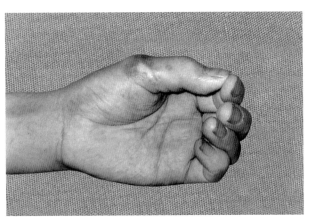

术后 15 个月握拳功能

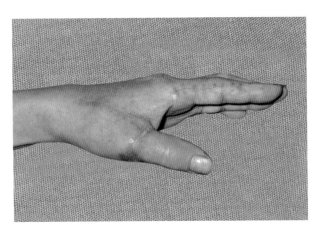

术后 15 个月虎口开大功能

图 2-12-1 左手拇指旋转撕脱性离断再植（续）

【病例2】　患者，男，48岁，因右手拇指不慎被台钻绞伤，疼痛、出血、指体离断1小时急诊入院。体格检查：一般情况良好，生命体征平稳，右手拇指近节以远完全离体，有约20cm撕脱肌腱相连，离断指体无血运，拇指近节皮肤软组织撕脱缺损，骨折端裸露，创缘不规则，缺损创面出血。急诊在麻醉下清创再植术（示指伸、屈肌腱转位重建拇指伸、屈指动力）。手术顺利，放松止血带，观察指体红润，张力适中，无菌棉纱包扎固定，再植指周围碎棉纱膨松填塞，安返病房。术后给予常规再植治疗，术后2周再植指顺利成活，定期随访，指导功能锻炼，患者对再植手指外形、捏持功能满意（图2-12-2）。

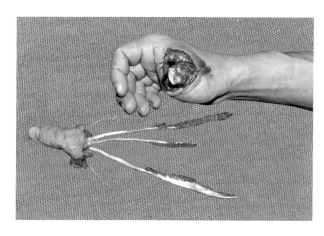

右手拇指撕脱性离断背侧情况

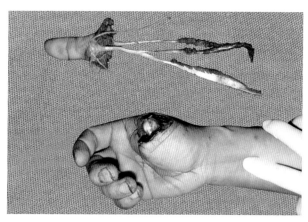

右手拇指撕脱性离断掌侧情况

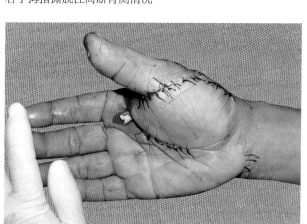

再植成功后掌侧情况

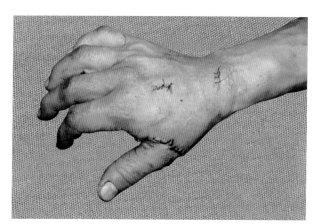

再植成功后背侧情况

图2-12-2　右手拇指旋转撕脱性离断再植

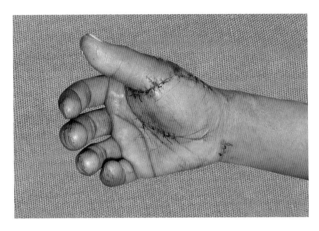

术后2周手掌情况

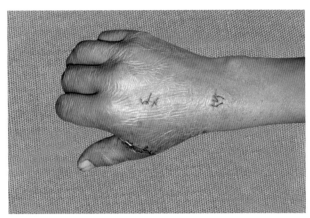

术后2周手背情况

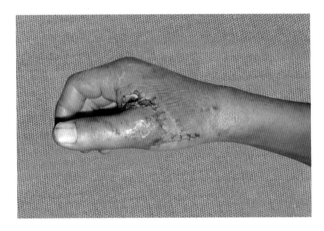

术后2周拇指背侧情况

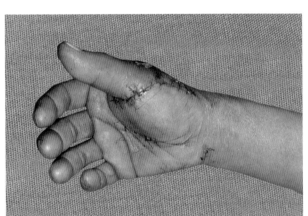

术后2周拇指掌侧情况

图 2-12-2 右手拇指旋转撕脱性离断再植（续）

　　【病例3】 患者，男，35岁，因右手拇指不慎被机床绞伤，疼痛、出血、指体离断1.5小时急诊入院。体格检查：一般情况良好，生命体征平稳，右手拇指近节以远完全离体，有约20cm撕脱肌腱和约5cm撕脱神经相连，离断指体无血运，拇指近节皮肤软组织撕脱缺损，骨折端裸露，创缘不规则，缺损创面出血。急诊在麻醉下清创再植术（示指伸屈肌腱转位重建拇指伸屈指动力）。手术顺利，放松止血带，观察指体红润，张力适中，无菌棉纱包扎固定，再植指周围碎棉纱膨松填塞，安返病房，术后给予常规再植治疗，术后2周再植指顺利成活，指导功能锻炼。术后9个月行移植腓肠神经重建拇指感觉功能，定期随访，患者对再植手指外形、捏持功能满意（图2-12-3）。

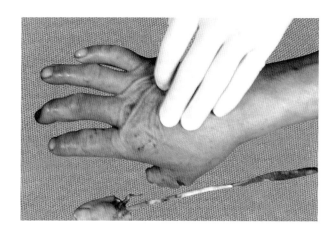

右手拇指撕脱性离断背侧情况

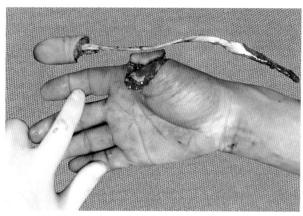

右手拇指撕脱性离断掌侧情况

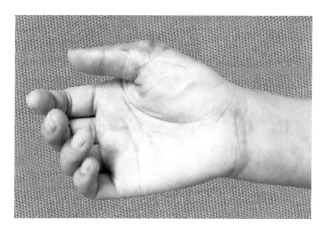

术后 3 个月拇指掌侧情况

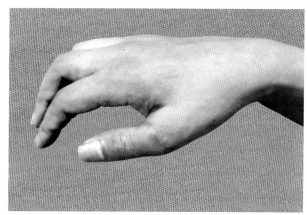

术后 3 个月拇指背侧情况

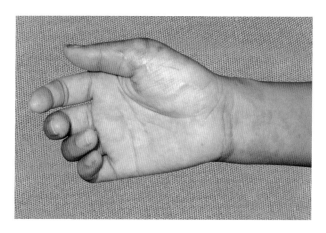

术后 9 个月拇指掌侧情况

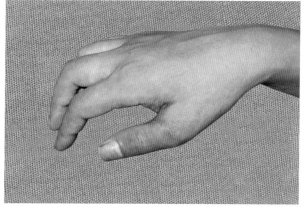

术后 9 个月拇指背侧情况

图 2-12-3　右手拇指旋转撕脱性离断再植

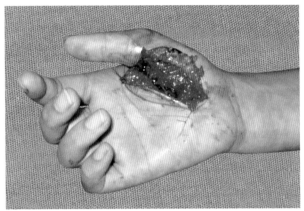

术后 9 个月神经缺损

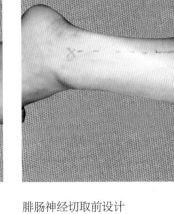

腓肠神经切取前设计

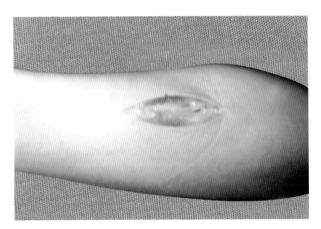

腓肠神经切取

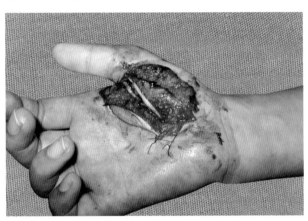

神经移植受区

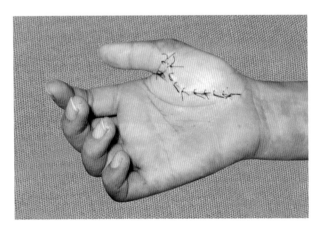

关闭创面

图 2-12-3　右手拇指旋转撕脱性离断再植（续）

【**病例 4**】 患者，女，26 岁，因右手小指不慎被台钻绞伤，疼痛、出血、指体离断 2 小时急诊入院。体格检查：一般情况良好，生命体征平稳，左手小指近节以远完全离体，有约 20cm 撕脱肌腱相连，离断指体无血运，小指近节皮肤软组织撕脱缺损，骨折端裸露，创缘不规则，缺损创面出血。急诊在麻醉下清创再植（重建动力和感觉）术。手术顺利，放松止血带，观察指体红润，张力适中，无菌棉纱包扎固定，再植指周围碎棉纱膨松填塞，安返病房。术后给予常规再植治疗，术后 2 周再植指顺利成活，定期随访，指导功能锻炼，患者对再植手指外形、捏持功能满意（图 2-12-4）。

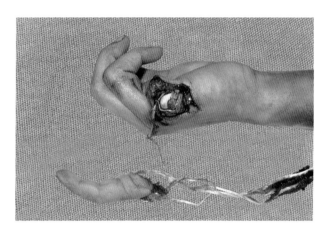

右手小指撕脱性离断掌侧情况

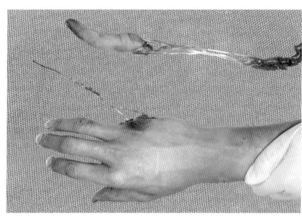

右手小指撕脱性离断背侧情况

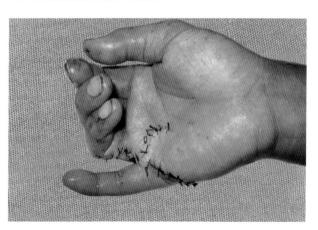

再植成功后掌侧情况

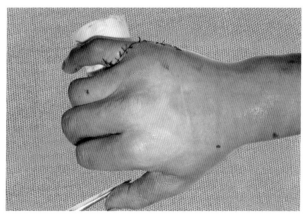

再植成功后背侧情况

图 2-12-4 右手小指旋转撕脱性离断再植

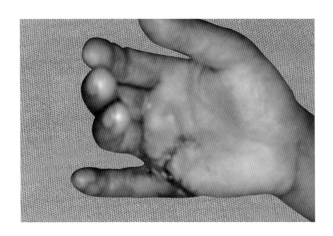

术后2周再植成活情况

图2-12-4 右手小指旋转撕脱性离断再植（续）

【病例5】 患者，男，46岁，因机器绞伤指左手疼痛、流血，拇指离断4小时入院。体格检查：患者一般情况好，左手拇指自掌指关节旋转撕脱，拇长伸及拇长屈肌腱自近端抽脱，虎口及第一掌骨背侧皮肤挫伤严重。臂丛麻醉下清创离断拇指远近端创面，复位固定指骨。分别将环指屈指浅肌腱转位代拇长屈肌、示指固有伸肌腱代拇长伸肌腱。显微镜下分离并清创拇指尺侧动脉、背侧静脉及桡动脉备用。取同侧上臂外侧皮瓣覆盖创面并桥接断指血管：以三角肌止点至肱骨外上髁连线为轴线按缺损大小设计并切取包含桡侧副动脉及其伴行静脉、上臂后侧皮神经的游离皮瓣，移植于手部皮肤缺损，分别吻合桡动脉-桡侧副动脉-拇指尺侧动脉，拇指背侧静脉-桡侧副静脉伴行静脉-头静脉，桡神经浅支-皮瓣上臂后侧皮神经-拇指桡侧固有神经。同侧上臂供区直接拉拢缝合。术后再植指及皮瓣成活良好，功能及外形恢复满意（图2-12-5）。

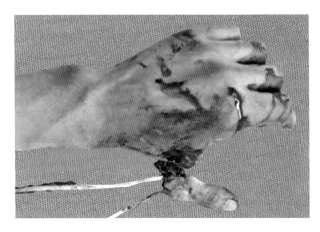 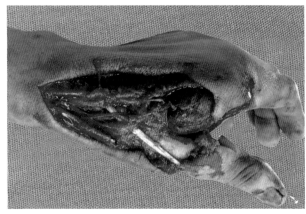

左手拇指损伤情况 　　　　　　　　　　　拇指再植后皮肤缺损情况

图2-12-5 左手拇指撕脱性离断再植，臂外侧皮瓣修复虎口皮肤缺损

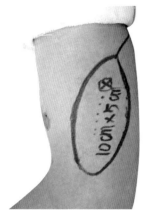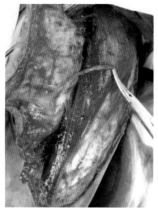

术中皮瓣设计与切取

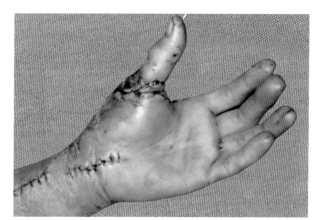

术后 2 周患手掌侧观

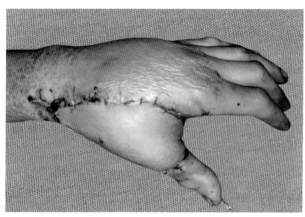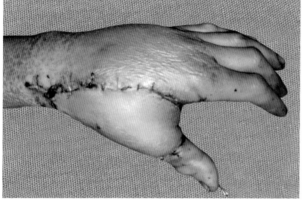

术后 2 周患手背侧观

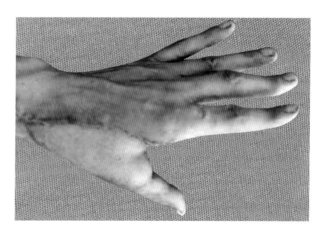

术后患手外观

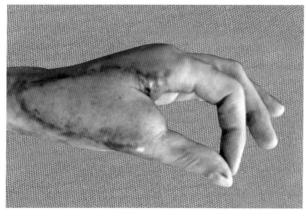

术后患指功能

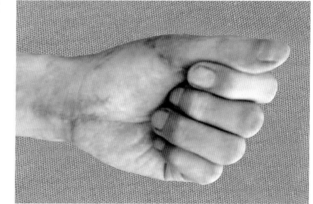

术后患指功能

图 2-12-5　左手拇指撕脱性离断再植，臂外侧皮瓣修复虎口皮肤缺损（续）

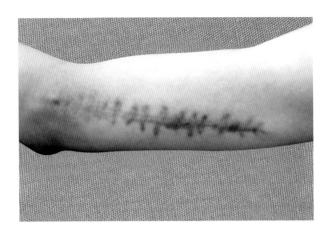

术后供区外观

图 2-12-5　左手拇指撕脱性离断再植，臂外侧皮瓣修复虎口皮肤缺损（续）

二、手术方案设计

手指撕脱性离断是较为严重的离断伤，拇指比较常见，这类手指离断主要是手指被运转的机器绞拉使肌腱、血管、神经等组织严重撕抽，有的病例合并局部皮肤撕脱，造成再植条件较差，即使一个手指离断，往往手术时间较长，难度也较大，急诊很难直接吻合血管、神经重建血液循环和感觉功能，多数需要血管、神经转位或者移植桥接重建；有合并皮肤撕脱缺损还要选择皮瓣进行创面修复；而手指屈伸动力重建常常待手指成活后Ⅱ期行肌腱转位或选择相对次要肌腱替代等方法重建动力功能。像这类断指再植，术前必须有一个周密的设计方案，这样术者处理起来才会得心应手。

三、手术要点

1. 指骨固定方式很多，单根克氏针纵向贯穿固定法简便易行，可缩短手术操作时间，术后4周左右拔除即可进行功能锻炼。

2. 尽量避免克氏针经关节的贯穿固定，经关节离断者在远指间关节处的离断行关节融合，近指间关节处离断，皮肤、软组织损伤轻，通过血管神经移位、移植，有保留关节的可能。

3. 皮肤挫伤、污染较重则难以保留关节，造成再植指功能丧失，失去再植意义。拇指经掌指关节处的离断可行关节融合；第2~5指掌指关节处的离断，关节面多无损伤，最好保留原关节，不行关节融合，视情况可行关节成形术，注意修复关节囊及侧副韧带。

4. 再植中血管神经的修复基本有3种方式：①静脉、皮神经游离移植桥接指血管神经；②邻近手指血管神经转位吻接；③缩短指骨直接吻接血管神经。因此，多采用自体小静脉移植或血管神经束移位来修复血管和神经。

5. 肌腱撕脱常见的处理方式：①指深、浅屈肌腱远近端若能交叉修复，以修复指深屈肌腱为主，动力可来自近端存留的任意肌腱。②肌腱从肌腹内撕脱的，若为单一指体，多选择邻近手指的指浅屈肌腱转位修复，多个指体旋转撕脱，可在近端附加切口找到原来肌肉肌腱撕脱处原位缝合。③指伸肌腱一般采取原位修复，示指、小指固有伸肌腱转位修复。④遇有肌腱缺损较多的可暂时旷置，留待二期肌腱移植重建，指深屈肌腱、指伸肌腱从止点处撕脱者应重建止点。⑤拇指经掌指关节处和其余手指远指骨间关节处的离断可行关节融合，肌腱不必处理。

6. 在静脉修复毕，应及时缝合指背皮肤，以保护已修复之静脉。如果造成皮肤缺损则在不影响血液循环及静脉回流前提下，可做局部皮瓣转移或游离植皮覆盖背侧创面。

7. 采用邻指指神经转位修复是一种简单有效的方法。以拇指再植为例，修复时拇指尺侧的神经与移位的示指尺侧神经做束膜缝合，若拇指近端背侧或示指指背神经有一定长度可与拇指远端桡侧神经缝合时，则应尽量予以修复。

四、注意事项

1. 再植是为了恢复手指的功能和外形，两者至少要达其一，甚至要综合评价再植后对手功能的影响，才可考虑再植。拇指再植效果最佳，各部位离断只要指体完整为再植适应证。

2. 常规的手术显微镜下清创，能进一步确定血管神经损伤的程度和平面。但旋转撕脱伤因创伤界线难以分清，清创不易彻底。

3. 指固有动脉缺损可通过腕部静脉移植或邻指血管转移修复，进行静脉移植修复动脉时注意将移植静脉倒转再吻合，指背静脉缺损修复可通过腕部静脉直接移植修复。

4. 对于血管撕裂损伤较长或长段脱套的，超过 4 cm，不宜做血管移植或转位；对于神经撕脱、挫伤严重的伴有长段血管损伤，需要指骨缩短太多的也不宜再植；对于软组织挫伤重的，术后再植指静脉血液回流困难，指体严重肿胀等。

5. 术后常规给予生理盐水 500ml 加低分子肝素钠 100mg 静脉滴注，维持 24 小时，以能够改善静脉回流（创面不间断渗出），保护微血管网，预防血栓形成和小血管痉挛，促进静脉侧支循环建立，提高再植成活率。

6. 多指旋转撕脱性断指再植术后发生血管危象的机会较单一手指多，应密切观察再植指血运，及时处理血管危象。

7. 自体小静脉移植可使受伤血管神经得以充分清除，从而减少血栓形成；邻指血管神经移位再植则采用将邻指非优势侧指固有动脉、神经及指背静脉转位，可在充分切除受区损伤血管神经的同时，因转位同名血管神经口径、生理功效一致，使吻合后血管通畅率高，感觉功能恢复良好。

8. 术后进行合理和长期的康复治疗是十分必要的，再植指成活后即开始按摩推拿未固定的关节，并被动屈伸，在无痛的前提下活动范围由小到大，次数由少到多，并进行肌肉等长收缩练习。

参考文献

1. 李培，张光正，龙文浩，等．旋转撕脱性断指再植 25 例．中华创伤杂志，2002，18（05）：313-313

2. 杨大威，纪效民，石健，等．旋转撕脱性断指再植 14 例报告．实用手外科杂志，2004，18（2）：117-117．

3. 徐永清，李主一，高田军，等．小儿示指旋转撕脱性断指特点及其再植．中华手外科杂志，1995，11（S1）：3-4．

4. 黄国福，苏福锦，罗富礽．31 例手指旋转撕脱离断伤断指的再植治疗．广西医科大学学报，2012，29（06）：957-958．

5. 李日绍．显微外科再植治疗手指旋转撕脱离断伤断指 41 例临床体会．中国民族民间医药，2015，24（09）：132．

6. 薛丁山，薛万金．拇指旋转撕脱性断指的改良再植．中华手外科杂志，2002，18（04）：208．

7. 张平，丁永斌，徐克孝，等．旋转撕脱性断指再植的动脉重建．中华显微外科杂志，2011，34（2）：173．

8. 吴克坚，刘顺国，李海东，等．旋转撕脱性断指再植 26 例报告．中华手外科杂志，2001，17（04）：256．

9. 仝占坤，马海燕，韩磊，等．拇指旋转撕脱性断指再植六例报告．中华显微外科杂志，1996，19（4）：310-311．

10. 潘风雨，田万成，柳学武．海水浸泡后旋转撕脱性断指再植．中华手外科杂志，2011，27（1）：55-56．

11. 滕晓峰，陈宏，章伟文．末节旋转撕脱性断指再植 88 例疗效分析．实用骨科杂志，2006，12（4）：291-293．

12. 刘育杰，丁小珩，杜丽等．利用虎口动脉和邻指动脉转位重建拇指旋转撕脱离断指体血运的疗效比较．中华显微外科杂志，2013，36（4）：335-338．

13. 张子清，涂清华，杨延军，等.挤压旋转撕脱性断指再植方法的选择.中华显微外科杂志，2003，26（3）：228-229.

14. 薛丁山，薛万金.拇指旋转撕脱性断指的改良再植.中华手外科杂志，2002，18（4）：208.

15. 程国良，潘达德，曲智勇，等.拇指旋转撕脱性离断再植（附12例报告）.中华外科杂志，1982，20（12）：712-713.

16. 陈雪荣，孙文东，曾青东，等.拇指旋转撕脱性离断不短缩再植.中华手外科杂志，2007，23（3）：192.

17. 潘希贵，王成琪.拇指旋转撕脱性离断再植几个技术问题探讨.中华手外科杂志，1995，12（6）：219-221.

18. 李荣文，郭炜，王剑利.拇指旋转撕脱性离断再植经验的分析.中华手外科杂志，2003，19（3）：149-150.

19. Pho RW，Chacha PB，Yeo KQ. Rerouting vessels and nerves from other digits in replanting an avulsed and degloved thumb. Plast Reconstr Surg，1979，64（3）：330-335.

20. Dec W.A Meta-analysis of Success Rates for Digit Replantation.Techn Hand Upper Extr Surg，2006，10（3）：124-129.

第十三节　手指脱套性离断再植

手指脱套性离断又称为环形撕脱离断伤，是一种严重的手指离断伤，修复非常困难。常伴有皮肤软组织脱套、肌腱自肌腹撕脱，静脉离断平面多在皮肤断面附近，动脉、神经常从近端抽出一定长度，尤其神经更长于动脉，镜下探查动脉多有长段内膜损伤。其受伤机制是指工人戴手套操作快速转动的机器或佩戴戒指的人戒指被暴力撕扯所致，手指在被快速转动的机器卷入，伤者又企图猛力回抽，整个手指的软组织包括皮肤、皮下组织及血管神经像脱手套一样被撕下，残指只剩下指骨、关节及伸、屈肌腱，严重时包括远节指骨及伸、屈肌腱的撕脱。脱套性损伤的特点是：①断指都为钝性伤，离断指体断面的损伤重，而指体的远端损伤相对较轻；②撕脱损伤的组织如血管、神经、肌腱、骨关节的断面不在一个平面上，同种组织的断面也可不在一个平面；③撕脱的血管神经损伤段较长，指固有动脉周围常有牵拉伤，血管外膜内外可见淤血，有血管多段损伤，血管内膜挫伤或断裂。神经多呈马尾状撕脱，该段神经往往难以利用；④脱套指体常有不同程度的挫伤，皮肤可见点片状瘀斑。

以往多数文献报告，对这类手指离断多数放弃再植，采用带蒂皮瓣、游离皮瓣或趾甲皮瓣修复，但难以替代手指特有的组织结构，常有臃肿、僵硬等外观与功能障碍，疗效不甚理想，给患者的心理及生理造成严重打击。由于显微外科技术的不断发展，此类断指不再是再植手术的禁忌证，通过解剖学研究发现，脱套伤手指血管循环连续性并未中断，血管床基本完整，离断组织内还有可通过血管移植等方法进行吻合的血管、神经，就应该尝试进行再植，再植手术是此类损伤恢复功能和外观的最优办法。

一、病例介绍

【病例1】　患者，男，41岁，因右手不慎被模具机挤压伤，疼痛、出血1小时急诊入院。体格检查：一般情况良好，生命体征平稳，右手拇指皮肤软组织完全脱套性离断，离断的皮肤组织无血运，拇指指骨和部分软组织残留裸露，创缘不规则，缺损创面出血，环指中末节毁损伤，无可供吻合血管、神经，无血运，示指、中指、小指挫裂伤伴血管神经损伤，血运差。急诊在麻醉下清创拇指再植、环指残端修整，示指、中指、小指分别肌腱血管神经修复术，手术顺利，放松止血带，观察指体红润，张力适中，无菌棉纱包扎固定，再植指周围碎棉纱膨松填塞，安返病房。术后给予常规再植治疗，术后2周再植指顺利成活，定期随访，指导功能锻炼，患者对再植手指外形、捏持功能满意（图2-13-1）。

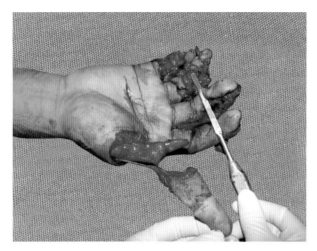
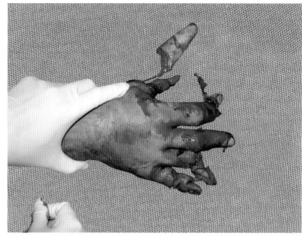

右手损伤掌侧情况　　　　　　　　　　　　　右手损伤背侧情况

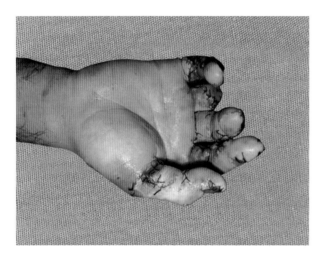
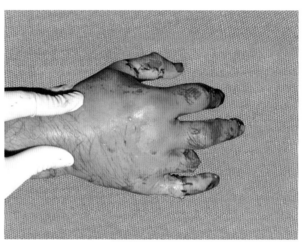

再植成功后掌侧情况　　　　　　　　　　　　再植成功后背侧情况

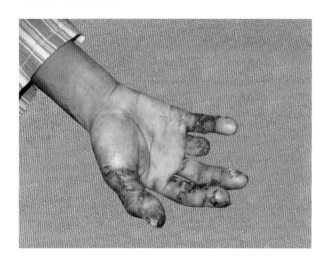
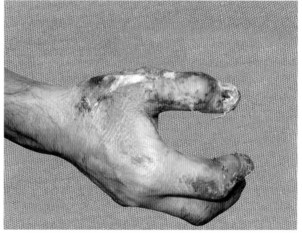

术后2周右手掌侧情况　　　　　　　　　　　术后2周拇指背侧情况

图 2-13-1　右手拇指脱套性离断再植＋示指、中指、环指、小指修复

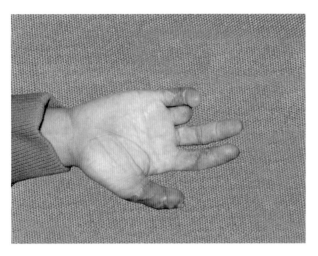

术后 11 个月右手掌侧情况

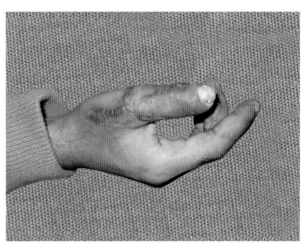

术后 11 个月拇指背侧情况

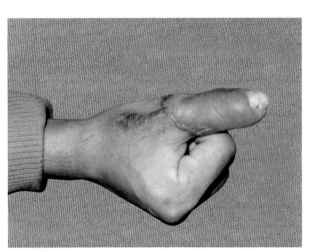

术后 11 个月握拳功能

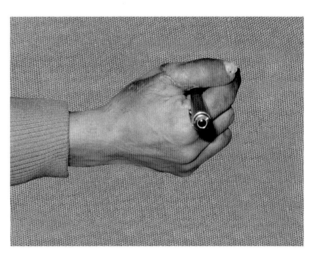

术后 11 个月右手指持物功能

图 2-13-1 右手拇指脱套性离断再植 + 示指、中指、环指、小指修复（续）

【病例2】　患者，女，35岁，因右手示指不慎被模具绞压伤，疼痛、出血、皮肤软组织完全脱套2小时急诊入院。体格检查：一般情况良好，生命体征平稳，右手示指近节近端以远皮肤软组织完全套脱，套脱的皮肤软组织无血运，指骨和部分软组织残留裸露，创缘不规则，缺损创面出血，污染严重。急诊在麻醉下清创移植前臂掌侧静脉桥接缺损动脉再植术，手术顺利，放松止血带，观察指体红润，张力适中，无菌棉纱包扎固定，再植指周围碎棉纱膨松填塞，安返病房。术后给予常规再植治疗，术后再植指顺利成活，定期随访，指导功能锻炼，患者对再植手指外形、捏持功能满意（图2-13-2）。

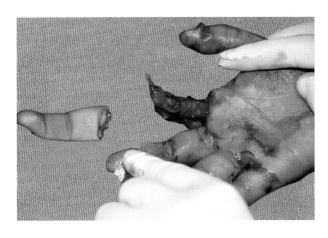
右手示指脱套性离断伤掌侧情况

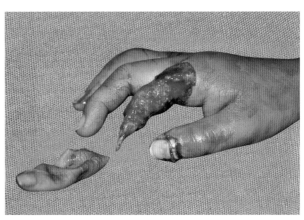
右手示指脱套性离断伤背侧情况

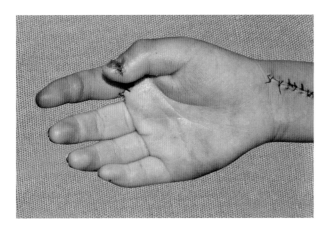
再植成功后掌侧情况

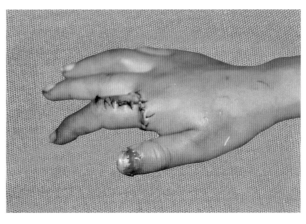
再植成功后背侧情况

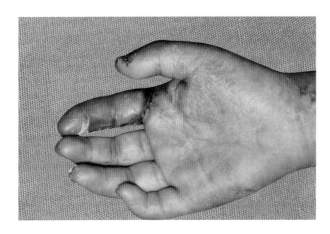
术后2周掌侧全部成活情况

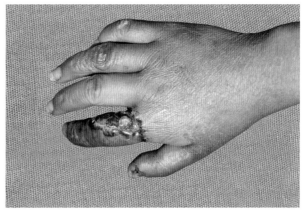
术后2周背侧全部成活情况

图2-13-2　右手示指脱套性离断再植

【病例3】 患者，男，24岁，因左手被机床滚压伤，疼痛、出血1.5小时急诊入院。体格检查：一般情况良好，生命体征平稳，左手掌、手背腕横纹以远皮肤软组织撕脱伤，多手指皮肤软组织脱套伤，撕脱皮肤软组织无血运。创面内可见骨质、肌腱、血管、神经外露，创缘不规则，缺损创面出血。急诊在麻醉下清创撕脱皮肤吻合血管原位回植术，手术顺利，放松止血带，观察指体红润，张力适中，无菌棉纱包扎固定，再植指周围碎棉纱膨松填塞，安返病房。术后给予常规再植治疗，术后再植指顺利成活，术后2周手掌部分皮肤坏死，给予扩创坏死组织清除取尺动脉腕上支皮瓣移位修复创面术，常规治疗，定期随访，指导功能锻炼，患者对手外形、捏持功能满意（图2-13-3）。

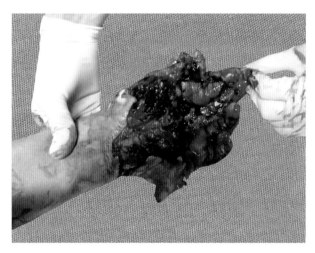

左手指损伤掌侧情况

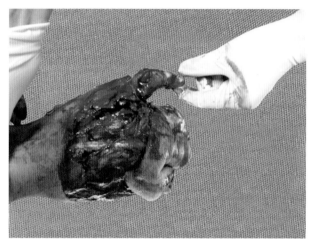

左手指损伤背侧情况

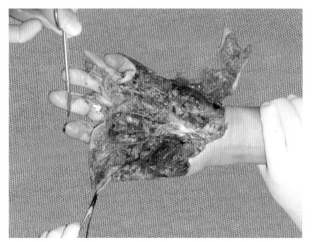

术中清创掌侧情况

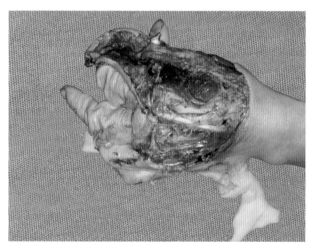

术中清创背侧情况

图2-13-3 左手掌、手背皮肤撕脱伴多指脱套原位回植修复

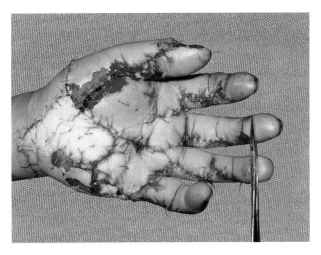

再植成功后掌侧情况

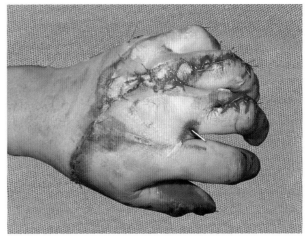

再植成功后背侧情况

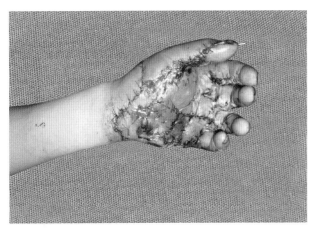

术后3周掌侧情况

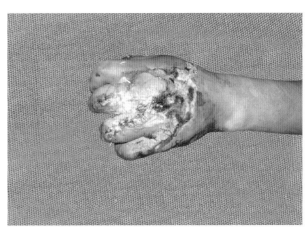

术后3周背侧情况

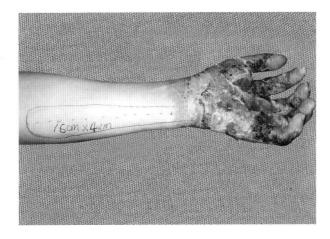

皮瓣设计

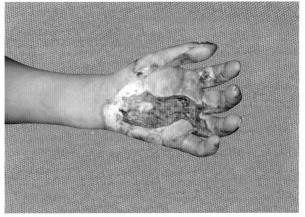

扩创后创面

图 2-13-3　左手掌、手背皮肤撕脱伴多指脱套原位回植修复（续）

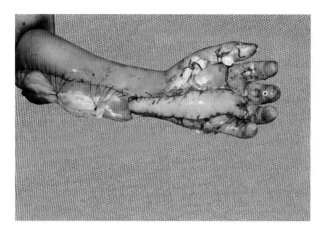

皮瓣移位覆盖创面

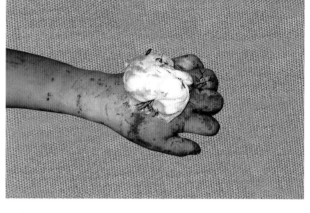

手背创面游离植皮

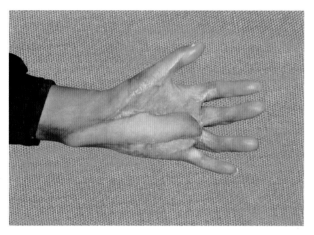

术后 24 个月伸指掌侧情况

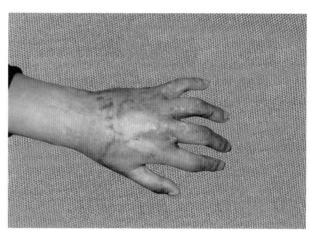

术后 24 个月背侧情况

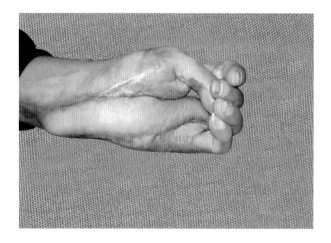

术后 24 个月功能情况

图 2-13-3　左手掌、手背皮肤撕脱伴多指脱套原位回植修复（续）

【病例 4】　患者，男性，26 岁，因右手戴手套工作时不慎被钻床卷伤致右手拇指分离、出血 2 小时急诊入院。体格检查：全身情况平稳，左拇指自掌指关节以远平面皮肤套脱性离断，近端骨、肌腱均完整无明显损伤，甲床近端约 2/3 附着于末节指骨，远端皮肤软组织尚完整，挫伤不明显。急诊显微镜下行清创探查术，术中见指血管断面位于手指掌指关节平面，远端血管内膜无剥脱，无明显挫伤，动静脉无缺损，指神经桡侧、尺侧分别自近端撕脱约 1.5cm、3.5cm，断端呈马尾状。术中吻合双侧指动脉及指背静脉 3 根，桡侧指神经与近端直接吻合，尺侧指神经与桡神经浅支吻合，手术历时 3 小时结束。术后采用抗痉挛、抗凝及抗生素等药物治疗，严密观察再植指体的血液循环。术后 2 周再植拇指完全成活，并在康复医师的指导下进行功能锻炼。术后 6 个月复查，右手拇指功能和外形良好，掌指关节活动度为 0° ~90°，虎口活动度为 0° ~100°，拇指对掌对指功能良好（图 2-13-4）。

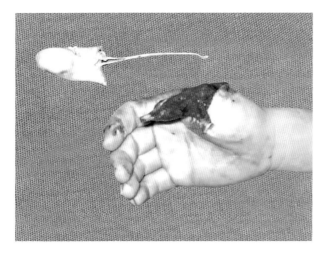

右手拇指脱套性离断伤掌侧观

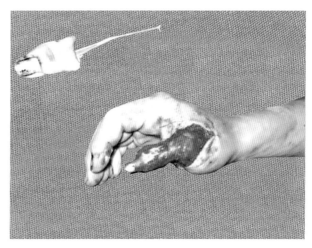

右手拇指脱套性离断伤背侧观

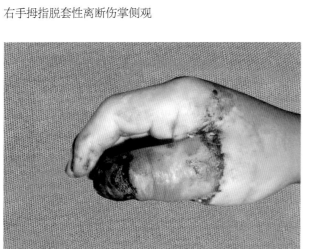

再植成功术后 2 周背侧观

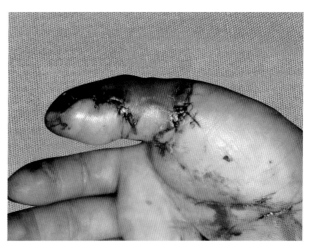

再植成功术后 2 周掌侧观

图 2-13-4　右手拇指脱套性断指再植

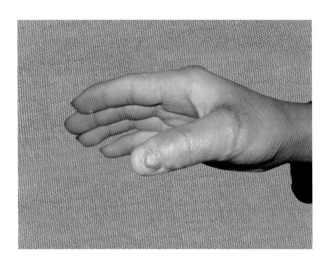

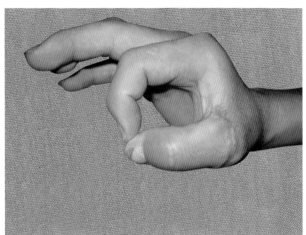

术后 6 个月虎口开大功能   术后 6 个月拇指对掌功能

图 2-13-4　右手拇指脱套性断指再植（续）

　　【病例 5】　　患者，女，26 岁，因机器挤伤致右手示指疼痛、流血、活动受限 1 小时入院。体格检查：右手示指自远指间关节离断，离断指体连带近中节手指皮肤及部分虎口部皮肤脱套，仅掌侧约 0.5cm 皮肤相连，软组织挫伤较重，两侧的血管神经抽脱，伸指肌腱自近指间关节处断裂。臂丛麻醉下清创远指间关节融合末节再植 + 脱套皮肤回植术，术中吻合双侧指动脉及指背静脉 3 根，桡侧指神经与近端直接吻合，尺侧指神经与桡神经浅支吻合，手术历时 4 小时。放松止血带后见示指指端色红润，张力适中，脱套皮缘静脉回流良好。术后采用抗痉挛、抗凝及抗生素等药物治疗，严密观察再植指体的血液循环。术后 2 周再植拇指完全成活外形及功能恢复满意（图 2-13-5）。

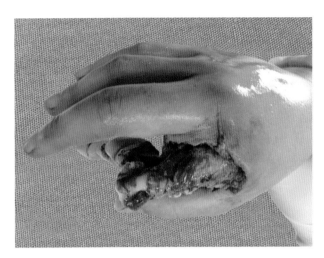

术前患手损伤情况

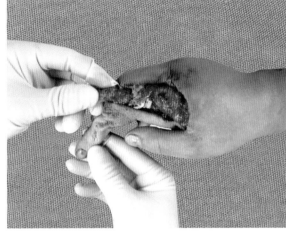

术前患手损伤情况

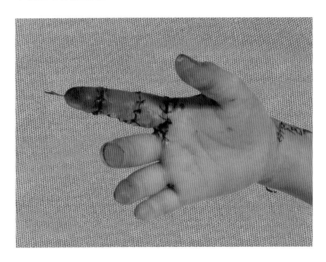

术后1周患指成活掌侧

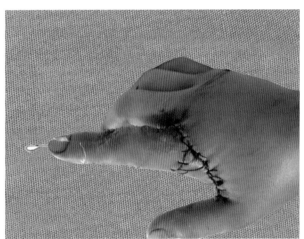

术后1周患指成活背侧

图 2-13-5 右手示指脱套离断再植

二、手术方案设计

手指脱套性离断是临床比较少见的手指离断伤，拇、示指脱套是手指脱套性离断常见指体，也是我们人类生活、学习、工作常用用来接触物体的手指。无论从功能还是从外形上，原位再植仍然是目前首选治疗方法。虽说手指骨骼损伤较轻，但是再植结果很难获得满意。主要是皮肤、血管、神经等重要组织潜在性损伤严重，可供吻合血管、神经条件差、操作困难，术后易发生血管危象、坏死等，尤其是多手指脱套性离断处理更为棘手，对于每一例手指脱套性离断，我们必须在寻找和吻合血管下功夫、想方法、找窍门，通过指体血管直接端端吻合或端侧吻合，血管转位吻合，血管移植桥接吻合，动静脉短路吻合等重建指体血液循环。再者，手指脱套性离断再植术后常合并瘢痕愈合，组织粘连较重，影响手指伸屈关节活动和外形，为了获得较为满意的功能和外形，术后必须按照制定功能康复计划进行综合康复训练。

三、手术要点

1. 彻底清除伤口内污物及失活组织，脱套离断组织仔细修整皮缘，于一侧纵向切开，镜下探查游离可供吻合的血管神经，手指近侧于创缘以近适当延长切口，显露两侧血管神经及指背或掌背皮下静脉。

2. 显微镜下彻底清创血管神经，应将挫伤严重的血管彻底清除。注意血管可能存在多段损伤，一定要切除至血管内膜正常处，宁可行血管移植或转位术，切勿保留可疑损伤的血管。

3. 可以通过 3 种方法解决血管缺损：①如果血管缺损距离较短，对伤肢适当短缩，直接吻合血管；②对于以动脉缺损为主，静脉无明显缺损病例，可行邻指血管神经束转位；③对于动、静脉均有缺损，可行血管移植。

4. 对多个手指脱套伤，不能进行邻指动脉转位术时，可采取静脉移植桥接动脉缺损。

5. 动脉重建采用交叉、移植、邻指动脉转位等方法，拇指还可用掌深弓及桡动脉浅支近端逆转等方法重建。指背静脉缺损者可用血管移植及邻指静脉转位来重建。

6. 为减轻术后再植指体水肿，应尽可能地多吻合静脉，动、静脉比例至少 1∶2。

7. 对于从肌腹撕脱的指屈、伸肌腱，因无法直接修复，均需行肌腱转位术。

8. 此类断指再植成功的关键是重建良好的血运，其依赖于指体血管床的基本完整，清创指体时用低分子肝素钠盐水做血管通液试验，决定能否再植。

四、注意事项

1. 如果患者当时断指条件较差，考虑到再植难度大，术后坏死率比较高，如采用肌腱转位，一旦手术失败，将增加患者的痛苦，可将肌腱旷置并做好标记，Ⅱ期待再植指体成活后再行肌腱转位术。

2. 脱套性断指剥离面广，剥离层间易积血，形成血肿，使静脉受压栓塞。可在伤口两侧侧方做减张小切口，并常规放置皮片引流，以改善静脉回流。

3. 术中在行血管吻合时发现显微镊等器械上的血液易凝固者，考虑血液高凝状态，对此类患者术后积极应用抗凝药物，并对血液凝固系统进行监测。

4. 多指脱套性断离再植术后发生血管危象的机会较单一手指多，应密切观察再植指血运，及时处理血管危象。

5. 进行血管移植时，尽量选择与受区血管管径相近的静脉血管。切取静脉血管时标记远、近端，受区血管为动脉需要倒置移植静脉，受区血管为静脉，无须倒置静脉血管。

6. 术后常规给予生理盐水 500ml 加低分子肝素钠 100mg 静脉滴注，维持 24 小时，以能够改善静脉回流（创面不间断渗出），保护微血管网预防血栓形成和小血管痉挛，促进静脉侧支循环建立，提高再植成活率。

7. 术后早期康复治疗，手指皮肤套脱伤时，对骨关节和肌腱的损伤相对轻微的特点，为术后早期康复治疗提供了基础。一般在术后的 1 周患指基本上已建立起血液循环而存活，此时需指导患者进行前臂和手部的伸、屈肌收缩练，以促进患指的血液循环及改善患指静脉及淋巴的回流情况，减轻患指软组织的水肿情况。在术后还应加强患指肌肉的等长收缩训练，一定时间后可逐渐加大患指的活动强度，以防止肌腱发生粘连及关节的僵硬，同时注意患指的指骨间关节及掌指关节的主动和被动运动。

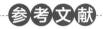

1. 胡浩良，王晓峰，陈宏 . 拇指脱套状撕脱性离断再植 58 例临床分析 . 实用手外科杂志，2008，22（2）：69–71.

2. 秦刚，王文权，李东海，等 . 全拇指皮肤脱套状撕脱性离断再植 . 中华显微外科杂志，2007，30（6）：475–476.

3. 梁启善，张咸中，卢冉翔，等 . 脱套性拇指离断的再植体会 . 中华显微外科杂志，2011，34（5）：417–418.

4. 蓝国湖 . 脱套性断指再植临床治疗特点 . 白求恩医学杂志，2014，12（5）：470–471.

5. 潘希贵，王成琪 . 脱套性断指再植 . 中华显微外科杂志，1997，20（4）：309–310.

6. 金重山，汪王平，李强等 . 脱套性断指的临床特点及再植 . 实用手外科杂志，1999，2（1）：263–265.

7. 曾明灿 . 手部皮肤脱套伤的原位再植 . 中华手外科杂志，2001，17（3）：183.

8. 何如祥，雷林革，程鹏，等 . 多手指脱套性离断伤再植体会 . 实用手外科杂志，2014，28（3）：338–339.

9. 王迅，张平，朱春平，等 . 完全脱套离断手指的再植 . 实用医学杂志，2012，28（24）：4200.

10. 李杰 . 全拇指脱套性离断伤的再植护理 . 实用手外科杂志，2006，20（3）：159–165.

11. 颜屈伦，何淑兵 . 拇指旋转撕脱离断并全手皮肤脱套伤再植一例 . 实用手外科杂志，2000，14（3）：190.

第十四节　手部毁损性离断再植

手部毁损性离断是指手部受到严重的挤压、绞拉、冲压、碾压、撕挫等损伤，通常合并皮肤、皮下组织、血管神经、肌腱和骨质缺损。多数无条件直接原位再植恢复其功能和外形，多数患者最终选择了残端修整。

手部解剖及功能具有一定的复杂性和特殊性，一旦发生毁损伤，由于不同平面的受到绞轧力和压砸力作用，导致指（肢）体组织结构性改变、血液循环中断而失活，甚至多数会引起皮肤、肌肉、肌腱、血管、神经等软组织和骨骼组织缺损，导致指体血液循环丧失，或虽有血供，但不足以满足指体成活的需要。这时，手外科医师通过敏捷的临床思维和精湛的显微外科技术，采用组织短缩、转位或游离移植进行桥接、替代等方法进行修复重建，恢复骨骼支架、血液循环、神经支配、手指伸屈活动和皮肤缺损，将严重创伤后无条件原位再植或即使行原位再植后无法恢复手指的捏、夹、抓、握等主要功能相对完整的残余指体组织进行"废物"巧妙的再利用，最大限度地恢复其功能、外形，减轻患者的痛苦和负担。

一、病例介绍

【病例 1】　患者，男，28 岁，因右手压扎伤疼痛、出血、活动受限 1 小时急诊入院。体格检查：体温 37.1℃，脉搏 88 次 / 分，呼吸 18 次 / 分，血压 130/76mmHg。一般情况正常，心、肺、肝、脾未见异常。可见右手腕关节以远皮肤软组织挫裂严重，指体结构变形，面不规整，污染严重，手指无感觉、苍白，不能活动。急诊在麻醉下行清创移植静脉血管桥接动脉再植修复术，手术顺利。术后再植部位用 60W 烤灯 24 小时照射，预防感染、预防血栓，对症治疗 7~10 天，隔日换药，伤口 2 周拆线，再植成活。经随访，再植指皮肤色泽接近正常，患者对再植指的外形和功能满意（图 2-14-1）。

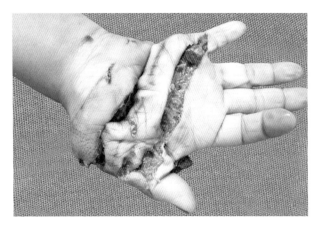

右手离断掌侧伤情

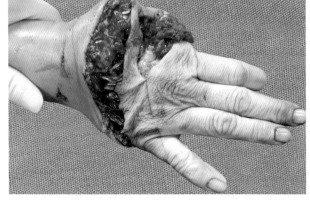

右手离断背侧伤情

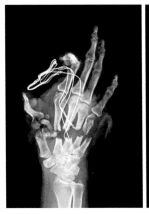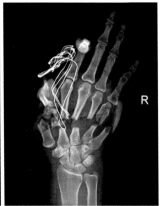

术前 X 线片

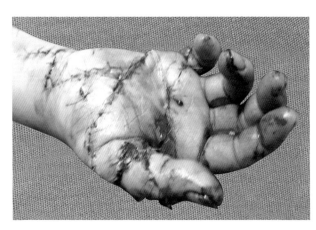

术中再植成功掌侧情况

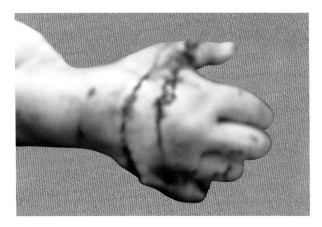

术中再植成功背侧情况

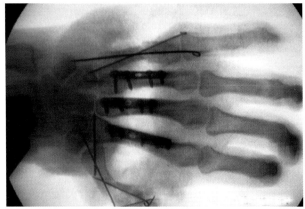

术后 X 线片

图 2-14-1　右手毁损性离断再植

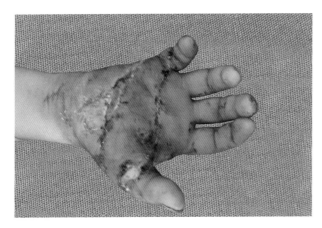

术后 4 周手掌外形

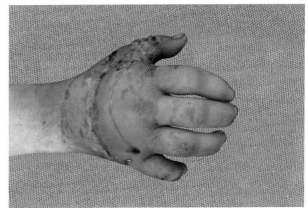

术后 4 周手背外形

图 2-14-1 右手毁损性离断再植（续）

【病例2】 患者，男，37 岁，因右手冲床冲压伤疼痛、出血、活动受限 2 小时急诊入院。体格检查：体温 36.9℃，脉搏 82 次 / 分，呼吸 18 次 / 分，血压 1128/76mmHg。一般情况正常，心、肺、肝、脾未见异常。可见右手腕关节以远多处挫裂，指体结构变形，皮肤软组织撕脱压痕，创面不规整，手部无感觉、苍白，不能活动。急诊在麻醉下行清创近端动脉转位桥接手指健侧动脉再植修复重建术，手术顺利。术后再植部位用 60W 烤灯 24 小时照射，预防感染、预防血栓、活血、对症等治疗 7~10 天，隔日换药，伤口 2 周拆线，再植成活。经 24 个月随访，再植指皮肤色泽接近正常，患者对再植指的外形和功能满意（图 2-14-2）。

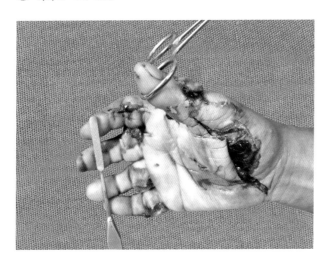

右手离断掌侧伤情

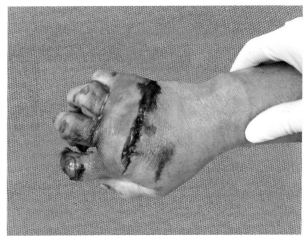

右手离断背侧伤情

图 2-14-2 右手毁损性离断再植

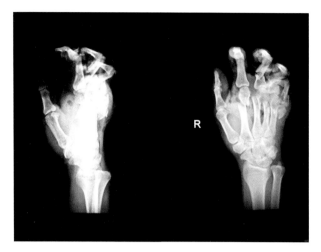

术前 X 线片

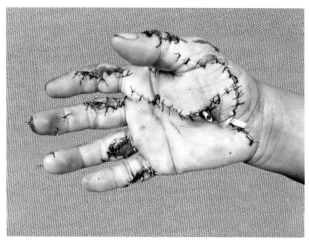

术中再植成功掌侧情况

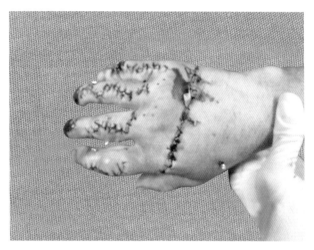

术中再植成功背侧情况

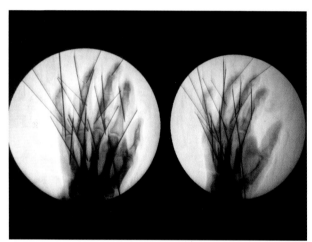

术中 X 线片

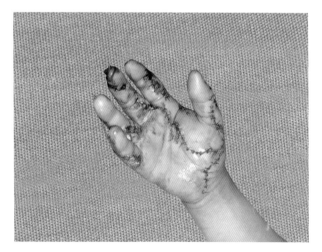

术后 2 周再植成活掌侧情况

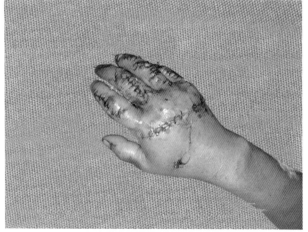

术后 2 周再植成活背侧情况

图 2-14-2 右手毁损性离断再植（续）

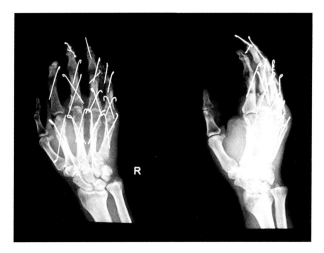

术后 4 周 X 线片

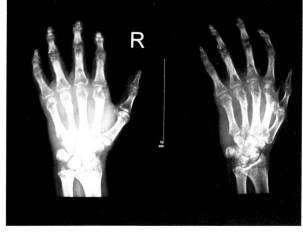

术后 2 年 X 线片

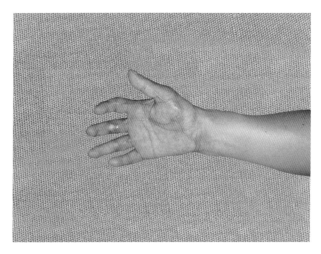

术后 2 年掌侧外形

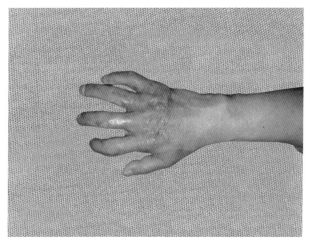

术后 2 年背侧外形

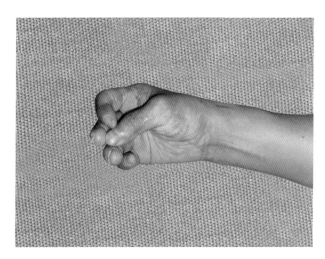

术后 2 年捏持功能

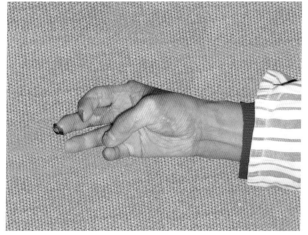

术后 2 年对掌功能

图 2-14-2　右手毁损性离断再植（续）

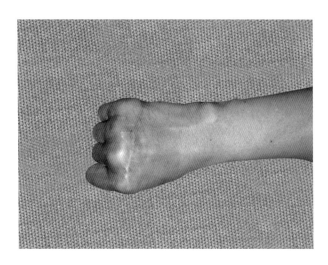

术后 2 年握拳功能

图 2-14-2　右手毁损性离断再植（续）

【病例3】　患者，男，29 岁，因模具挤压伤疼痛、出血 2.5 小时急诊入院。体格检查：体温 36.6℃，脉搏 82 次 / 分，呼吸 16 次 / 分，血压 128/76mmHg。一般情况正常，心、肺、肝、脾未见异常。可见右手腕关节以远血肉模糊，指体结构变形，皮肤软组织撕挫严重，创面不规整，污染较重，手掌、手指犹如面饼，手指无感觉、苍白，不能活动。急诊在麻醉下行清创示指残余血管转位重建中指、环指缺损血管再植（示指残端修整）术，手术顺利。术后再植部位用 60W 烤灯 24 小时照射，预防感染、预防血栓，对症治疗 7~10 天，隔日换药，伤口 2 周拆线，再植成活。经随访，再植指皮肤色泽接近正常，患者对再植指的外形和功能满意（图 2-14-3）。

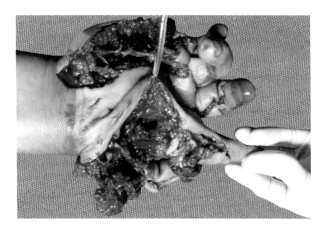

右手掌侧伤情

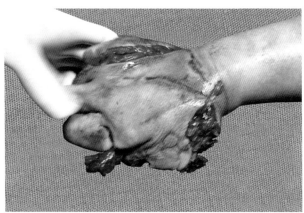

右手背侧伤情

图 2-14-3　右手毁损性离断再植 + 皮瓣术

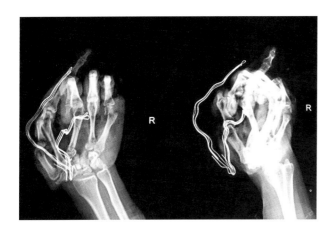

术前 X 线片

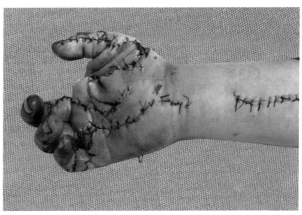

术中再植修复成功后掌侧血运

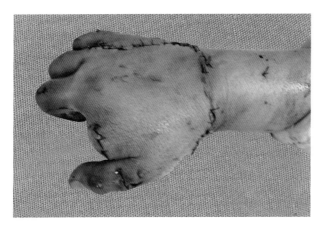

术中再植修复成功后背侧血运

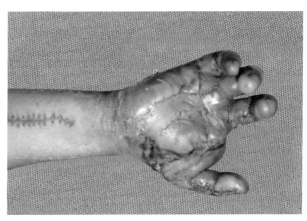

术后 4 周掌侧成活情况

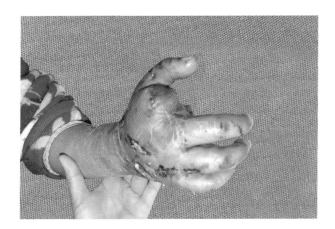

术后 4 周背侧成活情况

图 2-14-3　右手毁损性离断再植 + 皮瓣术（续）

【**病例4**】 患者，男，51岁，因右手冲床伤疼痛、出血活动受限3小时急诊入院。体格检查：体温36.7℃，脉搏82次/分，呼吸20次/分，血压132/74mmHg。一般情况正常，心、肺、肝、脾未见异常。可见右手掌指关节以远血肉模糊，指体结构变形，皮肤软组织创面不规整，手指无感觉、苍白、布满油污垢，不能活动。急诊在麻醉下行清创再植修复重建术，手术顺利。术后再植部位用60W烤灯24小时照射，预防感染、预防血栓，对症治疗7~10天，隔日换药，伤口2周拆线，再植成活。经36个月随访，再植指皮肤色泽接近正常，患者对再植指的外形和功能满意（图2-14-4）。

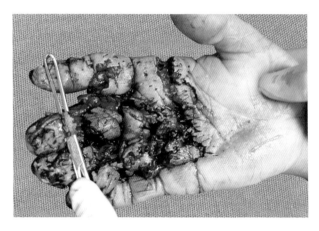

右手离断掌侧伤情

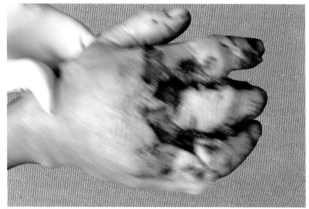

右手离断背侧伤情

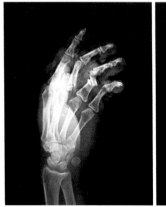

术前X线片

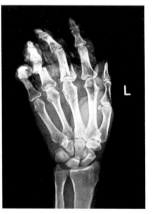

术中再植修复掌侧情况

图2-14-4 右手毁损性离断再植+皮瓣术

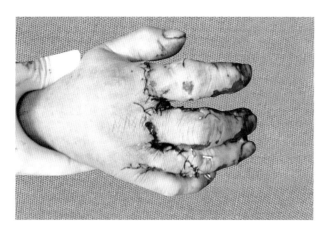

术中再植修复背侧情况

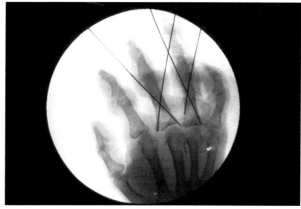

术中 X 线片

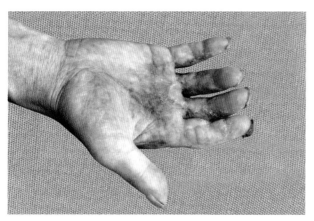

术后 12 个月手部掌侧外形

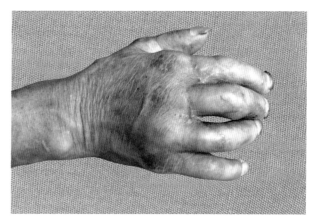

术后 12 个月手部背侧外形

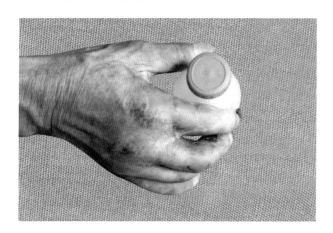

术后 12 个月握持功能

图 2-14-4 右手毁损性离断再植 + 皮瓣术（续）

【病例5】 患者，男，34 岁，因右手模具冲压伤，疼痛、出血至血肉模糊 3 小时急诊入院。体格检查：体温 37.5℃，脉搏 88 次 / 分，呼吸 18 次 / 分，血压 136/76mmHg。一般情况正常，心、肺、肝、脾未见异常。可见右腕关节以远血肉模糊，拇、示、中指离体，指体结构变形，皮肤软组织广泛撕脱，创面不规整，离断手指无感觉、苍白，右手背皮肤软组织严重挫裂伤。右环、小指撕挫伤，伤口布满油污垢，手指不能活动。急诊在麻醉下行清创回植修复重建拇、示指 + 环、小指修复术，手术顺利。术后再植部位用 60W 烤灯 24 小时照射，预防感染、预防血栓，对症治疗 7~10 天，隔日换药，伤口 2 周拆线，手指再植顺利成活，创面 I 期愈合。经 3 个月随访，患者对再植指的手部外形和功能较满意（目前患者正在功能康复治疗中）（图 2-14-5）。

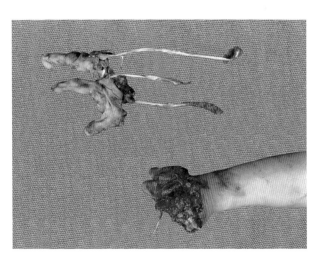

右手掌侧伤情

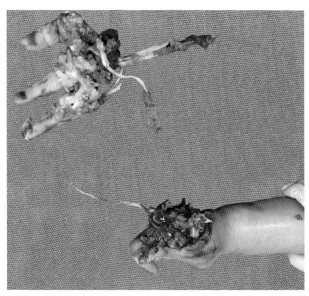

右手背侧伤情

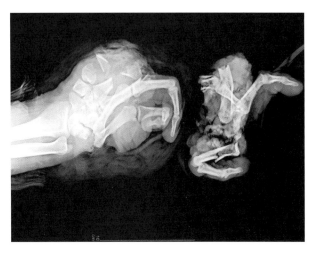

术前 X 线片

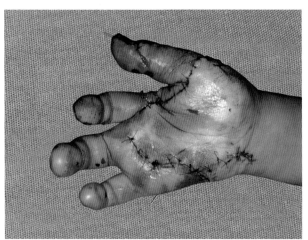

术中再植成功后手掌侧血运情况

图 2-14-5 右手毁损性离断再植

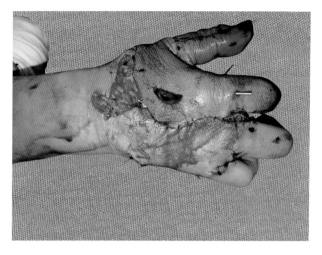

术中再植成功后手背侧血运情况

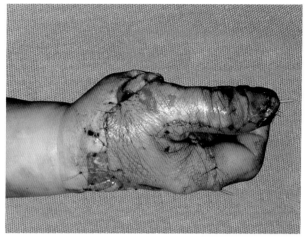

术中再植成功后拇指背侧血运情况

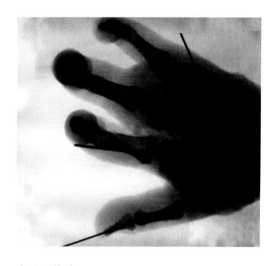

术后 X 线片

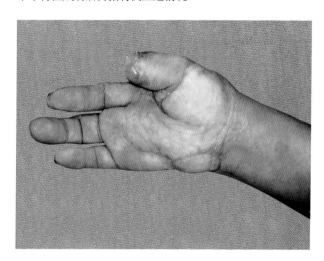

术后 3 个月手掌侧情况

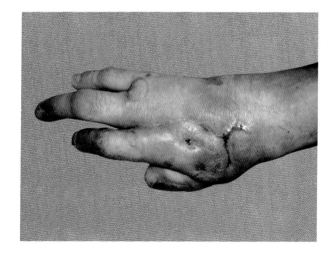

术后 3 个月手背侧情况

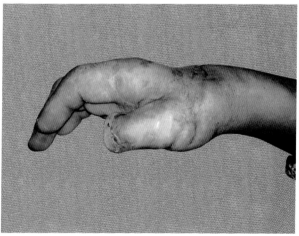

术后 3 个月拇指背侧情况

图 2-14-5　右手毁损性离断再植（续）

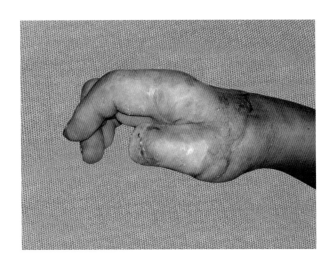

术后 3 个月屈指功能情况

图 2-14-5　右手毁损性离断再植（续）

【病例 6】　患者，男，31 岁，因右手冲床冲压伤疼痛、出血、活动受限 4 小时急诊入院。体格检查：体温 37.4℃，脉搏 86 次 / 分，呼吸 20 次 / 分，血压 136/74mmHg。一般情况正常，心、肺、肝、脾未见异常。可见右手腕关节以远血肉模糊，指体结构变形，皮肤软组织撕挫严重，创面不规整，污染较重，手掌、手指犹如面饼，手指无感觉、苍白，不能活动。急诊在麻醉下行清创小指残余血管重建中、环缺损血管再植（小指残端修整）术，手术顺利。术后再植部位用 60W 烤灯 24 小时照射，预防感染、预防血栓、活血、对症等治疗 7~10 天，隔日换药，伤口 2 周拆线，再植成活。经随访，再植指皮肤色泽接近正常，患者对再植指的外形和功能满意（图 2-14-6）。

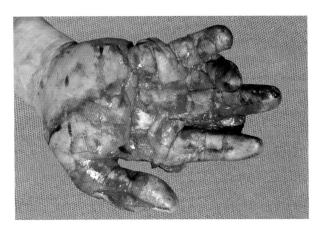

右手掌侧伤情

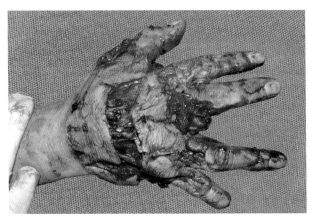

右手背侧伤情

图 2-14-6　右手毁损性离断再植 + 皮瓣术

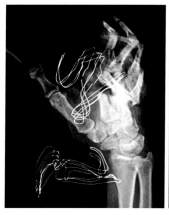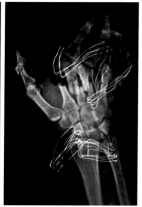

术前 X 线片

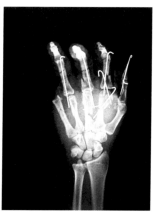

术中掌侧修复后血运良好

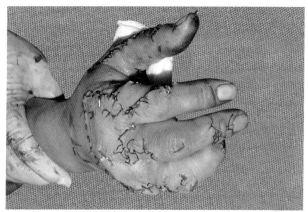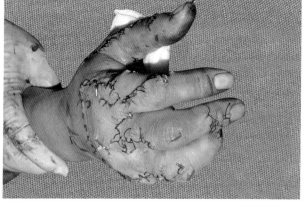

术中背侧修复后血运良好

术后 X 线片

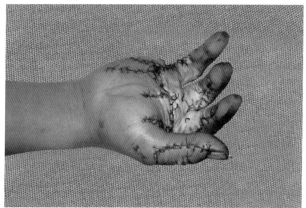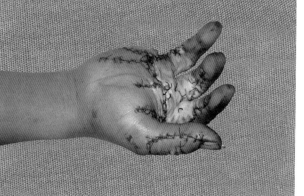

术后 2 周掌侧皮肤成活情况

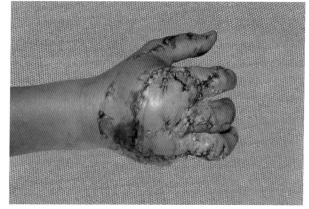

术后 2 周背侧皮肤成活情况

图 2-14-6　右手毁损性离断再植 + 皮瓣术（续）

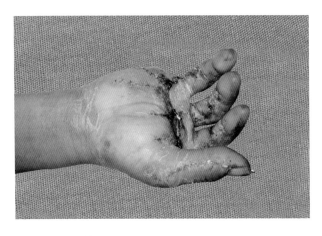

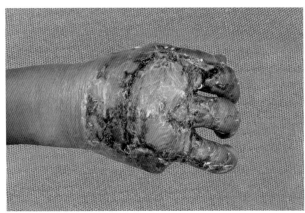

术后 6 周掌侧情况

术后 6 周背侧情况

图 2-14-6　右手毁损性离断再植 + 皮瓣术（续）

【病例 7】　患者，男，51 岁，因左手压机挤压伤疼痛、出血至血肉模糊 2.5 小时急诊入院。体格检查：体温 36.7℃，脉搏 78 次 / 分，呼吸 16 次 / 分，血压 126/72mmHg。一般情况正常，心、肺、肝、脾未见异常。可见左手腕掌关节以远压痕，指体结构变形，皮肤软组织广泛挫裂缺损，创面不规整，污染较重，手指无感觉、苍白，不能活动。急诊在麻醉下行清创，移植掌侧静脉重建缺损动脉，手术顺利。术后再植部位用 60W 烤灯 24 小时照射，预防感染、预防血栓，对症治疗 7~10 天，隔日换药，伤口 2 周拆线，左手背侧小部分创面不愈合，左示指掌侧皮肤坏死，给予左手清创取腹部带蒂皮瓣修复示指掌侧创面术，手背换药。术后皮瓣完全成活，创面 I 期愈合。经 7 个月随访，手部外形和功能患者较满意（图 2-14-7）。

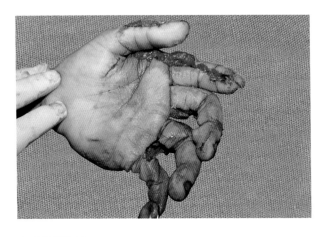

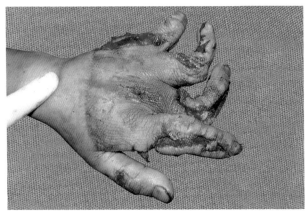

左手掌侧伤情

左手背侧伤情

图 2-14-7　左手毁损性离断再植 + 皮瓣修复重建术

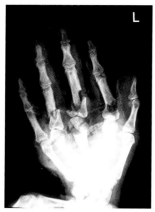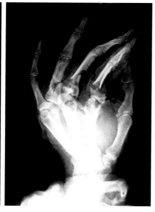

术前 X 线片

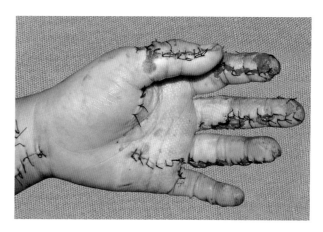

左手修复后掌侧情况

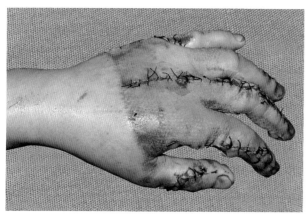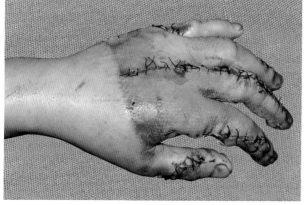

左手修复后背侧情况

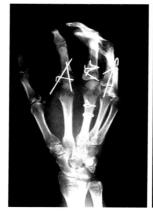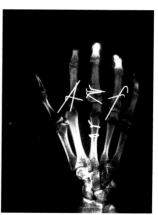

术后 X 线片

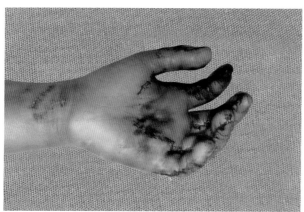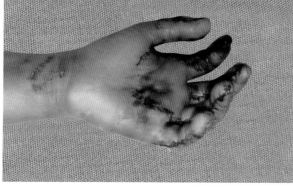

术后 2 周示指掌侧皮肤坏死

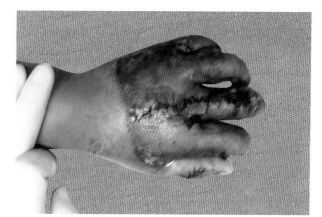

术后 2 周手部创面情况

图 2-14-7　左手毁损性离断再植 + 皮瓣修复重建术（续）

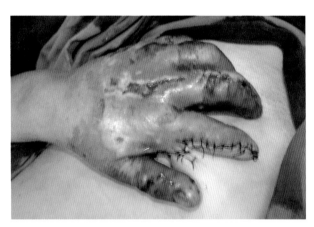

腹部带蒂皮瓣修复示指掌侧

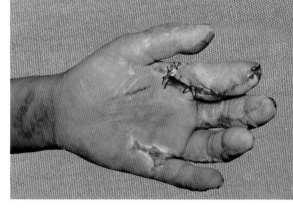

皮瓣术后 3 周断蒂后情况

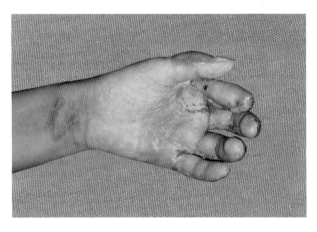

术后 7 个月掌侧情况

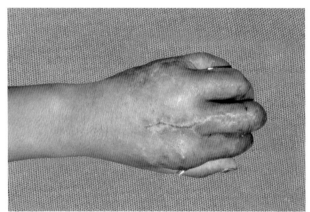

术后 7 个月背侧情况

图 2-14-7　左手毁损性离断再植 + 皮瓣修复重建术（续）

【病例8】 患者，男，30岁，因左手和面机滚压伤疼痛、出血至血肉模糊3.5小时急诊入院。体格检查：体温37.7℃，脉搏86次/分，呼吸20次/分，血压138/82mmHg。一般情况正常，心、肺、肝、脾未见异常。可见左手腕关节以远皮肤软组织逆行撕脱，皮肤软组织广泛挫裂缺损，骨折端和关节面外露，创面不规整，污染较重，指体结构变形，手指无感觉、苍白，不能活动。急诊在麻醉下行清创血管转位桥接动静脉回植修复＋植皮术，手术顺利。术后再植部位用60W烤灯24小时照射，预防感染、预防血栓，对症等治疗7~10天，隔日换药，伤口2周拆线，左手背侧小部分创面不愈合，给予左手扩创修复创面术，手背换药。术后植皮成活，创面愈合。经5个月随访，手部外形和功能患者较满意（图2-14-8）。

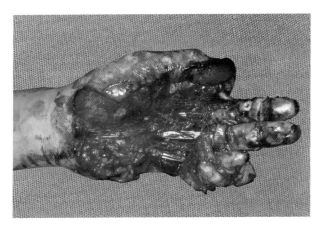

左手掌侧伤情

左手背侧伤情

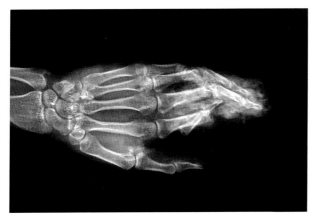

术前X线片

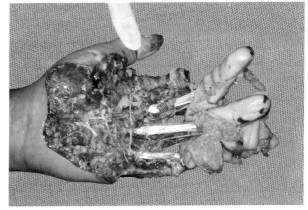

左手清创后掌侧情况

图2-14-8　左手毁损性离断再植＋皮瓣修复重建术

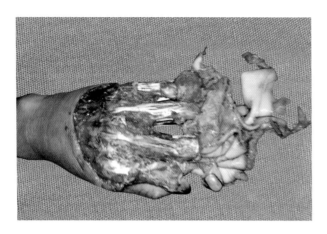

左手清创后背侧情况

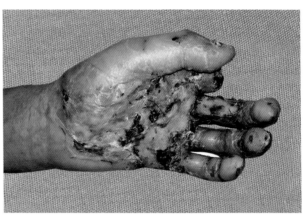

术后2周手掌皮肤回植成活

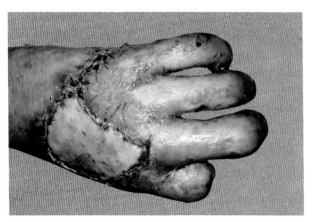

术后2周手背植皮愈合情况

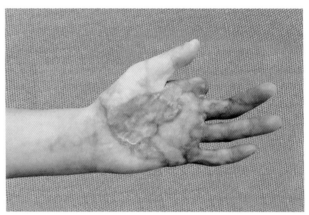

术后5个月手掌外形情况

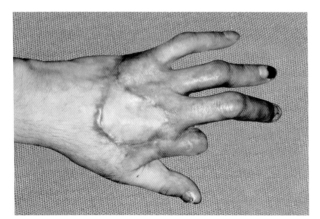

术后5个月手背外形情况

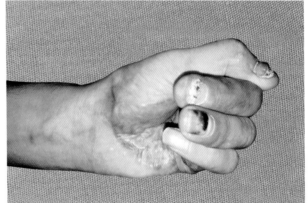

术后5个月屈指握拳情况

图2-14-8　左手毁损性离断再植 + 皮瓣修复重建术（续）

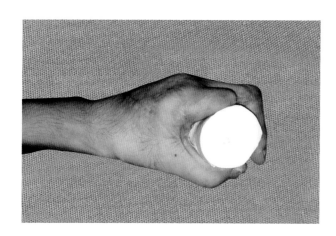

术后 5 个月持物情况

图 2-14-8　左手毁损性离断再植 + 皮瓣修复重建术（续）

【病例 9】　患者，男，10 岁，因右上肢水泥搅拌机绞压伤疼痛、出血至血肉模糊 4 小时急诊入院。体格检查：体温 37.9℃，脉搏 98 次 / 分，呼吸 22 次 / 分，血压 98/58mmHg。一般情况正常，心、肺、肝、脾未见明显异常。可见右前臂下端以远皮肤软组织逆行撕脱，皮肤软组织广泛挫裂缺损，骨折端和关节面外露，创面不规整，污染严重，指体结构变形，离体右手示指、中指、环指无感觉、苍白，小指缺损。残留拇指血运差，不能活动。急诊在麻醉下行清创游离移植股前外侧穿支皮瓣修复缺损创面血管桥接再植 + 前臂植皮术，手术顺利。术后再植部位用 60W 烤灯 24 小时照射，预防感染、预防血栓，对症等治疗 7~10 天，隔日换药，伤口 2 周拆线。术后再植手指、皮瓣、植皮全部成活，创面 I 期愈合。经 13 个月随访，手部外形和功能患者较满意（图 2-14-9）。

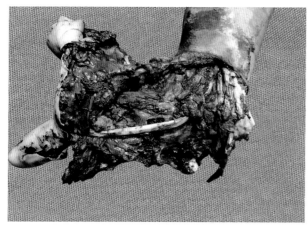

右手损伤情况

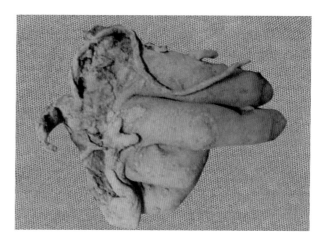

右手离断手指情况

图 2-14-9　左手毁损性离断再植 + 皮瓣修复血管桥接重建

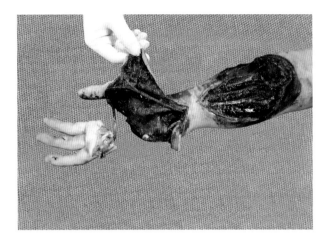

右手清创后掌侧情况

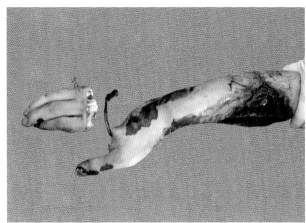

右手清创后背侧情况

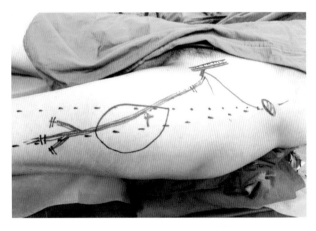

皮瓣设计

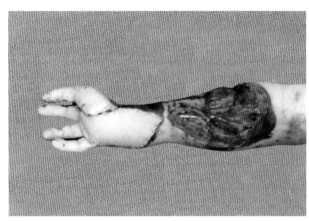

术中皮瓣移植修复手掌创面

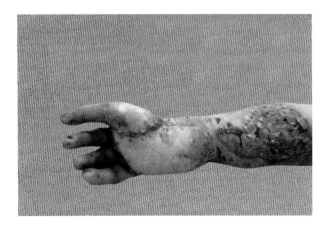

术后3周再植手指、皮瓣、植皮成活，创面愈合

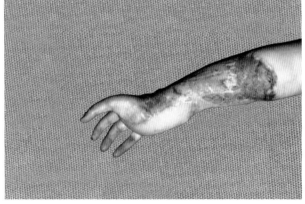

术后13个月手掌侧外形

图 2-14-9　左手毁损性离断再植＋皮瓣修复血管桥接重建（续）

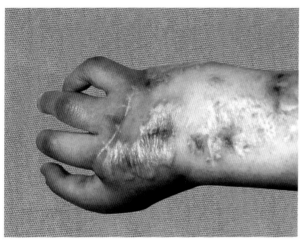

术后 13 个月手背侧外形

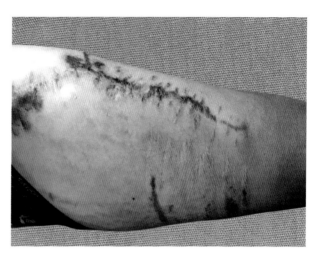

术后 13 个月皮瓣供区情况

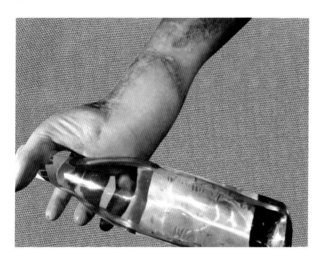

术后 13 个月持物功能

图 2-14-9 左手毁损性离断再植 + 皮瓣修复血管桥接重建（续）

二、手术方案设计

手部毁损性离断再植基本上集多种特殊类型断指再植的技巧方法于一体，术前必须已充分做好手术方案设计，力求采取不同的"七拼八凑"方法进行修复与重建，目的挽救伤手的功能和外形，将残疾降到最低，挑战不可能。本节为了把这类治疗比较棘手的离断再植阐述更加清楚、易懂。笔者就受伤因素、损伤机理，损伤平面、层次、范围、程度等不同导致不同手部复杂性的复合损伤。主要是这类多指多平面手指离断有的合并末节离断或组织块离断，有的合并血管、神经、肌腱撕抽手指离断；有的合并骨关节缺损手指离断；有的合并肌腱、血管、神经缺损手指离断；有的合并皮肤缺损手指离断，甚至还有合并手部多种组织缺损。其治疗一般都需要2种以上特殊再植方法相结合才可获得再植成功，多数病例需要离断手指移位，血管、神经转位或移植桥接，肌腱转位重建手指动力平衡等复杂性术式方法进行再植，重建手功能和重塑手外形。也有个别病例需要选择不同供区皮瓣或复合组织瓣进行修复与重建。在此选择9个具有代表性的手术病例进行图片展示治疗成果，供读者参考。

三、手术要点

1. **彻底清创**　常规对伤肢做卷地毯式的清创，清除失活组织。选择相对完整的残余指体进行再植前规划设计，在显微镜下剪除残余指体远、近端指的失活组织及污染组织，找到动脉、静脉、神经做好标记备用。

2. **骨支架建立**　将损伤后有固定条件和价值的骨骼进行修整移位配对固定，维持拇指对掌位。用 Ø1.0~1.2mm 克氏针将指骨与掌骨或指骨与腕骨、掌骨与腕骨以及指骨或掌骨与桡骨固定。

3. **肌腱修复**　用 3-0 肌腱缝合线分别将回植指体指伸屈肌腱与近端伸屈肌腱或肌肉相应配对缝合修复，如无条件直接缝合修复，需采取肌腱转位替代或移植桥接等方法，重建动力。

4. **血管吻合**　8 倍显微镜下清创分别标记远端相关血管、神经（掌/指背静脉、指动脉及指神经等），剪除部分血管外膜，低分子肝素钠生理盐水冲洗管腔，用 10-0 无创丝线吻合指掌侧动脉血管与近端相应的动静脉 6~10 针/根和背侧静脉血管 6~10 针/根。松开血管夹，见通血成功。由于损伤、缺损严重，无条件直接吻合，需采取动静脉短路或血管转位替代以及移植血管桥接等方法，重建血液循环。

5. **神经吻合**　剪去挫灭的神经两端，调整张力，9-0 无创丝线做神经外膜间断吻合 4~6 针/根。若无条件直接吻合修复，需采取神经转位替代或移植桥接等方法，重建指体感觉。

6. **创面覆盖**　创面能够直接缝合的就直接缝合掌背侧皮肤关闭创面，不能直接缝合的皮瓣修复，覆盖创面（严格按照皮瓣移植原则），放置 2~3 根引流皮片引流，无菌包扎。

四、注意事项

1. 有无合并脏器伤，受伤机制及创面情况必须了解，决定是否行再植手术。

2. 凡伴有拇指离断且无法行原位再植者，优先考虑移位再植拇指，其次考虑示指、再中指、环指、小指的顺序。做好术前规划设计。

3. 对于指体挫压、污染严重的患者，在急诊清创时既要彻底去除失活组织，保证手术成功甚为重要。

4. 移位再植手术中遇到断指是几个指体连在一起尚未分开时，应注意在靠近背侧的指蹼处多有较粗的静脉，在分指时防止损伤。

5. 对血管吻合，针距边距必须均匀、准确，吻合口不内翻，操作动作要求稳、准、轻、巧、快，血管口径端 - 端吻合，而在近端选尺桡动脉与异位再植指的指总动脉或指动脉行血管吻合时，存在口径悬殊的难点，可采用端侧法、血管套入法等缝合方法。如术中动静脉血管缺损无法直接吻合时，需移植残余的静脉或前臂静脉桥接重建动静脉。

6. 血管吻合部位较多，应加强抗凝药物应用，防止血循环危象发生。

7. 皮肤缝合不宜太密太紧，要留置橡皮片引流，以免局部渗血或血肿形成压迫静脉回流，引流片可于术后48小时拔除。敷料包扎时，应注意维持指的对指位，并用前后石膏托制动。术后的护理是重中之重，必须让患者积极配合治疗。

8. 再植后的成活并不是再植成功的唯一标志，"成功"的定义应当使患手恢复良好的外观和功能。因此，在再植指完全成活后就开始对再植指进行功能锻炼。

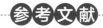

参考文献

1. Cheng GL，Pan DD，Zhang NP， Fang GR. Digital replantation in children： a long-term follow-up study.J Hand Surg Am，1998，23（4）：635-46.

2. 柴益民，林崇正，邱勋永，等 . 特殊类型断指再植的临床总结 . 中华显微外科杂志，2004，27（3）：219-220.

3. 程国良 . 断指再植的回顾与展望 . 中华手外科杂志，2000，16（2）：65-67.

4. 陈家臻，吴克坚，张怡五，杨星华 . 掌腕部毁损离断断指异位再植手再造 . 中华显微外科杂志，2000，23（1）：54.

5. 徐煜，林格生，邓红平 . 多指毁损性离断组合移位再植重建拇指一例 . 中华显微外科杂志，2000，23（3）：190.

6. 周健辉，王夫平，李国强 . 巧用存留的掌指关节行异位断指再植2例 . 实用手外科杂志，2011.25（1）：71.

7. 杨中华，周必光 . 多指节段性毁损性离断再植 . 中国修复重建外科杂志，2001，15（6）：370-372.

8. 闫伟强，张敏，陈元庄，等 . 再植联合手再造术修复腕掌部毁损性离断伤 . 中华手外科杂志，2011，27（3）：184-185.

9. 陈家臻，殷代昌，吴克坚 . 掌腕部毁损离断急诊断指异位再植手再造 . 中华手外科杂志，2000，16（2）：104.

10. 蔡喜雨，闵建华，何仲佳，等 . 多指离断及毁损的急诊一期再植并再造 . 中华创伤骨科杂志，2007，9（10）：999-1000.

11. 蔡锦方 . 手掌毁损的修复与重建 . 中华显微外科杂志，2001，24（3）：172-174.

12. 江峰 . 废弃示指联合胸脐皮瓣重建拇指功能 . 中国伤残医学，2011，19（12）：86-87.

13. 邢丹谋，任东，冯伟，等 . 节段毁损性断指（拇）短缩再植的疗效观察 . 创伤外科杂志，2015（1）：33-35.

14. 吴焯鹏，谢国均，余碧兰，等 . 多指毁损性离断的指体在重建手功能中的应用 . 实用手外科杂志，2005，19（1）：45.

15. 林涧，吴立志，林加福，等 . 手部毁损伤急诊回植修复与重建 . 中华手外科杂志，2018，34（3）：145.

16. 龚志锋，高伟阳，厉智，等 . 断指移位再植28指报告 . 温州医学院学报，1997，27（3）：135-136.

17. 廖坚文，张振伟，庄加川，等 . 双前臂残端断指异位再植重建部分手功能一例 . 中华手外科杂志，2009，25（2）：88.

18. 潘达德，顾玉东，侍德，等 . 中华医学会手外科学会断指再植功能评定试行标准 . 中华手外科杂志，2000，16（3）：132.